Das traumatische
Mittelhirnsyndrom
und die
Rehabilitation
schwerer Schädelhirntraumen

Herausgegeben von
Egon Müller

Mit 107 Abbildungen und 53 Tabellen

Springer-Verlag
Berlin Heidelberg New York 1982

Referate und Vorträge der 19. Tagung der
Deutschen Gesellschaft für Hirntraumatologie und
Klinische Hirnpathologie, 3.–4. April 1981 in Bad Nauheim

Prof. Dr. Egon Müller
Chefarzt der Neurologischen Klinik
St. Josef-Hospital, Universitätsklinik der Ruhr-Universität,
Gudrunstraße 56, 4630 Bochum 1

ISBN-13:978-3-540-11848-0   e-ISBN-13:978-3-642-68755-6
DOI: 10.1007/978-3-642-68755-6

CIP-Kurztitelaufnahme der Deutschen Bibliothek
Das traumatische Mittelhirnsyndrom und die Rehabilitation schwerer Schädel-
hirntraumen: (3.–4. April 1981 in Bad Nauheim)/hrsg. von Egon Müller. –
Berlin; Heidelberg; New York: Springer, 1982. –
(Referate und Vorträge der ... Tagung der Deutschen Gesellschaft für Hirntrau-
matologie und Klinische Hirnpathologie; 19)
ISBN-13:978-3-540-11848-0

NE: Müller, Egon (Hrsg.); Deutsche Gesellschaft für Hirntraumatologie und
Klinische Hirnpathologie: ... Tagung der Deutschen Gesellschaft für Hirntraumatologie und Klinische Hirnpathologie

Satz: Schreibsatz-Service Weihrauch, Würzburg

2122/3140-543210

Vorwort

Mittelhirnsyndrome sind eine der schwersten Primär- oder Sekundärfolgen kinetischer Energieeinwirkung auf das Gehirn. Ihr voll entwickeltes klinisches Bild ist wohl bekannt und läßt eine ernste Prognose stellen. Rechtzeitige Diagnostik, intensive Überwachung, neurochirurgische und pharmakotherapeutische Intervention unter gezieltem Einsatz der kranialen Computertomographie und elektrophysiologischer Methoden gestatten heute in vielen Fällen nicht nur ein Überleben dieses schweren Schadens. Dies darzustellen, die Möglichkeiten aufzuzeigen, kontroverse Auffassungen zu erörtern, aber auch die Grenzen sichtbar zu machen, an denen aus biologischen und humanitären Gründen ärztliches Mühen enden muß, ist Sinn der vorliegenden Zusammenstellung von Referaten und Vorträgen des 19. Kongresses der Deutschen Gesellschaft für Hirntraumatologie und Klinische Hirnpathologie. Zu Wort kommen die Vertreter fast aller neurochirurgischer Schulen und Kliniken der Bundesrepublik Deutschland, mit der Traumatologie besonders befaßte Neuropsychiater, nicht zuletzt die für die Rehabilitation schwerer Hirnschäden unersetzlichen Psychologen, Physiotherapeuten, Logopäden. Die Zusammenstellung, um deren Druck und Ausstattung sich der Springer-Verlag in bewährter Weise verdient gemacht hat, verschafft dem Fachmann, dem interessierten Studenten und Arzt einen guten Überblick über den derzeitigen Wissensstand, die offenen Probleme und Aufgaben. Möge sie vielen Anregung zu weiterem aktiven Forschen und Mühen um die traumatischen Hirnschäden sein.

Egon Müller

Inhalt

Mitarbeiterverzeichnis*

---

 * Die Anschrift des erstgenannten Autors ist auf der ersten Seite des Beitrages angegeben
** Seite, auf der der Beitrag beginnt

Der pontomedulläre Einriß – Isoliertes primäres Hirnstammtrauma durch Hyperextension der HWS

P. PILZ und J. STROHECKER

Neuropathologisches Labor und Neurochirurgische Abteilung der Landesnervenklinik, A-5020 Salzburg

Einleitung

Traumatische Hirnstammschäden sind ein viel diskutiertes Kapitel der Neurotraumatologie.

Von besonderer Bedeutung ist die Klärung der Frage, welche Hirnstammveränderungen unmittelbar durch das Trauma bedingt sind, und welche sekundär durch Erhöhung des intrakraniellen Druckes zustande kommen. Forensisch ist von besonderer Bedeutung, welche Hirnstammtraumen unmittelbar letal und welche mit einer gewissen Überlebenschance einhergehen. Der erste Fragenkomplex wurde u.a. von ADAMS und Mitarbeitern bearbeitet. ADAMS bezeichnet diesen Verletzungstypus als diffuses Trauma der weißen Substanz, bei dem disseminierte Axonzerreißungen den wesentlichen pathomorphologischen Befund darstellen.

Einrisse des Sulcus ponto-medullaris wurden bisher nur von wenigen Autoren beschrieben (PATSCHEIDER, 1961; WUERMELING und STRUCK, 1965; LINDENBERG und FREYTAG, 1970). Alle bisher berichteten Fälle verliefen unmittelbar tödlich. Alle Untersucher kamen zu dem Schluß, daß diesem Verletzungstypus eine Hyperextension der HWS bzw. zusätzlich eine Zugbelastung der HWS und Schädelbasis zu Grunde liegt, wobei ringförmige Extensionsbrüche des Schädelgrundes auftreten können. Wir berichten über zwei Fälle, in denen diese Verletzung längere Zeit überlebt wurde.

Kasuistik

1. Fall

Ein 10jähriges Mädchen saß am Vordersitz eines Lada Taiga angegurtet, der bei Schneeglätte im Gebirge von der Straße abkam und 100 m sich mehrfach überschlagend einen Steilhang hinunterstürzte. Das Mädchen blieb in den Sicherheitsgurten hängen, wurde bewußtlos in ein Spital gebracht, intubiert, auf die neurochirurgische Abteilung weitergeschickt.

Bei der Aufnahme. Generalisierte Streckkrämpfe, geringe Reaktion auf Schmerzreize, Deviation der Bulbi nach rechts, Spontanbabinski bds., Hyperventilation. Am 2. Tag war das Kind weitgehend luzide und zeigte eine Abducensparese rechts. Am 3. Tag wurden alle Extremitäten auf Kommando bewegt. Am 5. Tag wurde eine Besserung der Abducensparese festgestellt. Im folgenden kam es zu einer kontinuierlichen Harnstofferhöhung, Anurie. Tod am 8. Tag.

Das traumatische Mittelhirnsyndrom ...
Herausgegeben von Egon Müller
© Springer-Verlag Berlin · Heidelberg 1982

Obduktionsbefund. Hämatom am Occiput, multiple Kontusionen am Körper, Rippenserienfraktur, Subluxatio atlanto occipitalis, stiftförmiges, extradurales, kleines Hämatom am Clivus, kein Schädelbruch, Schocklungen.

Neuropathologischer Befund. Hirngewicht 1300 g, mäßige meningeale Blutsuffusionen
occipito-parietal bds. und in der Cisterna interpeduncularis. Im Sulcus ponto-medullaris von außen geringes weißliches Exsudat; auf Sagittalschnitten ein wenige
mm vom Sulcus ponto-medullaris in die Tiefe reichender Einriß, bzw. Erweichung. Die
histologische Untersuchung des Hirnstamms in Serienschnitten zeigt einen kleinen
Einriß mit umgebender, in Organisation befindlicher Nekrose am Sulcus ponto-medullaris. In den darüber gelegenen Leptomeningen, granulozytäres Exsudat mit reichlich
Erythrozyten und Erythrophagen, ein kleiner Arterienabriß getroffen, die Rupturstelle durch ein geschichtetes Gerinnsel abgedichtet. Im Verlauf der perforierenden Arterien in oberster Medulla oblongata und unterer Brücke, multiple kleine Blutungen und Nekroseherde. In beiden Pyramiden, an der Oberfläche der Oliven, in den
unteren Kleinhirnstielen und in der Pyramidenbahn und den medialen Lemnisci der
Pons, disseminierte Axonauftreibungen bzw. Axonzerreißungen mit Mikrogliareaktion.
Weitere massierte Axonzerreißungen im Hirnschenkel der linken Seite (kein Kernohannotch). Die Abducenskerne unverändert, keine zentrale Chromatolyse. In den Abducenswurzeln geringfügige Befunde einer Waller'schen Degeneration. Hypoglossus und
Hinterstrangkerne mit den Zeichen einer zentralen Chromatolyse. In der linken Calcarinarinde ein winziger Infarkt im Stadium der Capillarproliferation. Keine Hypoxie
bzw. Hirndruckfolgen im Groß- und Kleinhirn.

2. Fall

Ein 12jähriges Mädchen wurde beim Überqueren einer schneeglatten Straße von einem
Pkw erfaßt und niedergeschleudert. Der Pkw-Lenker hatte das Mädchen vor dem Zusammenprallen nicht wahrgenommen, über Fahrtgeschwindigkeit sind keine Angaben bekannt. Im Krankenwagen soll ein Atemstillstand eingetreten sein, die Patientin
wurde mit Erfolg reanimiert, auswärts intubiert. Bei der Aufnahme auf der neurochirurgischen Abteilung tiefe Bewußtlosigkeit, keine Reaktion auf Schmerzreize,
assistierte Beatmung, kein Cornealreflex, Areflexie der unteren Extremitäten, Babinski negativ. Hämatom an der Stirne, Verdacht auf Derangement der oberen HWS. Am
2. Tag trat eine Abducensparese links auf, am 9. Tag ungezielte Reaktion auf
Schmerzreize an den unteren Extremitäten, Babinski bds. positiv. 11. Tag: Verticalund Horizontalnystagmus, leichte Besserung des Bewußtseinszustandes. 15. Tag: Spontanatmung, Abducens links unverändert. 26. Tag: Exitus, Pneumonie.

Obduktionsbefund. Bronchopneumonie, handflächengroßes Hämatom über dem Stirnbein
übergreifend auf die Scheitelbeine, keine Schädelfraktur, handtellergroße Blutunterlaufung im Bereich der rechten Hüfte.

Neuropathologischer Befund. Gehirngewicht 1360 g, keine Rindenkontusionen, tiefer
Einriß des Sulcus ponto-medullaris bis 1/2 cm unter den Boden des vierten Ventrikels
reichend. Sequestrationsnekrose des oralen Abschnittes der Oliven und Pyramiden
bds., Ruptur einer kleinen Arterie an der Oberfläche der Medulla oblongata, Rupturstelle von einem Thrombus abgedeckt. Multiple herdförmige Nekrosen und Blutungen
im Verlauf perforierender Arterien in Medulla oblongata und Brücke. Disseminierte
Axonauftreibungen bzw. Zerreißungen in den Pyramiden, in den unteren Kleinhirnstielen, im medialen Lemniscus und in den Pyramidenbahnen in der Brücke. Blutungen und
Nekrosen in einem umschriebenen Abschnitt des Plexus choroideus im unteren Abschnitt
des vierten Ventrikels. (Plexuskontusion?) Die Abducenswurzel verläuft durch die,
den Einriß umgebende Nekrosezone, sie ist nicht sicher abgerissen. Befunde einer
Waller'schen Degeneration in einigen Wurzelbündeln des Hypoglossus. Zentrale Chromatolyse in Hinterstrang- und Hypoglossuskernen. Disseminierte Axonzerreißungen im
Balken; ältere Tentoriumkontaktnekrosen bds. Laminäre Rindennekrosen fronto-parietooccipital bds., keine hypoxischen Ammonshornschäden.

Diskussion

Zu diskutieren sind:
1. der Einriß des Sulcus ponto-medullaris,
2. Gefäßläsionen und ihre Folgen,
3. Axonzerreißungen,
4. klinisch morphologische Korrelation.

Ad 1. Der Einriß des Sulcus ponto-medullaris kommt im zweiten Fall besonders klar zur Darstellung. Er reicht hier bis 1/2 cm an den Boden des vierten Ventrikels heran, abgerissen sind beide Pyramiden, die Oliven und ein Teil der Lemnisci mediales. Der Einriß ist von einer in Organisation befindlichen Nekrosezone umgeben. Im zweiten Fall ist die Ausdehnung des Einrisses nicht ganz sicher zu identifizieren, da an dieser Stelle auch eine Nekrose vorliegt und möglicherweise ein Teil des Einrisses artefiziell bedingt ist. Identische Einrisse wurden von WUERMELING und STRUCK, von PATSCHEIDER und LINDENBERG und FREYTAG beschrieben. Sämtliche bisher mitgeteilten 25 Fälle verliefen unmittelbar tödlich. Als Ursache konnte übereinstimmend eine Hyperextension der HWS, wahrscheinlich noch im Zusammenhang mit einer Zugbelastung der HWS am Hinterhaupt nachgewiesen werden. Bei experimentellen Untersuchungen an der Leiche fanden WUERMELING und STRUCK, daß der Hirnstamm auf Zug immer im ponto-medullären Übergang abriß, auch bei experimentellen Hirntraumen konnte GENNARELLI und Mitarbeiter bei extrem hoher angulärer Beschleunigung in der Sagittalebene Abrisse des Hirnstamms in diesem Bereich beobachten. Daß derartige Verletzungen in der Regel tödlich verlaufen, ist nicht verwunderlich. In unserem zweiten Fall ist ein rascher Tod wahrscheinlich durch die geglückte Reanimation verhindert worden; das Vorliegen disseminierter Hypoxieschäden am Hirn zeigt jedoch die kritische Situation. Es ist sehr wahrscheinlich, daß auch in unseren beiden Fällen eine Hyperextension der HWS eingetreten ist, da sich Hinweise für sagittale heftige Bewegungen in Form der Hämatome am Occiput bzw. an der Stirn fanden. Die kraniocervicale Übergangsregion wurde bei der Obduktion nicht ganz ausreichend untersucht, das erwähnte stiftförmige epidurale Hämatom am Clivus könnte evtl. mit einem Abriß des Ligamentum apicis dentis zusammenhängen. LINDENBERG erklärt die eigentlich verwunderliche Tatsache, daß bei Hyperextension der HWS nicht das oberste Halsmark, sondern die ponto-medulläre Übergangsregion einreißt, mit besonderen Verhältnissen der fixierenden Meningen im Halsmark. Unseres Erachtens spielt für das Zustandekommen der Einrisse am ponto-medullären Übergang vor allem die Zugbelastung des Rückenmarkes und Hirnstammes eine Rolle (PATSCHEIDER, WUERMELING). Es ist nicht unwahrscheinlich, daß kleinere Einrisse in der ponto-medullären Übergangsregion bei der Obduktion öfters übersehen werden, da in der Regel Frontalschnitte von Brücke und Medulla oblongata angefertigt werden und kleine Einrisse nur in Sagittalschnitten erkennbar sind.

Ad 2. In beiden Fällen wurden über den Pyramiden Arterienzerreißungen gefunden. Der Abriß dieser Arterien nahe dem Eintritt in die Medulla oblongata und Brücke kommt durch verschiedene Beweglichkeit von Hirn und Gefäßen zustande. Bei Extension verläuft die A. vertebralis im Gebiet des größeren Radius und bleibt bei stärkeren Bewegungsexkursionen gegenüber dem Hirnstamm zurück. Folge der Abrisse und Zerrungen der Arterien sind Blutungen in die basalen Leptomeningen, wie sie auch von LINDENBERG als charakteristisch für diesen Läsionstypus angegeben werden und Blutungen und Nekrosen im Verlauf der perforierenden Arterien. Ein besonderer Befund wurde noch im zweiten Fall erhoben, in Form einer Nekrose und Blutung im Plexus chorioideus, im unteren Abschnitt des vierten Ventrikels. Diese Veränderungen könnten einerseits ebenfalls Folge von Gefäßverletzungen, andererseits aber

auch direkte Traumafolge in Form einer Plexuskontusion sein, wobei der
Plexus im Rahmen der Hyperextension zwischen Medulla oblongata und
Kleinhirn gequetscht wird.

_Ad 3._ Ein sehr auffälliger Befund in beiden untersuchten Fällen sind
die disseminierten Axonauftreibungen, die als Axonzerreißungen gedeu-
tet werden. Axonauftreibungen können einerseits im Rahmen einer fokalen Nekrose in der weißen Substanz vorkommen, die Anordnung ist in
diesen Fällen aber typisch vasculär-herdförmig. Auch solche Herde fanden sich vereinzelt in beiden Fällen. Daneben fanden sich aber disseminierte Axonauftreibungen in beiden Pyramiden in den Lemnisci, in
den Pyramidenbahnen in der Brücke, in den unteren Kleinhirnstielen,
im ersten Fall im linken Hirnschenkel und im zweiten Fall im Balken.
Diese Form der Axonauftreibungen bzw. -zerreißungen ist ein typischer
primär-traumatischer Befund, der erstmals von STRICH beschrieben wurde und in der Folgezeit von ADAMS und Mitarbeitern weiterverfolgt
wurde. Durch Überdehnung der Nervenfasern kommt es zu derartigen Zerreißungen, die erst etwa nach dem 5. Tag morphologisch nachweisbar
sind. Am besten lassen sie sich durch Versilberung darstellen, sie
sind aber auch im Htx. Eosin, und Kresyl violett-Präparat sehr gut
zu erkennen. Nach 1-3 Wochen tritt um die Axonauftreibungen eine Mikrogliareaktion auf, die etwa 3 Monate nachweisbar ist. Später lassen
sich dann ausgedehnte Bahndegenerationen besonders in der Marchipräpa-
ration nachweisen. Prädelektionsstellen für Axonzerreißungen sind der
Balken, die vorderen Kleinhirnstiele und die innere Kapsel. In den
vorliegenden Fällen fanden sie sich in allen longitudinalen Bahnsyste-
men von Medulla oblongata und Brücke, und stehen im Einklang mit dem
Verletzungsmechanismus der Hyperextension mit Überdehnung des unteren
Hirnstammes, wobei wiederum der von PATSCHEIDER und WUERMELING und
STRUCK vermuteten Zugbelastung eine besondere Bedeutung zukommen
dürfte.

Der zweite Fall zeigt, daß die Erfahrungen von ADAMS und Mitarbeiter
im allgemeinen zutreffend sind, die besagen, daß Hirnstammtraumen Teil
eines diffusen Traumas der weißen Substanz sind, da sich hier auch
Axonzerreißungen im Balken finden. Auch im ersten Fall fanden sich
neben den Veränderungen im ponto-medullären Bereich Axonzerreißungen
im Hirnschenkel, woraus zu ersehen ist, daß isolierte primär-traumati-
sche Hirnstammschäden eigentlich nicht vorkommen - Gewalteinwirkungen,
die zu Hirnstammschäden führen, sind meistens derartig intensiv, daß
auch andere Hirnareale betroffen werden. Es ist bemerkenswert, daß
diesen primär-traumatischen morphologischen Befunden im deutschspra-
chigen Raum bisher ganz wenig Aufmerksamkeit geschenkt wurde.

_Ad 4._ Ein gemeinsames auffälliges klinisches Symptom beider Fälle war
eine Abducensparese, die erst am 2. Tag nachweisbar war. Die morphologischen Befunde sprechen nicht für einen Abriß der Nerven, es ließ
sich keine zentrale Chromatolyse in den Abducenskernen nachweisen.
Auch verläuft die Abducenswurzel oral des ponto-medullären Einrisses.
Ursache der Parese dürfte die Schädigung der Nervenwurzel in der den
Einriß umgebenden Nekrosezone sein.

SCHNEIDER und JOHNSON (1971) berichteten über posttraumatische Fälle
von Abducensparese ohne Fraktur der Schädelbasis und führten diese auf
eine Zerrung des Nerven am Duradurchtritt zurück. Als Verletzungsmechanismus kam ebenfalls eine Hyperextension der HWS in Frage; aus
ihren Berichten geht jedoch nicht hervor, ob die Parese unmittelbar
nach dem Trauma oder erst später aufgetreten ist, wie in unseren Fällen.

Streckkrämpfe und Deviation der Bulbi im ersten Fall dürften durch die
Axonzerreißungen in den Pyramidenbahnen und im linken Hirnschenkel be-

dingt sein. Im zweiten Fall war der Einriß so tief, daß beide Pyramiden durchtrennt wurden, woraus sich die anfänglich schlaffe Tetraparese erklärt, erst nach einiger Zeit traten positive Pyramidenzeichen an den unteren Extremitäten auf. Der Nystagmus könnte durch Läsion der Vestibulariskerne und der unteren Kleinhirnstiele bedingt sein. Die fehlenden Cornealreflexe sind Folge einer Durchtrennung der absteigenden Trigeminuswurzel. In beiden Fällen wurde eine zentrale Chromatolyse der Hypoglossuskerne, im zweiten Fall zusätzlich eine Waller'sche Degeneration in einigen Wurzelfasern des Hypoglossus gefunden. Dieser morphologische Befund legt nahe, daß klinisch eine gewisse Parese der Zunge zu erwarten ist. Das medulläre Atemzentrum soll sich in der Substantia reticularis der Medulla oblongata, medial und dorsal der oralen Oliven befinden (CROSBY et al., 1962). Dieser Bereich grenzt unmittelbar an den tiefen Einriß im zweiten Fall und klärt die Atemlähmung im Krankenwagen und die spätere Ateminsuffizienz. Nach einiger Zeit trat allerdings wiederum eine Spontanatmung ein. Für gutachterliche Fragen ist von besonderer Bedeutung, daß auch größere Läsionen in diesem Bereich den sofortigen Tod nicht mit absoluter Sicherheit zur Folge haben.

Literatur

1. Adams, J.H.: The neuropathology of head injuries. In: Handbook of clinical neurology. Vinken, P.J., Bruyn, G.W. (eds.), Vol. 23, pp. 35-75. Amsterdam: North Holland Publishing Company 1975
2. Crosby, E.C., Humphrey, I., Lauer, E.W.: Correlative anatomy of the nervous system, p. 184. New York: Mac Millan Company 1962
3. Gennarelli, T.A., Adams, H.J., Graham, D.I.: Acceleration induced head injury in the monkey I. The model, its mechanical and physiological correlates. Acta Neuropathol. (Berl.) Suppl. VII, 23-25 (1981)
4. Lindenberg, R., Freytag, E.: Brainstem lesions characteristic of traumatic hyperextension of the head. Arch. Path. 90, 509-515 (1970)
5. Patscheider, H.: Zur Entstehung von Ringbrüchen des Schädelgrundes. Dtsch. Z. gerichtl. Med. 52, 13-21 (1961)
6. Schneider, R.C., Johnson, F.D.: Bilateral traumatic abducens palsy. A mechanism of injury suggested by the study of associated cervical spine fractures. J. Neurosurg. 34, 33-37 (1971)
7. Strich, J.S.: Shearing of nerve fibres as a cause of brain damage due to head injury. A pathological study of twenty cases. Lancet II, 443-448 (1961)
8. Wuermeling, H.B., Struck, F.: Hirnstammrisse bei Verkehrsunfällen. Beitr. gerichtl. Med. 23, 297-302 (1965)

Verlaufsformen und Prognose akuter Hirnstammsyndrome

G. Lausberg, A. Servet und U. Wildförster

Neurochirurgische Klinik, Knappschafts-Krankenhaus Langendreer, Universitätsklinik, In der Schornau, D-4630 Bochum 7

Das Mittelhirnsyndrom wie das Bulbärhirnsyndrom treten als querschnitts-erfassende Funktionsstörung des Hirnstamms vorwiegend bei traumatischen Schäden, seltener als Einklemmungssyndrome bei nicht traumatischer Hirndrucksteigerung und schließlich bei einer akuten spontanen Hirnblutung auf. Währenddem die Prognose des Bulbärhirnsyndroms generell bei jeder Ursache ausgesprochen schlecht ist, sind Verlaufsformen und Prognose des Mittelhirnsyndroms abhängig von der Ursache seiner Auslösung und von seiner Akuität und seinem Ausmaß.

Aus einer Gesamtübersicht der Intensivbehandlungsfälle der Neurochirurgischen Klinik der Ruhr-Universität Bochum am Knappschafts-Krankenhaus Bochum-Langendreer zeigt sich unter 649 Fällen (Tabelle 1) mit genauer Analyse und Befundregistrierung während eines 15monatigen Zeitraums vom 10.12.1979 bis zum 10.3.1981, eine neurologische Hirnstammsymptomatik im Sinne des Mittelhirn- und Bulbärhirnsyndroms in einer Frequenz von 149 Fällen entsprechend 23%. 45 davon zeigten bereits bei der Aufnahme in die Klinik ein primär inkomplettes bis komplettes Bulbärhirnsyndrom.

Die Auswahlkriterien der Fälle zur Behandlung auf der Intensivstation erfolgten derart, daß alle Patienten mit Schädelhirnverletzungen, die bei der Klinikaufnahme noch bewußtlos sind und auch während der Zeit der Aufnahmeuntersuchungen einschließlich zusatzdiagnostischer Maßnahmen nicht voll ansprechbar werden, auf die Intensivstation aufgenommen werden, das bedeutet praktisch alle Schädelhirntraumafälle, die länger als eine Stunde bewußtlos sind.

Bei der Gruppe der Hirntumoren erfolgt die Aufnahme auf die Intensivstation grundsätzlich bis zum Tage nach der Operation, bei entsprechender Erfordernis auch länger.

Tabelle 1. Intensivbehandlungsfälle und Hirnstammsymptomatik. Neurochirurgische Universitäts-Klinik Bochum, 10.12.1979–10.3.1981 (n = 649)

	Gesamt	+	MHS Davon	+	Primäres BHS	+
SHT	306	94	67	36	37	37
Hirntumoren	202	31	8	7	3	3
Spontane Hirnblutung	106	33	22	17	5	5
Sonstige	35	14	7	6	–	–
Gesamt	649	172	104	66	45	45

Das traumatische Mittelhirnsyndrom...
Herausgegeben von Egon Müller

Die Gruppe der Hirnblutungen wird im Akutstadium, von seltenen Ausnahmen abgesehen, gleichfalls immer der Intensivstation zugeführt, für
operierte Fälle einschließlich Aneurysmen und Angiome gilt das bei den
Hirntumoren Gesagte. Die Gruppe der Sonstigen umfaßt Operationen aus
nicht Tumor- oder nicht Blutungsursache, akute vaskuläre Insuffizien-
zen sowie wenige Fälle schwerer Rückenmarksverletzungen, Lungenembo-
lien und akute Kreislaufschockzustände.

Die Einzelanalyse der Gesamtkasuistik zeigt unter 306 Schädelhirnverletzungen bei 104 Fällen gleich 34% eine primäre oder sekundäre Hirnstammbeteiligung, darunter 37mal ein primäres Bulbärhirnsyndrom, wovon 8 Fälle ein schweres Polytrauma und 4 eine Hirnschußverletzung
hatten. Währenddem die Letalität des Bulbärhirnsyndroms bei jeder Ursache 100% betrug, liegt die Letalität des Mittelhirnsyndroms hier
bei 53,7%.

Unter der Gruppe der 202 Hirntumoren zeigten sich nur in 11 Fällen
(5,4%) eine Hirnstammsymptomatik, davon 3mal ein primäres Bulbärhirnsyndrom. Die Letalität des Mittelhirnsyndroms lag in dieser Gruppe
bei 87,5%.

Die Gruppe der Hirnblutungen schließt alle Subarachnoidalblutungen,
intracerebrale und chronisch subdurale Hämatome sowie operierte Aneurysmen und Angiome ein. Die Letalität beim Mittelhirnsyndrom betrug
77,2%.

In der Gruppe der Sonstigen fand sich 7mal das Bild eines Mittelhirnsyndroms, wovon 6 Fälle tödlich verliefen. Ein primäres Bulbärhirnsyndrom war hier nicht zu beobachten.

Aus der Übersichtstabelle ist ersichtlich, daß keiner der 45 Fälle mit
Bulbärhirnsyndrom überlebte, die Überlebensrate der 104 Mittelhirnsyn-
drom-Patienten betrug 36,5%.

Die pathologisch-anatomischen Befunde bei schwerer traumabedingter
Hirnstammsymptomatik sind u.a. von MASSHOFF (1963), MAYER (1967,
1968), JELLINGER (1968) und PETERS (1970) an Serienschnitt-Untersuchun-
gen differenziert worden. Danach ist der in klinischer Kasuistik häufig angewandte Begriff einer Hirnstammcontusion für schwere gedeckte
Schädelhirnverletzungen mit längerer Überlebenszeit nicht gerechtfertigt, weil "primärtraumatische Gefäß- und Gewebsrisse im Hirnstamm
kaum länger als 1 Stunde überlebt werden" (MAYER, 1968). Diese primär-traumatischen Veränderungen in Form zentraler venöser Blutungen
betreffen besonders den oralen Hirnstamm mit Mittelhirn, oraler Brücke
und das nach rostral angrenzende basale Zwischenhirn, während Blutungen im caudalen Hirnstamm seltener gefunden werden. Die im Bereich
der zentral gelegenen Formatio retikularis-Kerngruppe an deren "inneren Oberfläche" gelegenen Blutungen entstehen ebenso wie Ependymein-
risse nach den Untersuchungen von SELLIER und UNTERHARNSCHEID (1963)
durch den sog. "zentralen Cavitationseffekt", der durch lokalen Unter-
druck im Liquorsystem bei traumatischer Verformung des Ventrikelsystems wirksam wird. Die Häufigkeit primärtraumatischer Blutungen,
die neben den venösen als arterielle Rhexisblutungen an der Hirn-
stammoberfläche infolge traumatischer Rotations- und Scherbewegungen
vorkommen, beträgt im Krankengut von MAYER 65% und von JELLINGER rund
42% der innerhalb der ersten Stunde posttraumatisch Verstorbenen.

Den Übergang zur Verursachung der Bewußtlosigkeit als Hirndruckfolge
bieten posttraumatische Komplikationen, besonders das Hirnödem oder
intracranielle Hämatome. Die durch eine Hirndrucksteigerung bedingten
sekundären traumatischen Schäden kommen als direkte Druckschädigung
infolge Verlagerung des Mesencephalon gegen den Tentoriumrand bei

Zisternenhernien oder als mechanische oder funktionelle hirndruckbedingte lokale Kreislaufstörungen zur Beobachtung. Sie sind wiederum
bevorzugt im Mittelhirn und dem oberen Pons gelegen und werden nach
ihrem Erstbeschreiber "KERNOHAN notches" (1929) genannt. Sekundäre
Hirnstammblutungen sind vorwiegend periventriculär zentral gelegen
und nehmen mit zunehmender Überlebenszeit und Fortbestehen des Hirndrucks an Umfang und Vielfalt von zentral nach peripher zu. Sie sind
von MAYER (1967) als Stauungsblutungen im sog. "Venensumpf der Brücke"
aufgefaßt worden. Die Überlebenszeit bei sekundären pathologisch-
anatomischen Veränderungen des Hirnstammes ist am kürzesten bei bul-
bärer Einklemmung und Auftreten des kompletten Bulbärhirnsyndroms.
Auch kleinere zentrale sekundäre Blutungen können nach HASSLER (1967)
den frühen tödlichen Verlauf herbeiführen, wenn sie folgende Kernge-
biete der Formatio reticularis betreffen: Im Mittelhirn Zerstörung des
Nucleus interpeduncularis und des Nucleus papilliformis, in der rostralen Brücke Zerstörung oder Schädigung der Nuclei pontis centrales
orales und des Nucleus centralis superior. Je weiter ein sekundär-
traumatischer Schaden vom rostralen Hirnstammzentrum entfernt ist,
desto geringer ist sein Einfluß auf die Dauer der Überlebenszeit. Die
sekundären Läsionen des rostralen Hirnstammes müssen als die wichtigsten Ursachen anhaltender Komazustände beim Menschen angesehen werden
(MAYER, 1968).

Die Analyse der Gruppe der Schädelhirnverletzungen des eigenen Kollek-
tivs (Tabelle 2) zeigt, daß 148 Fälle ein einfaches gedecktes Schädelhirntrauma hatten und 112mal ein raumforderndes intrakranielles Hämatom, eine Impressionsfraktur oder eine offene Hirnverletzung eine
Operation erforderlich machten.

46 Fälle der Gesamttraumagruppe konnten nicht in die Analyse einbezogen werden, die Art ihres Außerachtlassens entspricht einer zufälli-
gen Verteilung.

Die Gesamtletalität des Traumakollektivs von 36,2% unterteilt sich in
13,5% bei Fällen ohne Hirnstammsymptomatik und 70,2% bei vorliegender
Mittelhirn- oder Bulbärhirnsymptomatik mit einer Einzelletalität beim
Mittelhirnsyndrom von 53,3% und beim Bulbärhirnsyndrom von 100%.

Tabelle 2. Häufigkeit und Letalität bei SHT in Korrelation zur Hirnstamm-Symptomatik
(n = 260)

	Gesamt	+	Ohne Hirn-stamm-Be-teiligung Gesamt	+	Mit Hirnstamm-Beteiligung MHS	+	BHS	+
SHT einfach, gedeckt	148	35	106	8	30	15	12	12
Epidurale Hämatome	19	4	12	1	5	1	2	2
Subdurale Hämatome	40	28	9	5	19	11	12	12
Intracerebrale Hämatome	16	12	7	4	4	3	5	5
Kombinierte Hämatome	9	5	7	3	1	1	1	1
Impressionsfrakturen	7	–	6	–	1	–	–	–
Offene Hirnverletzungen	21	10	9	–	7	5	5	5
Gesamt	260	94	156	21	67	36	37	37
Letalität (%)		36,2		13,5		53,7		100

Erwartungsgemäß haben offene Hirnverletzungen der Konvexität (basale
Liquorfisteln sind nicht in das Operationskollektiv aufgenommen worden) und Impressionsfrakturen ohne primäre oder sekundäre Hirnstammbeteiligung die geringste Letalitätsbelastung mit 0%.

In der Gruppe einfacher gedeckter Schädelhirntraumen besteht bei fehlender Hirnstammsymptomatik eine Letalität von 7,5%, unter den 8 Fällen sind 5 mit schwerem Polytrauma und 3 Patienten über 60jährig.
22 Polytraumafälle überlebten. Die Letalität des einfachen gedeckten
Schädelhirntraumas betrug demgegenüber bei Vorliegen eines Mittelhirnsyndroms 50% unter 30 Fällen, darunter 1 Polytrauma und 100% bei
12 Fällen mit primärem Bulbärhirnsyndrom, darunter 5 Polytraumafälle.

Unter den posttraumatischen raumfordernden intracraniellen Blutungen
haben die intracerebralen Hämatome mit Hirnstammbeteiligung die höchste Letalitätsquote mit 8 von 9 Fällen, davon 5mal mit primärem Bulbärhirnsyndrom, gefolgt von den akuten Subduralhämatomen mit Hirnstammbeteiligung und einer Letalität von 74,2%, davon 12mal mit primärem Bulbärhirnsyndrom, in dieser Gruppe sind 3 Polytraumafälle.

Epiduralhämatome führten bei fehlender Hirnstammsymptomatik nur einmal
bei 12 Patienten zum Tode. In der Gruppe mit Hirnstammbeteiligung
waren aber 3 Todesfälle bei 7 Patienten, darunter erfolgte zweimal
die Aufnahme in die Klinik im Stadium des primären Bulbärhirnsyndroms.

Der Themenkreis des heutigen Kongreßtages wird fast ausnahmslos von
Neurochirurgen bestritten, denen die Tatsachen geläufig sind, daß sich
eine akute hirndruckbedingte Hirnstammsymptomatik durch eine unmittelbare operative Entlastung schon innerhalb weniger Stunden zurückbilden
und sich nachfolgend völlig normalisieren kann. Gestatten Sie mir besonders für die jüngeren noch weniger erfahrenen Kollegen eine typische Kasuistik für die jeweilige Gruppe kurz darzustellen.

Beim Epiduralhämatom, das oft ohne schwere Begleitverletzungen des
Gehirns einhergeht, spielt der Zeitfaktor zwischen Auftreten der Sym-
ptomatik und operativer Entlastung die entscheidende Rolle, wie am
Beispiel einer 36jährigen Frau dargestellt sei.

Die Patientin verunglückte abends als Fahrerin eines Pkw, war primär bewußtlos und
wurde in eine chirurgische Klinik aufgenommen. Nach Abklingen der Bewußtlosigkeit
erfolgte eine sehr exakte Überwachung, wobei nachts gegen 2 Uhr, d.h. etwa 6 Stunden nach dem Unfall, eine beginnende Anisocorie festgestellt wurde. In den folgenden Stunden Verschlechterung der Bewußtseinslage bis zur vollen Bewußtlosigkeit
gegen 6 Uhr morgens. Alle Befunde wurden sehr exakt registriert, aber die einzige
logische Konsequenz - nämlich die Patientin der operativen Versorgung zuzuführen
- wurde nicht gezogen. Erst gegen 9 Uhr Ankunft der Patientin in der Neurochirurgischen Klinik im Vollbild des Mittelhirnsyndroms, nach sofortiger Operation und Ausräumen eines großen links temporo-basalen Epiduralhämatoms Rückbildung der Hirnstammsymptomatik innerhalb weniger Stunden.

Bei der Betrachtung der Altersabhängigkeit (Abb. 1) tödlicher Verläufe
in Korrelation zur Hirnstammbeteiligung zeigt sich, daß bis zum Ende
des 2. Lebensdezenniums ein Schädelhirntrauma ohne Hirnstammbeteiligung bei 48 Fällen, darunter 6mal mit Polytrauma und 6mal mit operativer Versorgung, ohne tödlichen Verlauf einherging. Die Letalität
vom 20. bis zum 59. Lebensjahr lag bei 86 Fällen mit 10 tödlichen
Verläufen bei 11,6%, darunter 3 Todesfälle bei Polytrauma und 7 tödliche Verläufe unter 33 Hirnoperationsfällen. Ab dem 60. Lebensjahr
steigt die Letalität nach einem einfachen Schädelhirntrauma auch
ohne Hirnstammbeteiligung auf 50% an, unter den 11 Todesfällen dieser
Altersgruppe waren 2 tödlich verlaufende Polytraumafälle und 8 Verläufe nach traumatischen intrazerebralen Hämatomen.

Im Gegensatz zur nicht-hirnstammbeteiligten Gesamtgruppe läßt die
Gruppe mit Hirnstammbeteiligung schon für die ersten beiden Lebens-
dezennien eine Letalität von 17 tödlichen Verläufen unter 27 Fällen
entsprechend 63% erkennen, der fast gleiche Prozentsatz, nämlich
63,3%, findet sich auch für die Altersgruppe von 20 bis 49 Jahren
mit 31 Todesfällen bei 49 Patienten. Die Fälle ab dem 50. Lebensjahr
zeigten bei Hirnstammbeteiligung eine deutlich ungünstigere Prognose
als die Gesamtgruppe. Auf diese Fakten wurde in einer eigenen Analyse
bereits 1975 unter Zugrundelegung des Krankengutes der Neurochirurgischen Universitätsklinik Gießen hingewiesen (LAUSBERG, 1975).

Die jetzige eigene Kasuistik zeigt 28 Fälle mit Hirnstammbeteiligung
bei Patienten ab dem 50. Lebensjahr mit 25 Todesfällen entsprechend
92,9%, darunter 13mal mit primärem Bulbärhirnsyndrom, das bedeutet
gleichzeitig, daß das primäre Bulbärhirnsyndrom in dieser Altersgruppe
mit der größten Häufigkeit von 46,4% auftritt gegenüber nur 31,6% der
Patienten bis zum 49. Lebensjahr.

Die Gruppe der Hirntumoren zeigte unter 202 Fällen, darunter 150 Groß-
hirntumoren, 11mal primäre oder sekundäre Hirnstammsyndrome, davon
3mal als primäres Bulbärhirnsyndrom. 10 Fälle dieser Gruppe verstarben, 5mal trat die Hirnstammsymptomatik postoperativ auf und resul-
tierte aus einem intraoperativ aufgetretenen massiven allgemeinen
Hirnödem, das nicht durch Tumorart oder -lokalisation bedingt war und
ausnahmslos zum Tode führte. Bei den 6 übrigen Fällen erfolgte die
Operation 4mal im Stadium der beginnenden Einklemmung, davon 2mal bei
über 70jährigen Patienten.

Einer der Erstgenannten starb Wochen nach der Operation infolge Ein-
wachsens des Tumors in den Mittelhirnbereich, zwei Tumorfälle waren
inoperabel.

Am Beispiel eines 33jährigen Patienten soll nochmals die Bedeutung der frühen operativen Entlastung bei Auftreten einer Hirnstammsymptomatik dargestellt werden.

Der Patient kam im Stadium der akuten Mittelhirneinklemmung infolge eines großen
rechts parietalen hirneigenen Tumors zur stationären Aufnahme, nachdem schon 2 Tage
lang eine ausgeprägte Bewußtseinsstörung bestanden hatte. Nach sofortiger Operation
völlige Normalisierung innerhalb von 72 Stunden.

In der Gruppe der Hirnblutungen fanden sich unter 106 Fällen 27mal
eine Hirnstammsymptomatik, darunter 5mal mit primärem Bulbärhirnsyndrom. Die Gesamtgruppe umfaßt neben 38 operierten Aneurysmen, 4 operierte Angiome, 15 operierte intracerebrale Massenblutungen und 30
operierte chronisch-subdurale Hämatome. 19 Fälle von Subarachnoidalblutungen wurden nicht operiert, darunter 9 Aneurysmen, die eine frühe
Hirnstammsymptomatik entwickelten, 3mal mit primärem Bulbärhirnsyndrom
(LAUSBERG, 1981).

Bei der akuten intrakraniellen Blutung ist die Ursache des Bewußtseins-
verlustes oft die durch eine Massenblutung hervorgerufene Hirndrucksteigerung. In vielen Fällen ist der Bewußtseinsverlust besonders bei
Blutungen aus einem Aneurysma der A. communicans anterior, jedoch weniger durch die Hirndrucksteigerung als vielmehr durch eine Substanz-
zerstörung im Bereich des rostralen Thalamus in seinen beiderseitigen
Anteilen verantwortlich, worauf HASSLER schon 1967 hinwies.

Abbildung 2 zeigt den Fall eines Riesenaneurysmas der rechten A. carotis interna,
der nach einer nicht erkannten, aber nachträglich anamnestisch zu erhebenden Subarachnoidalblutung 6 Monate vorher nach der zweiten Blutung ohne ein raumforderndes
Hämatom im kompletten Mittelhirnsyndrom mit baldigem Übergang ins Bulbärhirnsyndrom
zur stationären Aufnahme kam.

Bei einem weiteren Riesenaneurysma (Abb. 3), das 4 Jahre vorher nach einer ersten
Subarachnoidalblutung zwar diagnostiziert, die vorgeschlagene Operation vom Patienten aber abgelehnt wurde, trat die zweite Subarachnoidalblutung anfänglich nur mit
einer stärkeren Bewußtseinstrübung auf, die beginnende Mittelhirnsymptomatik gab
Veranlassung zur Operation, die das Leben des Patienten nicht retten konnte.

Bei 6 Fällen einer akuten intrazerebralen Massenblutung - jeweils aus
einem Mediaaneurysma (Abb. 4) mit primärem Mittelhirnsyndrom - konnten
zwar das Aneurysma ausgeschaltet und die Hirnblutung ausgeräumt werden, es kam jedoch in keinem Falle zur Restitution.

Zur Gruppe der vasculären Problemfälle gehören auch die Gefäßspasmen
nach Aneurysmablutungen und Aneurysmaoperationen, hier am Beispiel
eines 54jährigen Mannes (Abb. 5), der 7 Tage nach der ersten Subarachnoidalblutung aus einem linksseitigen Mediaaneurysma operiert
wurde.

Das Aneurysma ist bei völliger Durchgängigkeit der A. cerebri media
total ausgeschaltet, der Patient entwickelte nach anfänglich leichter
Bewußtseinstrübung innerhalb 36 Stunden ein komplettes Mittelhirnsyndrom und verstarb nach Übergang ins Bulbärhirnsyndrom.

In der Gruppe sonstiger Fälle entwickelte sich 7mal ein Mittelhirnsyndrom, davon 3mal bei einem akuten Hirngefäßverschluß und einmal bei
einer allgemeinen schweren cerebralen Durchblutungsstörung. Ein Fall
zeigte das Bild einer schweren, histologisch gesicherten Meningoence-
phalitis mit erheblicher links temporaler Raumforderung als Folge
einer 5 Tage vorher außerhalb durchgeführten lumbalen Myelographie
sowie ein Fall eines ungeklärten, wahrscheinlich vaskulär bedingten
akuten Hirnödems. Der einzige Überlebende dieser Gruppe war ein schwerer Anfallstatus mit primär 48 Stunden anhaltendem Mittelhirnsyndrom,
das sich folgenlos zurückbildete.

Als Beispiel für die Chance des Überlebens bei frühzeitigem operativen
Eingriff seien zwei frühere Fälle, die zeitlich vor dem jetzt dargestellten Kollektiv lagen, kurz aufgezeigt, bei denen ersichtlich wird,
daß auch bei über 50jährigen Patienten ein sich langsam und nicht wie
beim Trauma meist perakut entwickelndes Mittelhirnsyndrom bei frühzeitiger operativer Entlastung voll rückbildungsfähig sein kann.

Der 58jährige Mann entwickelte als Folge einer im Kriege erlittenen offenen Hirnverletzung einen Spätabszeß. Noch im Rahmen der klinischen Durchuntersuchung trat
nachts eine akute Hirndrucksteigerung mit komplettem Mittelhirnsyndrom auf. Nach
kurzfristig erfolgter operativer Entlastung volle Restitution.

Bei einer 54jährigen Frau führte ein schweres Hirnödem ungeklärter Genese in langsam progredientem Verlauf zu einem kompletten Mittelhirnsyndrom. Auch hier gelang
es, durch eine große Entlastungstrepanation bei etwa 8 Stunden bestehender Mittelhirnsymptomatik eine völlige Restitution zu erreichen.

Die Verlaufsformen der 149 Fälle mit Hirnstammsymptomatik (Tabelle 3)
zeigen 42 Überlebende, bei denen es zu einer progredienten Besserung
der klinischen Symptomatik kam. In 9 weiteren Fällen erfolgte zwar
eine Besserung der Symptomatik, es kam aber dennoch zum tödlichen
Verlauf. 20 Fälle verstarben unverändert im Mittelhirnsyndrom, währenddem in 33 Fällen vor dem Tode der Übergang ins Bulbärhirnsyndrom
erfolgte.

Von 13 inkompletten und 32 kompletten Bulbärhirnsyndromfällen überlebte keiner, in 5 Fällen trat nach der operativen Entlastung zwar eine
Rückbildung bis zum Mittelhirnsyndrom auf, doch auch diese Fälle verliefen ausnahmslos tödlich.

Tabelle 3. Verlaufsformen von MHS und BHS

	Primäres MHS	Primäres BHS
Überlebt	42	–
+ MHS-Rückbildung	9	5
MHS unverändert	20	–
Übergang in BHS	33	–
Primäres BHS inkomplett	–	13
komplett	–	32

Der Todeszeitpunkt (Tabelle 4) erfolgte bei den 45 Fällen der Bulbär-
hirn-Syndrom-Gruppe ausnahmslos innerhalb der ersten Woche, in mehr
als der Hälfte der Fälle innerhalb der ersten 48 Stunden. Beim Mittelhirnsyndrom starben 50 Fälle innerhalb der ersten Woche, 12 innerhalb
des ersten Monats und 4 zwischen 5. und 9. Woche.

Tabelle 4. Todeszeit nach Beginn der Hirnstamm-Symptomatik

		MHS	BHS
Tage	1	7	13
	2	14	13
	3	7	6
	4	10	9
	5	5	1
	6	4	1
	7	3	2
Wochen	1	50	45
	2	7	–
	3	2	–
	4	3	–
	5	1	–
	6	–	–
	7	1	–
	8	1	–
	9	1	–

Tabelle 5. Intensität des MHS und begleitende Pupillenreaktion

		Überlebt	+	Gesamt
MHS	inkomplett	16 (44%)	20 (56%)	36
	komplett	22 (32%)	46 (68%)	68
Pupillen	mydriatisch	1 (3%)	31 (97%)	32
	different	8 (38%)	13 (62%)	21
	normal	21 (72%)	8 (28%)	29

Die abschließende Betrachtung versucht eine Antwort auf die Frage,
ob Ausmaß des Mittelhirnsyndroms und die neurologische Symptomatik
im Verlauf des Mittelhirnsyndroms Aussagen der Überlebenschancen erkennen lassen (Tabelle 5). Die Überlebenschancen des inkompletten
Mittelhirnsyndroms sind erwartungsgemäß mit 44% günstiger als die des
kompletten Mittelhirnsyndroms mit nur 32%. Eine entscheidende prognostische Aussage ist hingegen aus der Pupillenweite möglich. So verstarben von 82 Mittelhirnsyndromfällen, bei denen die Pupillenweite registriert war, 31 Patienten mit beiderseitiger Mydriasis, mit der gleichen Symptomatik überlebte nur ein Fall.

Die Aussage seitendifferenter Pupillen war mit knapp doppelt so hoher
Letalität wie das Überleben belastet, währenddem bei normaler bis enger Pupillenweite die überlebende Gruppe mit 72% gegenüber 28% Letalität nur mit knapp einem Drittel der Gesamtletalität belastet war.

Diese Untersuchung ermöglicht die Aussage, daß die Chance des Überlebens eines akuten Mittelhirnsyndroms bei seitengleichen normal weiten Pupillen rund 24fach höher ist als bei Bestehen einer beiderseitigen Mydriasis. Eine nur einseitige Mydriasis ist mit einer doppelten
Letalitätswahrscheinlichkeit belastet als die Gruppe mit normal weiten
Pupillen.

Zusammengefaßt ergibt sich, daß auch unter den Bedingungen der verbes-
serten Intensivtherapie die Letalität primärer und sekundärer Hirnstammsyndrome mit 63,5% beim Mittelhirnsyndrom und 100% beim Bulbärhirnsyndrom noch sehr hoch ist. Neben den durch die Ursachen der Hirnstammsyndrome hervorgerufenen Grundbedingungen spielt insbesondere bei
hirndruckbedingten Zuständen der Zeitfaktor bis zur operativen Entlastung eine entscheidende Rolle, wie an einigen Beispielen dargestellt werden konnte. Neben dem Zeitfaktor kommt für die prognostische
Beurteilung eines Mittelhirnsyndroms der Weite und dem Reaktionsver-
halten der Pupillen eine herausragende Bedeutung zu. Es bleibt zu
hoffen, daß durch weitere Untersuchungen, Verbesserungen der Grundbedingungen zur operativen Entlastung und zusätzliche Verbesserungen der
Nachbehandlung, zukünftig eine günstigere Prognose der akut lebensbedrohlichen Hirnstammsyndrome erreicht werden kann.

Literatur

Hassler, R.: Funktionelle Neuroanatomie und Psychiatrie. In: Psychiatrie der Gegen-
   wart. Gruhle, H.W., Jung, R., Mayer-Gross, W., Müller, M. (Hrsg.), S. 152-285.
   Berlin, Heidelberg, New York: 1967
Jellinger, K.: Zur Neuropathologie des Komas und postkomatöser Encephalopathie.
   Wien. Klin. Wschr. 80, 505-517 (1968)
Lausberg, G.: Zentrale Störungen der Temperaturregulation. Berlin, Heidelberg, New
   York: Springer 1972
Lausberg, G.: Zur Problematik der Schädelhirnverletzungen im höheren Lebensalter.
   In: Hirnverletzung und Alter. Müller, E., Peters, G. (Hrsg.), S. 25-35. Stutt-
   gart: Thieme 1977
Lausberg, G.: Surgery of intracranial aneurysms: indication and timing. Advances
   in neurosurgery, Vol. 9, pp. 261-265. Berlin, Heidelberg, New York: Springer
   1981
Masshoff, W.: Allgemeine und spezielle Pathologie der Vita reducta. Verh. Dtsch.
   Ges. inn. Med. 69, 59-84 (1963)
Mayer, E.Th.: Verteilungsmuster von Hirnrindenschäden nach Herzstillstand und
   Kreislaufkollaps. Verh. Dtsch. Ges. Path. 51, 371-376 (1967)
Mayer, E.Th.: Zur Klinik und Pathologie des traumatischen Mittelhirn und apalli-
   schen Syndroms. Ärztl. Forschung 22, 163-172 (1968)
Peters, G.: Klinische Neuropathologie. Stuttgart: Thieme 1970
Sellier, K., Unterharnscheid, F.: Mechanik und Pathomorphologie der Hirnschäden
   nach stumpfer Gewalteinwirkung auf den Schädel. Hefte Unfallheilk. 76, 1-17
   (1963)

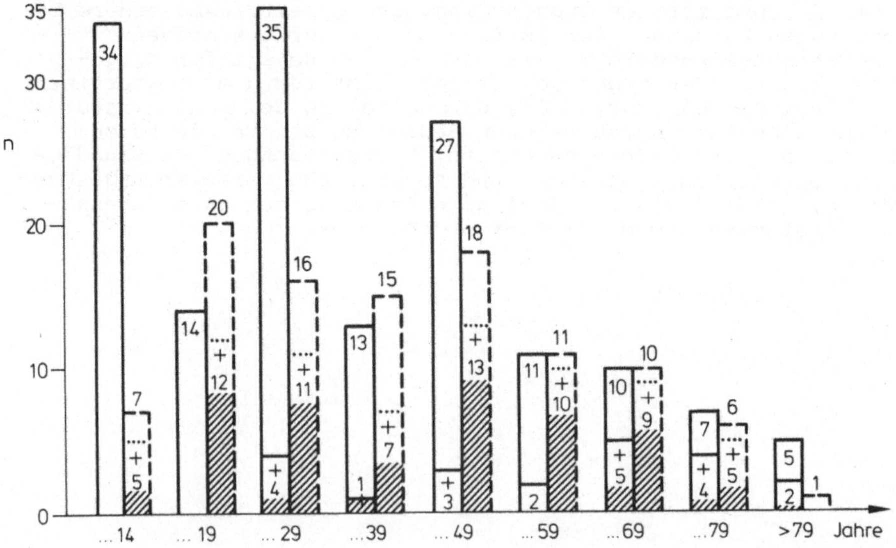

Abb. 1. Letalität beim Schädelhirntrauma in Korrelation zu Alter und Hirnstammbeteiligung (2. Säule)

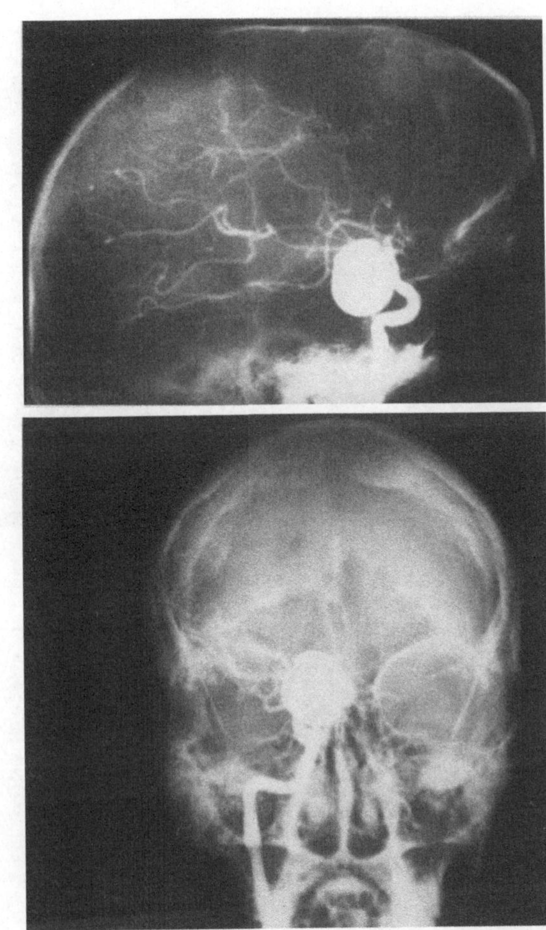

Abb. 2. Riesenaneurysma der rechten A. carotis interna

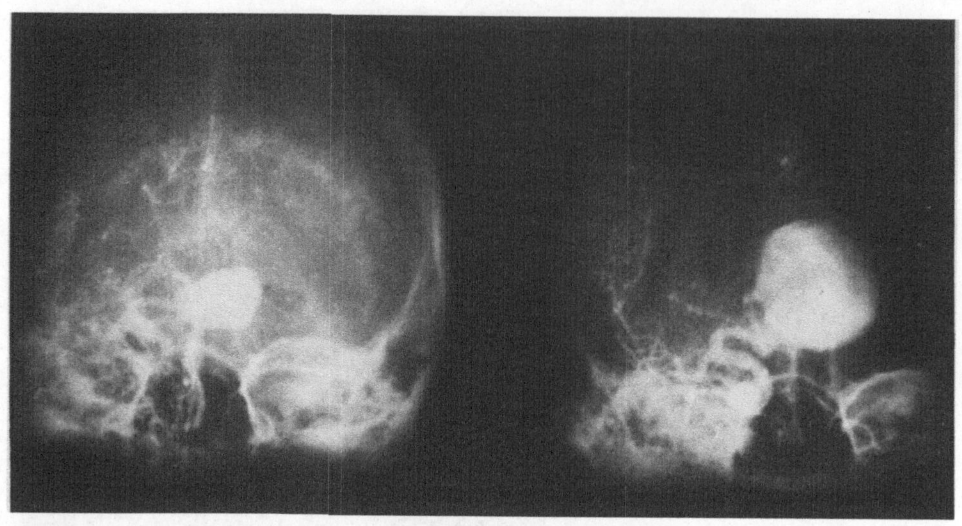

<u>Abb. 3.</u> "Gewachsenes" Riesenaneurysma der A. communicans anterior. *Links:* 1976; *rechts:* 1980

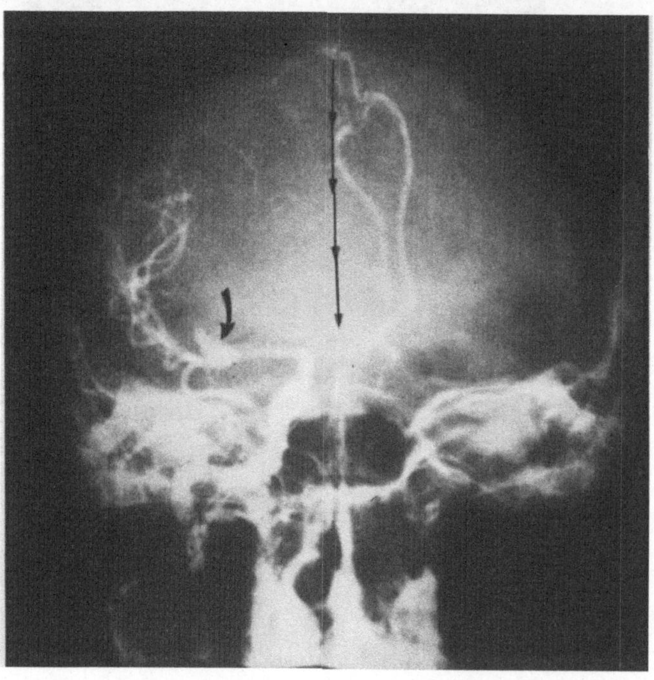

<u>Abb. 4.</u> Primäre intrazerebrale Massenblutung aus einem Aneurysma der A. cerebri media

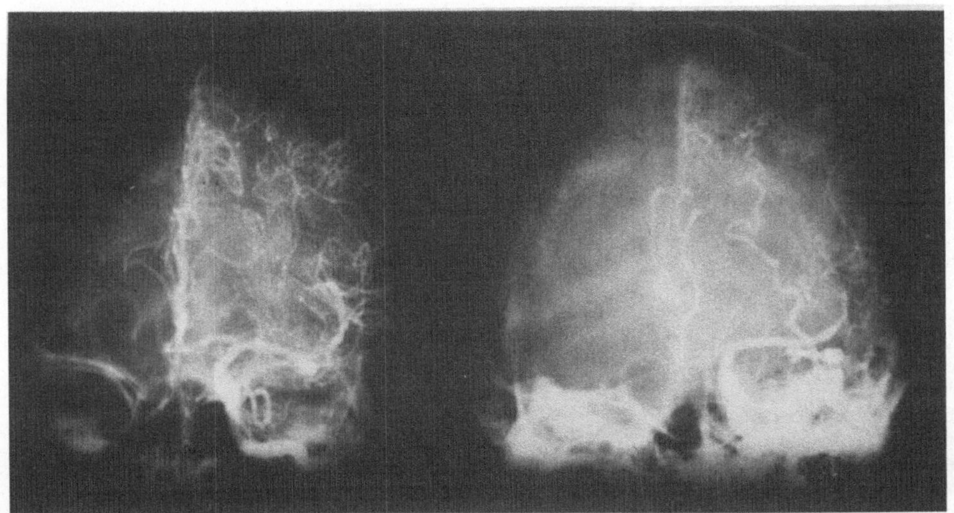

Abb. 5. Ausgeprägter Vasospasmus (*links*) sowohl der A. cerebri anterior als auch der distalen A. cerebri media nach Totalausschaltung eines Mediaaneurysmas (*rechts*) ohne Gefäßlumen-Einengung

Pathophysiologie des Schädelhirntraumas – Neue Erkenntnisse zum traumatischen Hirnödem*

K. MAIER-HAUFF, M. LANGE, L. SCHÜRER, O. KEMPSKI und A. BAETHMANN

Institut für Chirurgische Forschung und Neurochirurgische Klinik der
Universität München, Klinikum Großhadern, Marchionistraße 15, D-8000 München 70

Schädigungen des Gehirns durch Trauma, Ischämie u.ä. führen zur Eröff-
nung der Blut-Hirn-Schranke mit Bildung von Nekroseherden und Einströ-
men eines vasogenen Hirnödems in das Parenchym. Die im Augenblick des
Insults entstehende primäre Gewebsläsion, z.B. ein Contusionsherd, ist
zumeist irreversibel. Von ihr nimmt die Entwicklung des Sekundär-
schadens, z.B. das Hirnödem, das über die intracranielle Raumforderung
zur cerebralen Ischämie, ja sogar zum Hirntod führen kann, seinen
Ausgang. Diese Unterscheidung ist wichtig, weil der Sekundärschaden
therapeutischen Einflüssen zugänglich ist, die Primärläsion dagegen in
der Regel nicht.

Die wichtigsten Ursachen der intracraniellen Raumforderung beim traumatischen Insult sind:

a) die intracranielle Blutung,
b) die cerebrale Vasokongestion und
c) das Hirnödem.

Eine Reihe von klinischen wie experimentellen Beobachtungen spricht
für die Beteiligung chemischer Mediatorsubstanzen an der Entwicklung
des Sekundärprozesses. Diese Mediatoren werden im Focus liberiert
bzw. aktiviert. Unsere Arbeitsgruppe befaßt sich in diesem Zusammenhang mit dem Kallikrein-Kinin-System (1, 2). Frühere Untersuchungen
zeigten, daß die ventriculo-zisternale Perfusion mit Plasma oder dem
aktiven Prinzip Bradykinin zur Entwicklung eines Hirnödems führt
(3, 4). Als nächster Schritt ist jetzt untersucht worden, ob das
Kallikrein-Kinin-System beim traumatischen Hirnödem aktiviert wird.

Methodik

Bei Bastardkatzen von 2-3 kg KG wurde in Rompun-Ketanest-Narkose unter Muskelrelaxa-
tion durch Injektion von Succinylcholin bzw. Pancuronium zur mechanischen Beatmung
ein Kältetrauma der Hirnrinde nach KLATZO erzeugt. Der arterielle Blutdruck, der
intrakranielle Druck, das EKG und EEG wurden während des Versuchs fortlaufend aufgezeichnet. Zum Zeitpunkt des Traumas wurden Evan's Blue und ^{131}Jod-markiertes
humanes Immunglobulin (IgG) als Plasmaprotein-Marker intravenös injiziert. Die
Tiere haben das Trauma von 3-7 Stunden überlebt. Anschließend wurde das Gehirn in-
situ mit flüssigem Stickstoff eingefroren. Kininogen sowie ^{131}Jod-IgG wurden im
Plasma, im fokalen wie perifokalen (i.e. ödematösen) Hirngewebe sowie in der kontralateralen Hemisphäre (Kontrolle) bestimmt. Bei 18 von 39 Versuchen entwickelte sich
spontan eine Steigerung des intrakraniellen Drucks nach dem Trauma, wodurch es zur
Drosselung der Hirndurchblutung kam. Die zerebrale Ischämie haben wir wie folgt
definiert:

---

* Mit Unterstützung durch die Deutsche Forschungsgemeinschaft Ba 452/5

 Das traumatische Mittelhirnsyndrom...
Herausgegeben von Egon Müller
© Springer-Verlag Berlin · Heidelberg 1982

Der zerebrale Perfusionsdruck muß mindestens 30 Minuten oder länger 40 mmHg und
weniger betragen, das EEG sollte keine elektrische Aktivität mehr zeigen.

Ergebnisse

In Tabelle 1 sind die Kininogenkonzentrationen in ng/g FG im Kontrollgewebe, sowie im fokalen und perifokalen Hirngewebe zu verschiedenen
Zeiten nach dem Trauma unter nicht-ischämischen Bedingungen wiedergegeben. Im Kontrollgewebe konnte zu keinem Zeitpunkt nach dem Trauma
Kininogen nachgewiesen werden. Dagegen fanden wir im Fokus Kininogenkonzentrationen zwischen 125-270 ng/g FG zu den verschiedenen Versuchszeiten (s. Tabelle 1). Im perifokalen Ödemgewebe waren die Kininogenkonzentrationen sogar bedeutend höher. Sie lagen zwischen 200
und 400 ng/g FG; sie waren also etwa doppelt so hoch wie im Fokus. In
Tabelle 1 sind die Kininogenkonzentrationen im perifokalen wie fokalen Hirngewebe von den Versuchen mit Kältetrauma wiedergegeben, wo
sich zusätzlich eine zerebrale Ischämie entwickelt hatte. Wie bei den
nicht-ischämischen Versuchen, konnte auch unter diesen Bedingungen
im Kontrollgewebe kein Kininogen nachgewiesen werden. Hingegen fanden
wir zu den verschiedenen Versuchszeiten im fokalen Hirngewebe Konzentrationen von 100-200 ng/g FG.

Die Befunde zeigen damit eindeutig, daß beim traumatischen Insult, der
zu einem vasogenen Hirnödem führt, Kininogen aus dem Plasma in fokales
wie perifokales Gewebe eindringt, jedoch nicht in normales Hirngewebe
mit erhaltener Blut-Hirn-Schrankenfunktion.

Tabelle 1. Kininogenkonzentration ($\bar{x} \pm s\bar{x}$) im traumatischen (fokalen) Nekroseherd,
perifokalen Ödemgewebe und kontralateralen Kontrollgewebe in ng/g Frischgewicht mit
und ohne zusätzlicher zerebraler Ischämie

| Überlebenszeit nach | Keine Ischämie | | | Ischämie | | |
Trauma (Std.)	Fokus	Ödem	Kontrolle	Fokus	Ödem	Kontrolle
3	207,2 ±45,6 (4)	171,2 ±25,2 (3)	n.n.[a]	97,0 ±23,9 (5)	122,5 ±15,6 (3)	n.n.
5	162,9 ±29,2 (5)	389,2 ±117,6 (3)	n.n.	133,2 ±60,4 (4)	177,7 (2)	n.n.
7	124,9 ±21,2 (6)	388,9 ±57,2 (5)	n.n.	200,9 ±57,0 (5)	257,7 ±57,2 (5)	n.n.
	p < 0,005					

[a] Nicht nachweisbar; der Konzentrationsunterschied zwischen fokalem und perifokalem
Gewebe (keine Ischämie) ist mit p < 0,005 signifikant

Es erhebt sich damit die Frage, ob das ins Parenchym eingedrungene
Kininogen im Hirngewebe in aktives Kinin umgewandelt wird und dadurch
u.U. Sekundärschäden hervorruft. Wegen der raschen Inaktivierung von
Kininen nach ihrer Bildung scheidet eine direkte Kininbestimmung im
Hirngewebe aus. Die Aktivierung des Systems muß deshalb durch die
Bestimmung des Verbrauchs der Kininvorstufe Kininogen ermittelt werden. Der Verbrauch von Kininogen im fokalen wie perifokalen Hirngewebe wurde mit Hilfe des inerten Plasmaproteinmarkers Human-IgG
untersucht.

Die IgG-Konzentration im Hirngewebe oder besser noch das IgG-Konzen-
trationsverhältnis von Hirngewebe zu Plasma zeigen an, wieviel Plasma-
proteine in das Gewebe nach dem traumatischen Insult eingedrungen
sind. Sie ist damit nicht nur ein Maß für die quantitative Aufnahme
von Plasmaproteinen, sondern auch von Kininogenen in das fokale und
perifokale Hirngewebe.

Der Vergleich der IgG- und der Kininogen-Konzentration im Gewebe in %
der Plasmakonzentration zeigt somit, ob ein Kininogenverbrauch erfolgt
ist oder nicht. Sind Kininogen- wie IgG-Konzentration im Hirngewebe
in % vom Plasma gleich, hat kein Kininogenverbrauch stattgefunden.

In Tabelle 2 sind die Kininogen- und IgG-Konzentrationen bzw. Aktivitäten im fokalen Gewebe in % der Plasmakonzentration (bzw. -Aktivität)
bei normalem, also nicht ischämischem, Verlauf angegeben. Die Kininogenkonzentration im fokalen Gewebe fällt von 20% der Plasmakonzentration nach 3 Stunden auf ca. 10% nach 7 Stunden ab, während die IgG-
Konzentration auf 40% der Plasmakonzentration ansteigt. Wir können
daraus schließen, daß etwa 40% der Plasmakininogenkonzentration im
Hirngewebe vorhanden gewesen sein mußten.

Unter der Voraussetzung, daß die IgG-Aufnahme in das Hirnparenchym die
quantitative Aufnahme von Kininogen aus dem Plasmaraum widerspiegelt,
kann gefolgert werden, daß im Nekroseherd ein großer Teil des Kininogensubstrats mit zunehmendem Intervall nach Trauma verbraucht, i.e.
in Kinine umgewandelt wurde. 7 Stunden nach Trauma ist der Unterschied
zwischen der IgG- und Kininogenkonzentration im fokalen Gewebe hoch-
signifikant, wie aus Tabelle 2 hervorgeht. Daraus können wir schließen,
daß 7 Stunden nach Trauma ca. 3/4 des eingedrungenen Kininogensubstrats
verbraucht, also aktiviert wurde. Bei zusätzlicher Ischämie finden wir
3 wie 7 Stunden nach dem Trauma Kininogenkonzentrationen von nur 10%
der entsprechenden Plasmakonzentration, während die IgG-Konzentration
bei 20-30% liegt. Diese Befunde machen deutlich, daß die Aktivierung
des Kallikrein-Kinin-Systems durch die zerebrale Ischämie offenbar
verstärkt wird.

Tabelle 2 zeigt die entsprechenden Befunde im perifokalen, also rein
ödematösen Parenchym. Im Gegensatz zum fokalen Gewebe sind - insbesondere 5 und 7 Stunden nach dem Trauma - die Kininogen- wie die IgG-
Konzentrationen mit 30% nahezu identisch. Das bedeutet, daß im rein
ödematösen Parenchym kein Verbrauch stattgefunden hat. Das Kallikrein-
Kinin-System ist dort also nicht aktiviert worden.

In Tabelle 2 sind auch die Befunde bei der zusätzlichen zerebralen
Ischämie wiedergegeben. Wie im fokalen Gewebe kommt es nach Eintreten
der zerebralen Ischämie auch im ödematösen, perifokalen Hirngewebe zu
deutlichen Unterschieden zwischen der Kininogen- und der IgG-Konzentration. 3 und 7 Stunden nach dem Trauma ist die Kininogenkonzentration im Gewebe 10%, während die IgG-Konzentration wie bei den anderen
Versuchen bei ca. 35% der korrespondierenden Plasmakonzentration liegt.

Tabelle 2. Kininogenkonzentration (K'gen) und ^{131}J-IgG-Aktivität im fokalen Nekroseherd und perifokalen Ödem in % der korrespondierenden Plasmakonzentration (bzw. -Aktivität) mit und ohne zerebraler Ischämie

Überlebenszeit nach Trauma (Std.)		Keine Ischämie			Ischämie		
		K'gen		^{131}J-IgG	K'gen		^{131}J-IgG
3	Fokus	15,7 ±4,2 (5)		33,2 ±5,5 (4)	7,0 ±1,2 (4)		31,6 ±7,8 (5)
	Ödem	16,1 ±6,5 (4)		32,3 ±2,9 (5)	10,0 ±2,6 (3)	p < 0,005	33,1 ±3,9 (7)
5	Fokus	15,4 ±2,8 (5)		34,1 ±7,9 (4)	6,8 ±4,5 (3)		40,1 (2)
	Ödem	29,6 ±10,9 (3)	n.s.	26,3 ±3,2 (4)	13,3 (2)		37,5 ±9,2 (3)
7	Fokus	9,5 ±1,7 (6)	p < 0,001	43,2 ±6,0 (6)	8,1 ±1,9 (5)	p < 0,001	29,8 ±2,1 (6)
	Ödem	29,4[a] ±4,2 (5)	n.s.	34,5 ±2,6 (7)	13,5[a] ±3,3 (6)	p < 0,005	33,2 ±3,1 (6)

[a] Der Unterschied beider Kininogenkonzentrationen ist mit p < 0,02 signifikant

Die Befunde zeigen damit, daß es im perifokalen ödematösen Gewebe erst
nach Entwicklung einer zerebralen Ischämie zum Verbrauch von Kininogen-
substrat gekommen ist. Die zerebrale Ischämie ist damit offenbar Voraussetzung für die Aktivierung des Kallikrein-Kinin-Systems im ödematösen Hirngewebe.

<u>Zusammenfassung</u>

1. Beim vasogenen Hirnödem dringt Kininogen aus dem Plasmaraum zusammen mit der Ödemflüssigkeit in fokales wie perifokales Hirngewebe
   ein, nicht dagegen in nicht-ödematöses Hirngewebe.

2. Bei erhaltener Hirndurchblutung kommt es nur im fokalen, aber nicht
   im perifokalen Hirngewebe zur Aktivierung des Kallikrein-Kinin-
   Systems.

3. Die Aktivierung des Kallikrein-Kinin-Systems, der Verbrauch von
   Kininogen im Fokus erscheint zeitabhängig.

4. Die Entwicklung einer zerebralen Ischämie durch Steigerung des
   intrakraniellen Drucks:

   a) verstärkt nicht nur die Aktivierung des Kallikrein-Kinin-Systems
      im Fokus;

   b) sondern ist offensichtlich auch Voraussetzung für die Aktivie-
      rung des Systems im perifokalen, ödematösen Parenchym.

Folgende Schlüsse können gezogen werden: das Kallikrein-Kinin-System
wird beim vasogenen Hirnödem aktiviert, wenn

a) Hirnparenchym irreversibel geschädigt ist wie im fokalen Gewebe,
   oder

b) es zur Entwicklung einer zerebralen Ischämie kommt.

Ausgehend von der schädigenden Potenz der Kinine kann eine Beteiligung
dieser Substanzen beim Sekundärprozeß angenommen werden. Weitere Untersuchungen müssen zeigen, ob die Hemmung des Kallikrein-Kinin-Systems
den Umfang des traumatischen wie des ischämischen Hirnschadens begren-
zen können.

Literatur

1. Baethmann, A., Oettinger, W., Roethenfußer, W., Kempski, O., Unterberg, A., Geiger, R.: Brain edema factors: Current state with particular reference to plasma
   constituents and glutamate. In: Advances in neurology. Cervos-Navarro, J.,
   Ferszt, R. (eds.), Vol. 28, pp. 171-195. New York: Raven Press 1980
2. Baethmann, A., Kempski, O., Unterberg, A., Maier-Hauff, K., Geiger, R.: Further
   evidence for glutamate and the kallikrein-kinin-system as brain edema factors.
   In: Advances in neurosurgery. Berlin, Heidelberg, New York: Springer (im Druck)
3. Oettinger, W., Baethmann, A., Rothenfußer, W., Geiger, R., Mann, K.: Tissue- and
   plasma factors in cerebral edema. In: Dynamics of brain edema. Pappius, H.M.,
   Feindel, W. (eds.), pp. 161-163. Berlin, Heidelberg, New York: Springer 1976
4. Unterberg, A.: Das Kallikrein-Kinin-System als Mediatorsubstanz des Hirnödems.
   Dissertation München (im Druck)

Prognose traumatischer Mittelhirnsyndrome bei Kindern und Jugendlichen

K. E. Richard, R. A. Frowein und T. Hashimoto

Neurochirurgische Universitätsklinik, Joseph-Stelzmann-Straße 9, D-5000 Köln 41

Die klinischen Leitsymptome des traumatischen Mittelhirnsyndroms sind in den vorausgehenden Beiträgen eingehend behandelt worden.

In der von BRIHAYE, FROWEIN et al. (1978) definierten *Koma-Einteilung* ist das Mittelhirnsyndrom insbesondere dem Koma Grad III, d.h. Koma mit ein- oder beidseitigen Strecksynergismen, zuzuordnen.

Frühere Untersuchungen, über die 1978 in Bad Homburg berichtet wurde (FROWEIN et al., 1980), hatten die Beziehung zwischen posttraumatischer Dauer der Bewußtlosigkeit als Ausdruck der Schwere einer Hirnschädigung und der Überlebenschance in Abhängigkeit vom Lebensalter der Verletzten nochmals deutlich gemacht. Der vorliegende Beitrag konzentriert sich auf die Vitalprognose der Kinder und Jugendlichen mit einem traumatischen Mittelhirnsyndrom.

Patientengut

Im Zeitraum 1974 bis 1980 wurden auf der Intensivstation der Neurochirurgischen Universitätsklinik Köln 80 Kinder und Jugendliche nach schweren Schädeltraumen mit einem länger als 24 Stunden dauernden Koma und primär oder sekundär im posttraumatischen Verlauf auftretenden ein- oder beidseitigen Streckkrämpfen, also einem Koma III, behandelt.

Von diesen Patienten sind 21 (26%) verstorben, 59 (74%) haben überlebt. Dieses Ergebnis ist besser als dasjenige unseres Gesamtkrankengutes, da hier und in den folgenden Statistiken die tödlichen Verläufe des Unfalltages nicht berücksichtigt werden.

Der posttraumatisch erreichte Erholungsgrad der 59 überlebenden Patienten wurde katamnestisch eruiert: Anfälle, Lähmungen, Sprachstörungen, Sehstörungen, Hörstörungen; Zeitpunkt der Wiederaufnahme des Schulbesuches bzw. der Berufsarbeit, Leistungsstand im Vergleich zum praetraumatischen Niveau.

Ergebnisse

Von 4 Patienten fehlen nähere Angaben. Von den übrigen 55 Überlebenden zeigten 21 (26%) aller dieser Patienten eine vollständige Erholung, 22 (28%) eine weitgehende Erholung, bei 12 Patienten (15%) kam es zu einer Defektheilung, welche mit einer vollständigen Erwerbsunfähigkeit gleichzusetzen ist, hauptsächlich infolge von spastischer Hemi- oder Tetraparese und intellektueller Leistungsschwäche (Tabelle 1).

Trennt man die bis 10jährigen Kinder von den 11- bis 20jährigen Jugendlichen, so ergibt sich folgendes (Tabelle 2): Bei den Kindern trat Erholung in 62%, bei den Jugendlichen nur in 48% ein. Vollständig erholten sich 31% der Kinder und 23% der Jugendlichen. In Defektheilungen

Tabelle 1. Neurologische Residualstörung nach posttraumatischem Koma III

	N	Vollständige Erholung	Weitgehende Erholung	Defektheilung (arbeitsunf.)
55 Kinder und Jugendliche (1974-80)	N	21	22	12
Spastische Hemiparese	17	–	7	10
Spastische Tetraparese	4	–	2	2
Intellektuelle Leistungsschwäche	10	–	2	8
Psychische Verlangsamung	12	–	5	7
Sehstörungen	10	–	4	6
Dysarthrische Sprachstörung	4	–	2	2
Dysphasie/Aphasie	3	–	–	3
Anfälle	5	–	1	4
Ataxie	3	–	1	2
Diplopie	3	–	1	2
Dysphonie	3	–	2	1
Spitzfuß	5	–	–	5
Anosmie	2	1	–	1

mit Schul- bzw. Erwerbsunfähigkeit mündete der postoperative Verlauf bei 9% der Kinder und 19% der Jugendlichen. 22% der Kinder und 29% der Jugendlichen haben die schwere Schädel-Hirn-Verletzung nicht überlebt.

Kombinationstraumen

Die Prognose wird erheblich verschlechtert bei Kombinationstraumen (Tabelle 3).

40 Patienten, d.h. 50%, erlitten eine Mitverletzung einer Körperhöhle oder einer Extremität. Dieser unverhältnismäßig große Anteil kann ebenso wie die Schwere der Hirnverletzung als Hinweis auf die Größe der Gewalteinwirkung gewertet werden.

48% erlitten zusätzlich ein *Thoraxtrauma*. Die Letalität liegt mit 42% weit über dem Durchschnitt der der Verletzten mit einem posttraumatischen Mittelhirnsyndrom. Niedriger lag sie bei Kombination mit einer *Extremitätenfraktur*, nämlich bei 31%.

Insgesamt verstarben 36% der Kinder und Jugendlichen mit posttraumatischem Koma III, die ein Kombinationstrauma erlitten hatten, also weniger als im Patientengut aller Altersklassen. Hier lag bei den Untersuchungen von FROWEIN et al. (1980) die Letalität bei 47%.

Schädel-Computertomogramm und Verlauf

Auf computertomographische Befunde werden die Beiträge von LANKSCH, BROCHELER und ZEUMER ausführlicher eingehen. Hier soll nur auf den Unterschied zwischen frühen und späteren Untersuchungen hingewiesen werden.

Tabelle 2. Erholungsgrade und Letalität (80 Kinder und Jugendliche mit posttraumatischem Koma III)

	Kinder 1-10 Jahre n = 32			Jugendliche 11-20 Jahre n = 48			Kinder + Jugendliche n = 80			
	Ged. SHT	Hämatom	%	Ged. SHT	Hämatom	%	Ged. SHT	Hämatom	n	%
A Vollständige Erholung	9	1	31	7	4	23	16	5	21	26
B Weitgehende Erholung	10	–	31	10	2	25	20	2	22	28
A + B	19	–	62	17	6	48	–	–	43	54
C Defektheilung	3	–	9	4	5	19	7	5	12	15
A + B + C	22	–	71	21	11	67	–	–	55	69
D Keine Nachricht	2	–	7	2	–	4	4	–	4	5
E Verstorben	4	3	22	11	3	29	15	6	21	26
A – E	28	4	100	34	14	100	62	18	80	100

Tabelle 3. Mitverletzungen bei schwerem Schädelhirntrauma mit Koma III. Kinder und Jugendliche, n = 80 (1974–1980)

	Thorax		Abdomen		Extremität		Thorax+Extremität		Abdomen+Extremität		S	
	n	%	n	%	n	%	n	%	n	%	n	%
A Vollständige Erholung	5	26	–	–	2	13	–	–	1	–	8	21
B Weitgehende Erholung	4	21	1	–	3	19	1	–	–	–	9	23
C Defektheilung	2	11	–	–	5	31	–	–	–	–	7	18
A + B + C	11	58	1	–	10	63	1	–	1	–	24	60
D Keine Nachricht	–	–	–	–	1	–	1	–	–	–	2	–
E Verstorben	8	42	–	–	5	31	1	–	–	–	14	36
A bis E	19	48	1	2,5	16	40	3	7,5	1	2,5	40	50

In der frühen postoperativen Phase war das Schädel-CT nur bei einem
Patienten mit später vollständiger Erholung unauffällig. Kontusions-
folgen und Hinweise auf ein allgemeines oder lokales Hirnödem waren
bei 50-70% der jungen Verletzten zu erkennen.

An computertomographischen *Spätveränderungen* fanden sich Dichteminde-
rungen in alten Kontusionsbezirken. Selten wurde die rasche Ausbildung
eines behandlungspflichtigen Hydrozephalus beobachtet, wie bei einem
Kind mit beidseits fronto-temporalen Kontusionen.

Dauer des Koma III, Lebensalter und Prognose

Besonders aufschlußreich für die Prognose erwies sich der Vergleich
von Art und Dauer des Komas und Lebensalter. In Abb. 1 sind die einzelnen Patienten am Ende der Dauer des Komas III in bezug auf das jeweilige Lebensalter eingezeichnet.

Betrachtet man die Dauer des Koma III in Beziehung zum später erreichten Erholungsgrad, zeigt sich, daß volle Erholung nicht mehr eintrat,
wenn die Bewußtlosigkeit mit Streckkrämpfen bei Kindern oder Jugendlichen länger als 4 Tage andauerte.

Hielt das Koma III länger als 8 Tage an, endeten die Verläufe in Defektheilungen oder tödlich.

Eine Ausnahme bildete der Verlauf eines 10jährigen Mädchens (K.H.;
Kbl.Nr. 1306/79), das 1 1/2 Jahre nach dem Trauma nur noch von einer
rechtsseitigen Abduzensparese mit Doppelbildern beeinträchtigt ist,
das praetraumatische intellektuelle Leistungsniveau aber wieder erreicht hat und das Gymnasium mit guten Leistungen besucht. Im Schädel-
CT war 6 Tage nach dem Unfall eine kleine rechtsseitige Hirnstammkon-
tusion erkennbar. Bei diesem Kind waren die häuslichen Rehabilitations-
bedingungen überdurchschnittlich gut.

Gesamtdauer des Komas, Lebensalter und Prognose

Nach Rückbildung der Streckkrämpfe - Übergang von Koma III in Koma II
- waren die Grenzen der Komadauer für eine Erholungsmöglichkeit nicht
mehr so eng (s. Abb. 2):

- Volle Erholung trat bei den Kindern bis zu einer Komadauer von 9 Tagen, bei den Jugendlichen von 7 Tagen ein.

- Weitgehende Erholung trat bei Kindern bis zu einer Komadauer von
  14 Tagen, bei Jugendlichen von 12 Tagen ein.

Danach kam es nur noch zu Defektheilungen, wie bei einem 16jährigen
Mädchen, dessen Komadauer noch außerhalb der für alle Altersgruppen
ermittelten 5%-Grenze klinisch begründeter Erholungsaussichten lag.

Coma vigile und Prognose

An die Bewußtlosigkeit schloß sich nahezu immer ein Zustand an, in
welchem der Patient die Augen öffnete, aber noch keinen Kontakt zur
Außenwelt erkennen ließ (Tabelle 4). Nach einem länger als 4 Wochen
andauernden Stupor wurden nur noch Defektheilungen erreicht.

Tabelle 4. Bewußtseinstrübung mit Stupor. ("Apallisches Syndrom", "Coma vigile",
"Dornröschenschlaf-Zustand")

Dauer (Wochen)	n (Patienten)	Vollständige Erholung	Weitgehende Erholung	Defekt-heilung	Ver-storben
?	12	4	5	1	2
< 1	8	6	2	-	-
2- 3	17	4	13	-	-
3- 4	11	-	9	-	2
4- 8	10	-	-	9	1
8-12	4	-	-	-	4
12-16	2	-	-	2	-
Gesamt	64	14	29	12	9

Intrakranieller Druck und Prognose

Der verlaufsbestimmende Faktor des intrakraniellen Druckes ist während
der letzten Jahre zunehmend in den Mittelpunkt des Interesses gerückt
(MILLER et al., 1977; RICHARD u. FROWEIN, 1978; RICHARD, 1981).

Das Diagramm der Abb. 3 zeigt die mittleren Drücke der einzelnen Meß-
tage von 45 Patienten mit schweren Schädel-Hirn-Traumen in bezug zum
Verletzungszeitpunkt und zum Grad der neurologischen Störung, u.a. die
Meßwerte von 8 der hier untersuchten Kinder und Jugendlichen. Es ergibt sich, daß keiner dieser Patienten ein Koma III oder IV mit mittleren Ventrikelliquordrücken über 20 mmHg überlebte. Bei durchschnittlichen Drücken unter 20 mmHg trat oftmals noch Erholung ein.

Das Auftreten von Streckkrämpfen war nur dann mit einem Anstieg des
intrakraniellen Druckes verbunden, wenn infolge eines Opisthotonus
eine Behinderung des zerebral-venösen Rückflusses eintrat.

Bei einem 9jährigen Mädchen (Sch., D.; Reg.Nr. 478) mit posttraumatisch 2 Wochen
anhaltendem Koma III wurden am 2. und 3. Tag bis auf 80 mmHg ansteigende Ventrikel-
liquordrücke gemessen. Die immer nur kurzfristig, für die Dauer von 1-2 Stunden
wirksame drucksenkende Sorbittherapie mußte am Ende der 1. Woche nach Entwicklung
einer ausgeprägten Serum-Hyperosmolalität abgebrochen werden. In der 2. Woche war
eine zunehmende drucksenkende Wirksamkeit der Beatmung festzustellen. Am 10. Tag
setzte Abfluß von Liquor über die angelegte äußere Drainage ein. In der 3. Woche
ging die Bewußtlosigkeit in ein Coma vigile über. Am Ende dieser Woche mußte wegen
des nach Drainageverschluß stets rasch ansteigenden Ventrikelliquordruckes ein ven-
trikulo-peritonealer Shunt angelegt werden. Trotz dieser Therapiemaßnahmen verharrt
das Kind seit Monaten in einem Zustand schwerer Hirnfunktionsstörung in Form eines
Stupors, der auch gegenwärtig noch anhält.

Dieser aktuelle Verlauf markiert die Grenzen, die trotz der während
der letzten Jahre erzielten Fortschritte vorläufig noch der Therapie
gesteckt sind, welche in ihrem Kern auf das Ziel vollständiger oder
weitgehender Erholung dieser schwerverletzten Kinder und Jugendlichen
gerichtet bleiben muß.

<u>Zusammenfassung</u>

Die Nachuntersuchung von 80 Kindern und Jugendlichen mit mehr als
24 Stunden anhaltendem posttraumatischen Koma und Streckreaktionen
(= Koma III), die seit 1974 auf der Intensivstation behandelt worden
waren, ergab, daß sich 43 (= 54%) dieser Schwerverletzten vollständig
oder weitgehend erholt haben. Bei weiteren 12 (= 15%) kam es zur Defektheilung. 21 (= 26%) sind posttraumatisch verstorben. Die Vitalprognose wird wesentlich bestimmt von Schwere und Dauer der Hirnfunktionsstörung, erkennbar an der Dauer des Komas sowie der Streckkrämpfe
im Koma. Nach länger als 4 Tage andauerndem Koma III ist es bei keinem dieser Verletzten zu einer vollständigen Erholung gekommen. Auch
Dauer des Komas II und des Wachkomas (Coma vigile) korrelieren deutlich mit dem später erreichten Erholungsgrad. Bei so schwerer Hirnschädigung sind Höhe und Verhalten des intrakraniellen Druckes ver-
laufsbestimmend. Patienten mit posttraumatischen Anstiegen des *mittleren* Ventrikelliquordruckes über 20 mmHg sind im frühen posttraumatischen Stadium oder nach längerdauerndem Coma vigile verstorben.

Literatur

Brihaye, J., Frowein, R.A., Lindgren, S., Loew, F., Stroobandt, G.: Report on the
    meeting of the W.F.N.S. Coma scaling. Acta neurochir. (Wien) <u>40</u>, 181-186 (1978)
Frowein, R.A., Terhaag, D., auf der Haar, K., Richard K.E., Steinmann, H.W.: Bedeu-
    tung der neurochirurgischen Diagnostik und Operation für die Prognose der Schädel-
    hirnverletzungen. In: Die Prognose und Rehabilitation des Schädel-Hirn-Traumas.
    Faust, C., Müller, E. (Hrsg.). Stuttgart, New York: Thieme 1980
Frowein, R.A., Reichmann, W., Terhaag, D., Imig, H., Sumner, F.: Mehrfachverletzun-
    gen mit Schädel-Hirn-Trauma. Langenbecks Arch. Chir. <u>352</u>, 549 (1980)
Miller, J.D., Becker, D.P., Ward, J.D., Sullivan, H.G., Adams, W.E., Rosner, M.J.:
    Significance of intracranial hypertension in severe head injury. J. Neurosurg.
    <u>47</u>, 503-516 (1977)
Richard, K.E.: Langzeitmessung des Ventrikelliquordruckes bei intrakraniellen raum-
    fordernden Prozessen und akuten Hirnschädigungen. Fortschr. Neurol. Psychiat.
    <u>49</u>, 1-33 (1981)
Richard, K.E., Frowein, R.A.: The relationship between intracranial pressure, dis-
    turbances of brain function and prognosis. Neurosurg. Rev. <u>1/2</u>, 25-36 (1978)
Richard, K.E., Frowein, R.A.: Prognostic significance of intracranial pressure and
    neurological condition in acute brain lesions. In: Intracranial pressure IV.
    Shulman, K., Marmarou, A., Miller, J.D. (eds.). Berlin, Heidelberg, New York:
    Springer 1980

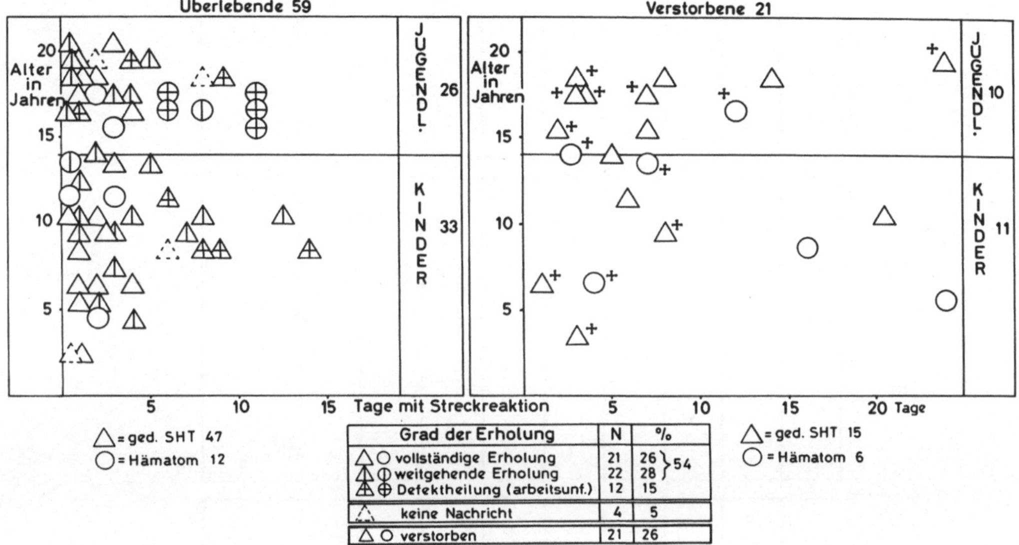

Abb. 1. Korrelation von *Dauer des Koma III* (= Koma mit Streckreaktionen), Lebensalter und *Erholungsgrad*. Nach Koma-III-Dauer von mehr als 4 Tagen wurden keine
vollständigen Erholungen, von mehr als 13 Tagen nur noch Defektheilungen erreicht.
(80 Kinder und Jugendliche mit schweren Schädelhirntraumen und Koma III)

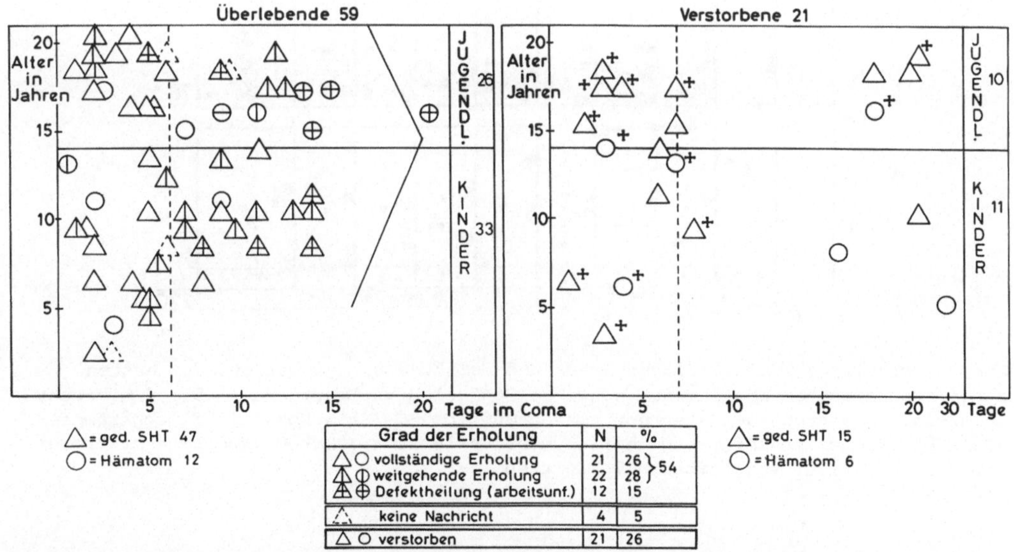

Abb. 2. Korrelation von *Gesamt-Koma-Dauer* (einschl. Koma-Dauer nach Rückbildung der
Streckkrämpfe), Lebensalter und *Erholungsgrad*. Nach Koma-Dauer von mehr als 9 Tagen
keine vollständige Erholung, von mehr als 14 Tagen nur noch Defektheilungen. (Eingezeichnet wurde die 5%-Grenze klinisch begründbarer Erholungsaussichten für Verletzte aller Lebensalter)

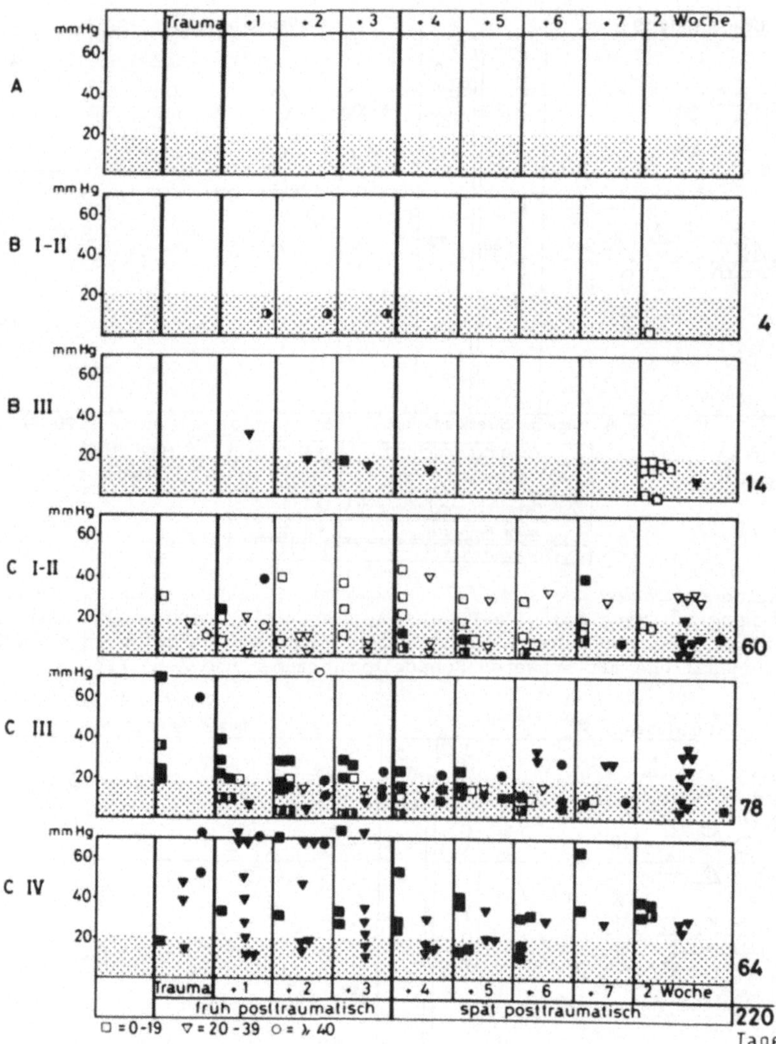

Abb. 3. Mittlerer *Ventrikelliquordruck* und *Bewußtseinslage* während der ersten
2 posttraumatischen Wochen nach schwerem Schädel-Hirn-Trauma (n = 45). *A* = bewußt-
seinsklar, *B* = bewußtseinsgetrübt, *C* = bewußtlos, *C III* = Koma mit Streckkrämpfen.
Helle Symbole = mittlerer VLD überlebender Verletzter; *dunkle Symbole* = mittlerer
VLD der im Verlauf verstorbenen Verletzten

Zur Problematik von Anisokorie und Operationszeitpunkt beim schwer Schädelhirnverletzten

H. ALTENBURG, J. HIDDING, TH. HERTER und D. DORSIĆ

Neurochirurgische Universitätsklinik der Westfälischen Wilhelms-Universität, Jungeboldtplatz 1, D-4400 Münster

Trotz Inanspruchnahme aller modernen Weiterentwicklungen auf dem Gebiete der Diagnostik und Therapie der Schädel-Hirn-Verletzungen, trotz vorbeugender verkehrserzieherischer und Kfz-sicherheitstechnischer Maßnahmen und trotz des Einsatzes aller Errungenschaften der modernen Medizin wie "Rettungskette" (2), Hubschraubertransport und Intensivtherapie konnten bei dem riesigen Patientengut Schädel-Hirn-Verletzter in prognostischer Hinsicht bisher nur langsam Fortschritte erzielt werden (3, 16, 23).

Die Prognose einer Schädel-Hirn-Verletzung wird neben anderen Faktoren entscheidend beeinflußt vom Ausmaß der primären substantiellen Hirnschädigung, ferner von den in der Anfangsphase entstehenden Sekundärschäden (2) und von Frühdiagnose und Frühtherapie lebensbedrohlicher posttraumatischer raumfordernder Komplikationen (1, 6, 18, 30).

Die Entscheidung zwischen tödlichem Ausgang einerseits und Wiederherstellung des Patienten hängt ganz erheblich von den ärztlichen Maßnahmen ab (3, 5, 6, 16, 23). Es ist sehr deutlich geworden, daß bei den kurablen umschriebenen blutungsbedingten Hirnkompressionen der Zeitfaktor für den Erfolg operativer Maßnahmen die entscheidende Rolle spielt (18, 30).

Gerade in letzter Zeit häufen sich im medizinischen Schrifttum wieder Berichte über zu viele vermeidbare Todesfälle nach Schädel-Hirn-Verletzungen. In bis zu 75% der untersuchten Todesfälle nach Schädel-Hirn-Verletzung finden sich vermeidbare Komplikationen, wobei die mit Abstand häufigsten tödlichen Faktoren die Nichtbeachtung der entscheidenden klinischen Symptome, die verspätete Erkennung sowie die verspätete Entleerung einer Blutung sind (23, 24). Es entspricht täglicher neurochirurgischer Routine, daß nahezu jedes zweite traumatische intrakranielle Hämatom zu spät in die Spezialklinik eingeliefert wird (16).

Dem Chirurgen im peripheren Krankenhaus, der mit der Problematik täglich mehr konfrontiert wird als der Neurochirurg, kommt die große Verantwortung zu, aus der Masse der konservativ zu behandelnden Schädel-Hirn-Verletzungen jene wenigen rechtzeitig herauszufinden, die dringend eines lebensrettenden operativen Eingriffes bedürfen (5, 6, 18).

Aufgabe des Neurochirurgen muß es sein, alle mit den Problemen der Neurotraumatologie befaßten Kollegen auf die diagnostischen und therapeutischen Notwendigkeiten bei Schädel-Hirn-Verletzungen hinzuweisen (3, 5, 6, 13, 18, 20, 21, 24, 30).

Die Akutdiagnostik hat sich auf folgende Punkte zu beschränken: Orientierung über die Bewußtseinslage, Pupillenweite und -reaktion, Motilität, pathologische Reflexe, äußere Verletzungszeichen und Wundinspek-

tion sowie Anfertigung von Röntgenaufnahmen des Schädels und der HWS
in mindestens 2 Ebenen (30).

Das Hauptkriterium für die Schwere einer Hirnverletzung stellt die
Bewußtseinslage dar (24, 30).

Die meisten Hämatome entwickeln sich im Bereich des lokalen Traumas.
Daher kann nicht auf das gezielte Absuchen nach äußeren Verletzungszeichen verzichtet werden. Sehr oft findet sich ein ausgeprägtes sub-
galeales Hämatom oder eine teigige Schwellung im Kopfschwartenbereich
und darunter eine Fraktur, letztere in größeren Statistiken bis in
86% der Fälle (24).

Ausgehend von der Tatsache, daß auch ganz harmlos erscheinende Schädelverletzungen tödlich enden können, ist nach der Akutdiagnostik die
gewissenhafte Verlaufsbeobachtung jeder Schädel-Hirn-Verletzung erforderlich (18, 24). Insbesondere gilt jeder bewußtseinsgestörte Verletzte so lange als blutungsverdächtig, bis ein Hämatom objektiv ausgeschlossen ist.

Nicht die oft minuziös erfolgte Registrierung von Puls, Blutdruck und
Temperatur ist von Bedeutung. Allein entscheidend ist das klinische
Bild der Schädel-Hirn-Verletzung (5, 11).

So gibt uns die Bewußtseinslage Auskunft über den Hirndruck und den Hirnstamm. Die
vegetativen Zeichen lassen uns auf die Funktion des Zwischenhirns und des Bulbär-
hirns schließen. Die neurologischen Symptome geben uns lokalisationsdiagnostische
Hinweise und lassen uns die Schwere der Schädigung und ihre Ausdehnung erkennen (5).

Die Anisokorie ist das wichtigste klinische Symptom eines einseitigen raumfordernden Prozesses. Hierbei kommt es zunächst durch Reizung der an der Oberfläche des
N. oculomotorius verlaufenden parasympatischen Fasern zu einer allerdings rasch
vorübergehenden Verengung der homolateralen Pupille. Da dieses Stadium nur kurze
Zeit dauert, wird es in der Klinik nur selten beobachtet. Es folgt bald die Erweiterung der homolateralen Pupille, welche schließlich maximal weit und lichtstarr
wird.

Die homolaterale Pupillenerweiterung als Ausdruck der Uncinatuseinklemmung stellt
ein Alarmsignal dar, das sofortiger weiterer Maßnahmen bedarf (4, 7-9, 20, 27, 29).

Differentialdiagnostisch sind Kontusion des Bulbus mit Vorderkammer-
blutung, Entrundung und Reaktionsträgheit der Pupille sowie amauroti-
sche Pupillenstarre bei Schädigung des N. opticus aufgrund einer Kontusion der Orbitalknochen mit Infraktionen des knöchernen Sehnerven-
kanals auszuschließen (8, 15, 22).

Zentrales Problem aller chirurgischen Bemühungen ist beim Auftreten
einer Anisokorie die schnellstmögliche Beseitigung der intrakraniellen
Drucksteigerung (3, 5, 6, 13, 18, 26, 30).

Operative Entlastung vor Eintritt einer Mittelhirneinklemmung bedeutet,
daß beim Auftreten der beschriebenen Hämatomzeichen für den erstbehandelnden Arzt, also in der Regel den Chirurgen im peripheren Krankenhaus, keine Zeit mehr bleibt, sich einen neurologischen Konsilarius
zu rufen, aber auch keine Zeit mehr für langwierige diagnostische Pro-
zeduren (6, 18). Ein Verletzter in diesem Stadium verträgt den Aufschub seiner Behandlung genauso wenig wie ein Verletzter, der durch
Obstruktion seiner Atemwege zu ersticken droht (6).

Der Verletzte sollte spätestens dann in den Operationssaal gebracht
werden, wenn sich unter zunehmender Verschlechterung der Bewußtseinslage eine einseitige Pupillenerweiterung einzustellen beginnt. Der

optimale Operationszeitpunkt ist bereits dann überschritten, wenn beim
Bewußtlosen die Lichtreaktion der weiten Pupille nur noch träge oder
bereits erloschen ist, und sich bereits die ersten Zeichen einer Mittelhirneinklemmung zeigen. Die Prognose ist bei selbstverständlich
fortbestehender absoluter Operationsindikation (5) dann zurückhalten-
der zu stellen (6).

Bei Bestehen einer Anisokorie verbleibt, von günstigen lokalen Gegebenheiten abgesehen, keine Zeit mehr zum Transport eines bewußtlosen
Schädel-Hirn-Verletzten in die Spezialklinik. Die operative Behandlung
der akuten intrakraniellen Hämatome hat mit äußerster Dringlichkeit zu
erfolgen (13, 30). Jeder Zeitverlust führt zumindest zum Hirndauer-
schaden (19). Wenigstens die kleine Operation eines Bohrloches muß in
jeder chirurgischen Abteilung möglich sein, wenn sie Unfälle behandeln
will (6, 18). Nach erfolgter Entlastung und Beseitigung der akuten
Einklemmungsgefahr durch Nottrepanation und Drainage der Blutungshöhle
kann der Patient dann ohne Gefährdung auf dem schnellsten Wege zur de-
finitiven Versorgung in eine Neurochirurgische Klinik verlegt werden
(13, 30).

In Spezialkliniken ist die Computertomographie die Methode der Wahl
zur Untersuchung von Patienten mit schweren Schädel-Hirn-Verletzungen
sowie deren Folgeerscheinungen (14).

Die Indikation zur computertomographischen Untersuchung ist grundsätzlich bei allen schweren gedeckten und offenen Schädel-Hirn-Verletzungen gegeben, insbesondere wenn der Verdacht auf eine intrakranielle
Komplikation besteht. Beim klassischen Hämatom mit typischem klinischen Verlauf und der hier besprochenen gravierenden neurologischen
Symptomatik erachten wir jedoch nach wie vor den Frakturnachweis auf
der Röntgenaufnahme des Schädels und gegebenenfalls auch noch den
eindeutigen echoenzephalographischen Befund für ausreichend für die
Indikation und Durchführung der lebensrettenden Operation (6, 13, 14,
18, 24).

Es bleibt Aufgabe der erstbehandelnden Ärzte, in der Regel des Allge-
meinchirurgen im peripheren Krankenhaus, die Verdachtsdiagnose eines
raumfordernden intrakraniellen Hämatoms aufgrund des Verlaufes und der
klinischen Befunde zu stellen. Nur wenn rechtzeitig an die Möglichkeit
einer derartigen lebensbedrohlichen Komplikation gedacht wird, und
die Kardinalsymptome wie zunehmende *Bewußtseinsverschlechterung, Anisokorie und neurologische Halbseitenzeichen rechtzeitig* erkannt und
schnellstmöglich operativ angegangen werden, wird sich eine Besserung
der Behandlungsergebnisse erreichen lassen (3).

Zusammenfassung

Trotz aller modernen Weiterentwicklungen auf dem Gebiete der zerebralen Diagnostik hat die einfache klinisch-neurologische Untersuchung
des Patienten gerade beim schweren Schädel-Hirn-Trauma nichts von
ihrem Wert eingebüßt. Ihr Befund entscheidet über Indikation und Dringlichkeit jeglicher weiteren Diagnostik.

Dem Alarmsignal der Anisokorie kommt hierbei größte Bedeutung zu, erfordert sie doch sofortiges, folgerichtiges Handeln. Pathophysiologie
und Bedeutung der Anisokorie für die zerebrale Notfalldiagnostik werden besprochen.

Es wird insbesondere auf jene typischen Notfallsituationen hingewiesen, in denen vom Neurochirurgen in der Spezialklinik oder, noch häu-

figer, vom Chirurgen im peripheren Krankenhaus bei Kenntnis der Vor-
geschichte allein aufgrund des klinisch-neurologischen Befundes (Anisokorie, neurologische Halbseitenzeichen) und, sofern möglich, des
echo-enzephalographischen Befundes (Mittellinienverlagerung, evtl.
Hämatomecho) ohne weitere Diagnostik (Röntgen-Nativdiagnostik, CT,
zerebrale Angiographie) unverzüglich trepaniert werden muß. Denn zwei-
fellos kommt zur Vermeidung des traumatischen Mittelhirnsyndroms dem
Zeitfaktor bis zur Beseitigung einer intrakraniellen Raumforderung
(Hämatom, Ödem) neben der posttraumatischen zerebralen Ausgangssitua-
tion die entscheidende Bedeutung für die Prognose des Patienten zu.

Literatur

1. Afra, D., Vidovszky, T.: Die prognostische Bedeutung der Hirnmassenverschiebun-
gen bei traumatischen epiduralen Hämatomen. Zbl. Neurochir. 22, 4-23 (1961)
2. Ahnefeld, F.W., Dölp, R.: Erstversorgung Verletzter am Unfallort. Dtsch. med.
Wschr. 99, 1026-1029
3. Altenburg, H., Gerlach, D., V. Ohlen, W.D., Walter, W.: Zur Problematik und
Prognose der Schädel-Hirn-Verletzungen aus neurochirurgischer und forensischer
Sicht. Beiträge zur gerichtl. Medizin 38, 97-101
4. Blum, K.: Über die praktische Bedeutung von Pupillenstörungen bei den intrakraniellen Blutungen. Dtsch. Zschr. Nervenheilk. 121, 291-308 (1931)
5. Brenner, H.: Möglichkeiten und Grenzen der Behandlung Schädel-Hirn-Verletzter
im Regionalspital. Schweiz. Rundschau Med. 68, 613-616
6. Bushe, K.A.: Dringlichkeit der operativen Versorgung des schweren Schädel-Hirn-
Verletzten und ihre Durchführung im allgemeinen Krankenhaus. Langenbecks Arch.
Chir. 334, 377-384 (1973)
7. De Quervain, F.: Die starre Pupillenerweiterung in der Diagnostik der Schädel-
Hirn-Traumen. Schweiz. med. Wschr. 65, 75-78 (1935)
8. Ernyei, S.: Augensymptome bei Schädelverletzungen. Klin. Mbl. Augenheilk. 145,
755-765 (1964)
9. Fischer, R.: Die Bedeutung der Anisokorie für die neurochirurgische Diagnostik.
Diss. Leipzig 1969
10. Fischer-Brügge, E.: Das "Klivuskantensyndrom". Acta neurochir. 2, 36-68 (1951)
11. Heiss, E., Grohmann, G., Weiland, H.: Klinik des Schädel-Hirn-Traumas. Klinikarzt 10, 21-33 (1981)
12. Kunze, St.: Schädel-Hirn-Trauma. Klinikarzt 10, 11 (1981)
13. Kunze, St., Albert, F.: Operative Therapie beim Schädel-Hirn-Trauma. Klinikarzt
10, 34-39 (1981)
14. Mauersberger, W., Lanksch, W., Kazner, E., Grumme, Th.: Computertomographie bei
Schädel-Hirn-Verletzungen. Zbl. Chirurgie 103, 501-511
15. Merté, H.J., Sipp, V.: Augenverletzungen durch Kraftwagenunfälle. Klin. Mbl.
Augenheilk. 171, 900-906 (1977)
16. Neumann, J.: Neurochirurgische Sofortbehandlung akuter Schädel-Hirn-Traumen?
Notfallmedizin 5, 255-257 (1979)
17. Osborn, A.G.: The medial tentorium and incisura: Normal and pathological anatomy. Neuroradiology 13, 109-113 (1977)
18. Penzholz, H.: Erstbeurteilung des Schwer-Schädel-Hirn-Verletzten und ihre Bedeutung für die Medikation im allgemeinen Krankenhaus. Langenbecks Arch. Chir.
334, 365-375 (1973)
19. Peters, G.: Pathologische Anatomie der Verletzungen des Gehirns und seiner
Häute. Pathologisch-physiologische Grundlagen. In: Neuro-Traumatologie mit Einschluß der Grenzgebiete. Kessel, F.K. et al. (Hrsg.), S. 31-43, 98-117. München,
Berlin, Wien: Urban & Schwarzenberg 1969
20. Pia, H.W.: Die Schädigung des Hirnstammes bei den raumfordernden Prozessen des
Gehirns. Ein Beitrag zur Pathogenese, Klinik und Behandlung der Massenverschiebungen des Gehirns. Acta neurochir. Suppl. 4, 105-108 (1957)
21. Pia, H.W.: Die Einwirkungen der Hirndrucksteigerung auf den Hirnstamm, ihre
Klinik und Behandlung. Münch. med. Wschr. 98, 1609-1613 (1956)
22. Rintelen, F.: Zur Traumatologie des Sehorgans. Med. Welt 26, 32-36 (1975)

23. Rose, J., Waltonen, S., Jennett, B.: Arvidable factors contributing to death after head injury. Brit. med. J. 615 (1977/2)
24. Schiefer, W.: Die Klinik des epiduralen Hämatoms. Nervenarzt 50, 69-73 (1979)
25. Schörcher, F.: Über die Ursachen der einseitigen Pupillenerweiterung beim epi- und subduralen Hämatom. Dtsch. Zschr. Chir. 248, 420-451 (1937)
26. Scoville, W.B., Bettis, D.B.: Unilateral inferior temporal lobectomy with hippocampectomy for ralief of incisural herniation. Acta Neurochir. 47, 149-160 (1979)
27. Tönnis, W., Steinmann, H.W.: Die Bedeutung der Anisokorie bei frischen gedeckten Hirnschädigungen. Zbl. Neurochir. 11, 146-151 (1951)
28. Welte, E.: Zur formellen Genese der traumatischen Mydriasis. Oculomotoriusschädigung durch einseitiges Vorquellen des Uncus hippocampi. Zbl. Neurochir. 18, 217-234 (1943)
29. Woodhall, B., Dedine, I.W., Hart, D.: Homolateral dilatation of the pupil, homolateral paresis and bilateral muscular rigity in the diagnosis of extradural hemorrhage. Surg. Gynecol. Obstat. 72, 391-398
30. Wüllenweber, R.: Schädel-Hirn-Verletzungen: Akutdiagnostik und Therapie-Folgezustände. Krankenhausarzt 53, 833-837 (1980)

Computertomographie bei schweren Schädelhirnverletzungen

W. LANKSCH und TH. GRUMME

Neurochirurgische Klinik der Universität München, Klinikum Großhadern,
Marchionistraße 15, D-8000 München 70

Die Computertomographie hat sich seit Einführung in die Diagnostik
pathologischer Prozesse im Schädelinnenraum als Methode von größtem
Aussagewert in der Beurteilung von Schädelhirnverletzungen und deren
Folgeerscheinungen erwiesen. Der entscheidende diagnostische Fort-
schritt besteht in der direkten Darstellung von grobmorphologischen
Veränderungen und deren Auswirkungen auf die normalen Hirnstrukturen.
Die Darstellbarkeit von extrazerebralen und intrazerebralen Blutungen,
von parenchymatösen Läsionen und des traumatischen Hirnödems, deren
Erscheinungsbilder im Computertomogramm inzwischen hinreichend bekannt
sind, darf nicht dazu verleiten, den Schweregrad einer Schädelhirnverletzung aus dem Computertomogramm allein abzuleiten. Durch die mechanische Gewalteinwirkung auf den freibeweglichen oder den fixierten
Schädel wird ein Prozeß in Gang gesetzt, der pathologisch-anatomische
Läsionen und funktionelle Folgen zeitigt. Funktionelle Folgen und
pathologisch-anatomische Läsionen können umschrieben sein, wie in Fällen von singulären Kontusionsblutungen, von umschriebenen traumatischen
Ödemen oder extrazerebralen Blutungen. Sie können aber auch generalisierter Natur sein, wie in Fällen von multiplen Kontusionsblutungen
oder diffusen Hirnschwellungen (LANKSCH et al., 1979, VEIGA-PIRES et
al., 1980). Eine direkte Mittelhirnläsion, z.B. infolge einer Bolzenschußverletzung (Abb. 1), bei der der lokale Traumaeffekt zu einer
umfassenden Störung der Großhirnfunktionen führt, stellt einen Ausnahmefall dar.

Der durch die Gewalteinwirkung angestoßene Traumatisierungsprozeß läßt
primäre und sekundäre pathologisch-anatomische Veränderungen im Computertomogramm erkennen. Im Zuge der immer kürzer werdenden Einliefe-
rungszeiten von schädelhirnverletzten Patienten, insbesondere in Groß-
stadtbereichen, finden die Erstuntersuchungen von Unfallpatienten zunehmend innerhalb der ersten 1-2 Stunden nach dem Trauma statt. Aufgrund unserer Erfahrungen ergibt sich daraus die Schwierigkeit, daß
die primär im Computertomogramm feststellbaren Traumaeffekte häufig
keinen Aufschluß über das wahre Ausmaß der zu erwartenden Hirnläsion
geben. In dieser Beziehung unproblematisch erschienen uns bisher die
akuten subduralen Hämatome, die schon primär die extrazerebrale Blut-
ansammlung, die ausgeprägten Zeichen der intrakraniellen Massenverschiebung mit konsekutiver Kompression der basalen Zisternen (Ursache
des akuten traumatischen Mittelhirnsyndroms mit Lateralisation nach
GERSTENBRAND) erkennen ließen (Abb. 2).

Die Mehrzahl der Verletzten mit akuten epiduralen Hämatomen zeigten
gleichermaßen die extrazerebralen Blutansammlungen mit partieller oder
totaler Kompression der basalen Zisternen (Abb. 3).

Unter den Verletzten mit epiduralen Hämatomen haben wir überraschende Verlaufsbeob-
achtungen machen können. Im Fall eines 22jährigen Patienten, der 30 Minuten nach
dem Unfallereignis ohne herdneurologische Symptome bewußtlos zur Aufnahme kam, stellten wir neben ausgedehnten Gesichtsschädelverletzungen im Computertomogramm eine

 Das traumatische Mittelhirnsyndrom...
Herausgegeben von Egon Müller
© Springer-Verlag Berlin · Heidelberg 1982

rechts temporale Schädelfraktur mit einem darunter gelegenen schmalen epiduralen
Hämatom fest (Abb. 4a-c). Während der rhinochirurgischen Versorgung entwickelte der
Patient sekundär eine Anisokorie, die Anlaß zu einer sofortigen postoperativen Kon-
trolluntersuchung war. Dabei konnte dann eine erhebliche Größenzunahme des primär
sichtbaren Hämatoms mit deutlichen Zeichen der Massenverschiebung festgestellt werden (Abb. 4d-f).

Verletzte mit epiduralen Blutungen, bei denen die klassische hämatom-
typische Symptomatik mit freiem Intervall verkannt worden war, die mit
"verschleppter Diagnose" zur Aufnahme kamen, zeigten neben der extrazerebralen Blutung häufig sekundäre Traumafolgen in Form von partiellen
oder totalen Infarzierungen benachbarter Hirnlappen (Abb. 5) und auch
Stauungsblutungen im Bereich des Hirnstamms.

Unter den im Computertomogramm nachweisbaren kontusionellen Läsionen
beobachteten wir Kontusionsblutungen, die aufgrund ihres raumfordernden Volumens oder ihrer Lokalisation primär das Vollbild eines akuten
Mittelhirnsyndroms verursacht hatten. Im Gegensatz dazu zeigten Unfallverletzte, die initial ein akutes traumatisches Mittelhirnsyndrom der
Phase I (GERSTENBRAND, 1977) boten, im Computertomogramm einen Kontusionsherd mit geringem raumfordernden Effekt. Nach progredienter Verschlechterung des klinischen Zustandes unter Ausbildung eines Mittelhirnsyndroms der Phase II mit Lateralisation zeigte sich bei diesen
Patienten im Computertomogramm eine Volumenzunahme des Kontusionsher-
des mit Ausbildung von umschriebenen oder diffusen Zonen verminderter
Dichte (LANKSCH et al., 1980).

Als bemerkenswert möchten wir den Verlauf eines 13jährigen Unfallverletzten vorstellen, der primär bewußtlos war und keinen auffälligen
Befund im Computertomogramm bot (Abb. 6a, b).

Zwei Tage nach der stationären Aufnahme entwickelte der Junge eine Halbseitensym-
ptomatik, im Computertomogramm stellte sich eine globale Volumenvermehrung der rechten Großhirnhemisphäre mit entsprechender Massenverschiebung zur linken Seite dar
(Abb. 6c, d). Die homogene Verminderung der Dichte mit Absorptionswerten im Bereich
von Tumor- und Infarktödemen ließ auf das Vorliegen eines traumatischen diffusen
Hirnödems schließen. Der Patient entwickelte klinisch das Vollbild eines Mittelhirnsyndroms, das nach 9 Tagen wieder abklang; während dieser Phase der klinischen
Besserung nahm die Massenverschiebung im Computertomogramm ab, die Ventrikel ent-
falteten sich wieder (Abb. 6e, f). Vier Wochen nach dem Unfallereignis stellten
sich die Ventrikel im Computertomogramm weitgehend mittelständig, aber deutlich ver-
plumpt dar; die Fissura Sylvii war erweitert (Abb. 6g, h). Da ein okkludierender
Gefäßprozeß als Ursache der Dichteminderung im Computertomogramm angiographisch ausgeschlossen war, interpretierten wir die im CT sichtbaren morphologischen Veränderungen als Traumafolgen. (Abb. 6). Die Pathogenese derartiger Veränderungen ist
noch unklar.

Möglicherweise handelt es sich um eine generalisierte Bluthirnschran-
kenstörung einer Hemisphäre mit diffusem vasogenen Hirnödem; dann
könnte diese traumatische Schädigung als Steigerung einer traumatischen
Vasoparalyse mit Blutvolumenvermehrung in einer oder beiden Großhirn-
hemisphären, die sich im Computertomogramm als Volumenvermehrung ohne
Veränderung der Dichtewerte auszeichnet, aufgefaßt werden. Ob und inwieweit eine solche traumatische Läsion unter den Terminus "Kontusion"
subsummiert werden kann, steht zur Diskussion.

Im Rahmen des zur Diskussion gestellten traumatischen Mittelhirnsyndroms dürfen wir feststellen, daß sich unsere klinischen und computertomographischen Untersuchungsergebnisse den längst bekannten neuro-
pathologischen Erkenntnissen fügen. In der Mehrzahl der Fälle handelte
es sich bei unseren Unfallverletzten um sekundär traumatische Mittel-

hirnsyndrome. Das computertomographische Korrelat für ein klinisch
manifestes Mittelhirnsyndrom unterschiedlicher Ausprägung stellt eine
partielle oder totale Kompression der basalen Zisternen, bzw. eine
Torquierung der paraaxial gelegenen Hirnstrukturen dar. Die Darstellung der basalen Zisternen im Computertomogramm hängt jedoch von einer
exakt definierten Schnittführung ab und setzt artefaktfreie Computer-
tomogramme voraus. Computertomographische Schnittebenen, die geringfügig über oder unterhalb der basalen Zisternen liegen und diese infolge des Teilvolumeneffektes nicht erkennen lassen, können zu Fehldeutungen Anlaß sein. Die basalen Zisternen sind im Computertomogramm
nur erfaßbar, wenn die Schnittführung parallel zur Orbito-Meatal-Linie
liegt und die Orbitadächer (oder die Felsenbeine) in einer der abgeleiteten Schichten tangential geschnitten erscheinen.

Die Druckwirkung auf den Hirnstamm manifestiert sich im Computertomogramm gelegentlich nur durch eine sehr diskrete Einengung der
Cisterna ambiens (Abb. 7). In ausgeprägteren Fällen sind weder die
Cisterna optico-chiasmatica noch die Cisterna ambiens, bzw. die Cisterna quadrigemina infolge einer einseitigen extrazerebralen Blutung im
Computertomogramm sichtbar (Abb. 8). Im Gegensatz zu dieser unilatera-
len Druckwirkung kann das Mittelhirn auch durch bilaterale Kontusionsblutungen infolge gegenseitiger Druckwirkungen "in die Zange" genommen
werden (Abb. 9).

Eine Kompression der basalen Zisternen kann fälschlicherweise angenommen werden, wenn sich die Absorptionswerte des Liquors innerhalb der
basalen Zisternen infolge von Blutbeimengungen zur Isodensität ver-
ändern. Traumatische Subarachnoidalblutungen sind ein typisches Beispiel dafür, daß die basalen Zisternen in Abhängigkeit vom Unter-
suchungszeitpunkt nach dem Unfallereignis zunächst mit hyperdensen und
dann mit isodensen Dichtewerten im Computertomogramm erscheinen und
dann als komprimiert angesehen werden können (Abb. 10).

Computertomographische Verlaufsuntersuchungen an Patienten mit rever-
siblen traumatischen Mittelhirnsyndromen haben gezeigt, daß sich
parallel zur Rückbildung der klinischen Einklemmungssymptome die
Zeichen der Zisternenkompression zurückbilden.

Primärtraumatische Mittelhirnsyndrome sind selten und werden in der
Regel nicht überlebt (MAYER, 1967). Abgesehen von dem bereits erwähn-
ten Fall einer Bolzenschußverletzung haben wir eine primärtraumatische
Mittelhirnläsion als Folge einer Boxsportverletzung beobachten können.
Der 23jährige Patient erlitt während eines Boxkampfes mehrere harte
"Kopftreffer". Nach Beendigung des Kampfes verabschiedete sich der
Boxer von seinem Gegner und dessen Betreuern und brach dann ohne
Prodromi vor Verlassen des Ringes bewußtlos zusammen und zeigte sofort
spontane Strecksynergismen an allen Extremitäten. 2 Stunden nach
diesem Ereignis fanden wir im Computertomogramm eine stiftförmige
Blutung im Mittelhirn- und Ponsbereich. Der Patient hat diese Läsion
überlebt (Abb. 11a-f).

Zusammenfassung

Direkte und indirekte Folgen schwerer Schädelhirnverletzungen lassen
sich im Computertomogramm nachweisen. Die im CT primär nachweisbaren
Läsionen geben jedoch in einer großen Zahl der Fälle keinen endgülti-
gen Aufschluß über das wahre Ausmaß der substantiellen Schädigung.
Computertomographische Kontrolluntersuchungen sind deshalb unverzicht-
bar. Primärtraumatische und sekundärtraumatische Mittelhirnsyndrome
unterschiedlicher Qualität zeigen im Computertomogramm relevante

morphologische Korrelate. Aufgrund unserer Erfahrungen sollte eine
Mittelhirnläsion allerdings nur unter gleichzeitiger Berücksichtigung
der klinischen und der computertomographischen Befunde diagnostiziert
werden.

Literatur

Lanksch, W., Grumme, Th., Kazner, E.: Computed tomography in head injuries. Berlin,
    Heidelberg, New York: Springer 1979
Lanksch, W., Grumme, Th., Kazner, E.: Klassifizierung von Hirnkontusionen im Com-
    putertomogramm. In: Die Prognose und Rehabilitation des Schädel-Hirn-Traumas.
    Faust, C., Müller, E (Hrsg.), S. 39-48. Stuttgart, New York: Thieme 1980
Veiga-Pires, J.A., Nieuwenhuizen v., O., Kaiser, M.C.: Brainstem compression in a
    child with acute progressive brain edema following trauma. J. Comp. Ass. Tomo-
    graphy 4, 121-123 (1980)
Gerstenbrand, F.: The symptomatology of the apallic syndrom. In: The apallic syn-
    drom. Dalle Ore, G., Gerstenbrand, F., Lücking, C.H., Peters, G., Peters, U.H.
    (eds.), pp. 14-21. Berlin, Heidelberg, New York: Springer 1977
Mayer, E.Th.: Zentrale Hirnschäden nach Einwirkung stumpfer Gewalt auf den Schädel.
    Arch. Psychiat. Nervenkr. 210, 238-262 (1967)

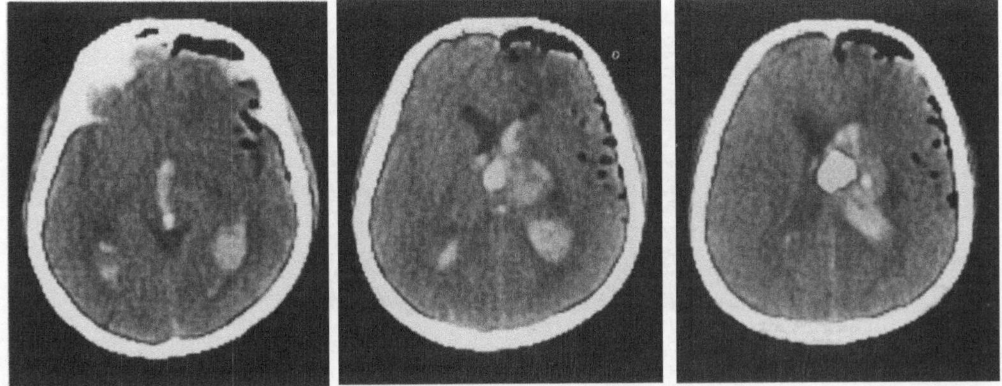

Abb. 1. Bolzenschußverletzung; primäre Mittelhirnläsion durch das vorgetriebene,
ausgestanzte Kalottenfragment und konsekutive Blutungen (mit Einbruch in das Ventrikelsystem). (CT-Nr. M 19903)

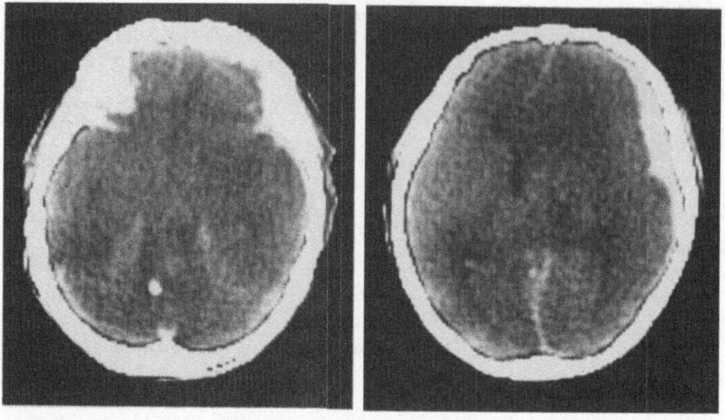

Abb. 2. Akutes subdurales Hämatom rechts fronto-temporal; totale Kompression der basalen Zisternen. (CT-Nr. M 13696)

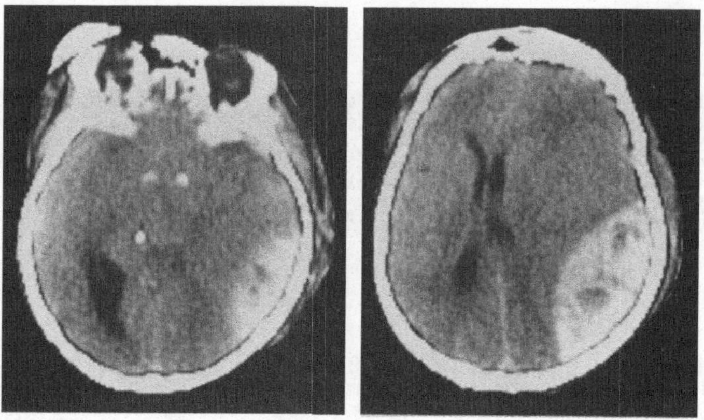

Abb. 3. Epidurales Hämatom rechts occipital mit kompletter Kompression der basalen Zisternen. (CT-Nr. M 20105)

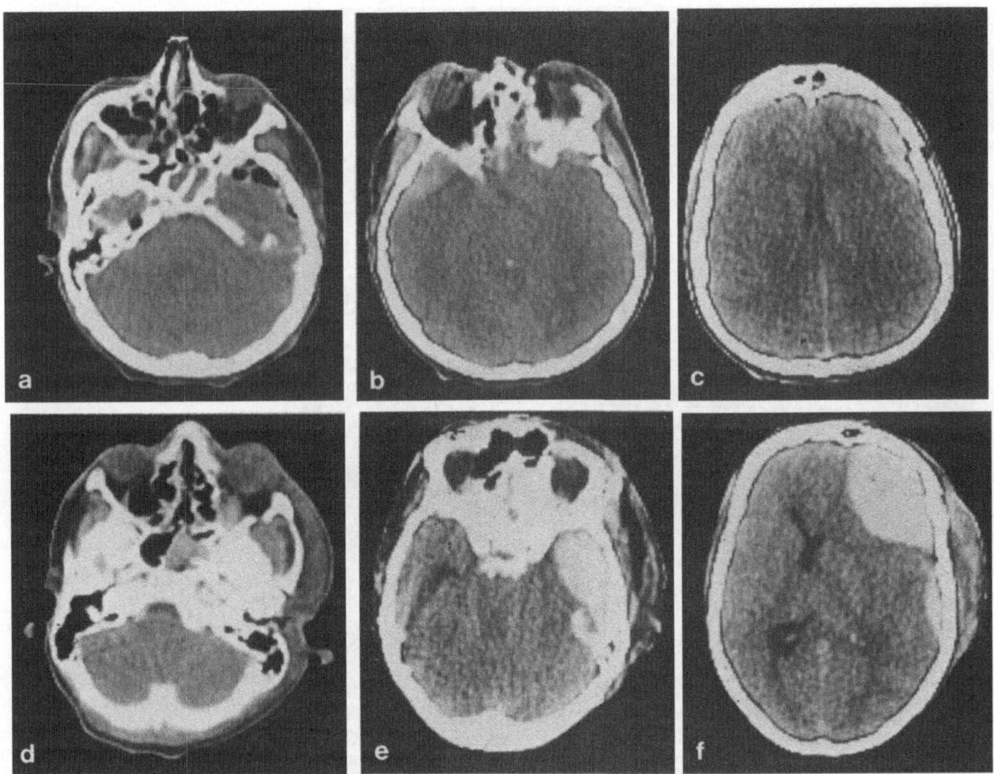

Abb. 4. a-c Ausgedehnte Gesichtsschädelverletzung (a,b); schmales epidurales Hämatom links temporo polar (b); temporale Fraktur rechts mit schmalem epiduralen Hämatom (b,c). (CT-Nr. M 16644). d-f Sekundäre Größenzunahme eines epiduralen Hämatoms rechts temporal (s. c) innerhalb von 3 Stunden nach der Erstuntersuchung (b,c). (CT-Nr. M 16645)

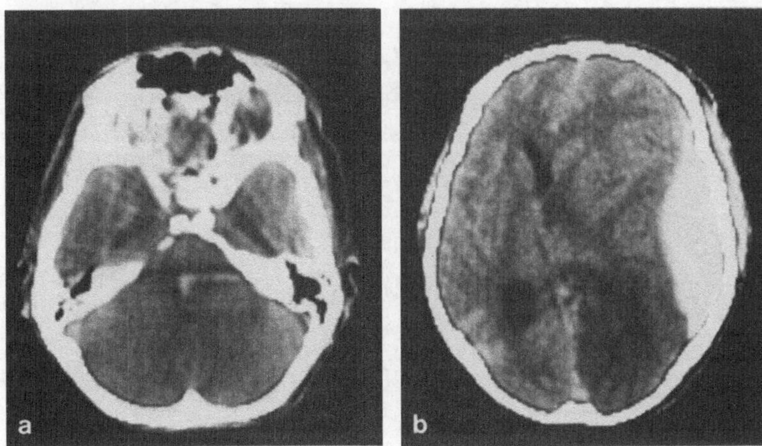

Abb. 5a, b. Epidurales Hämatom rechts temporal; akutes Infarktödem im Occipitallappen rechts (b); sekundäre Stauungsblutung im Hirnstammbereich (a). (CT-Nr. M 7573)

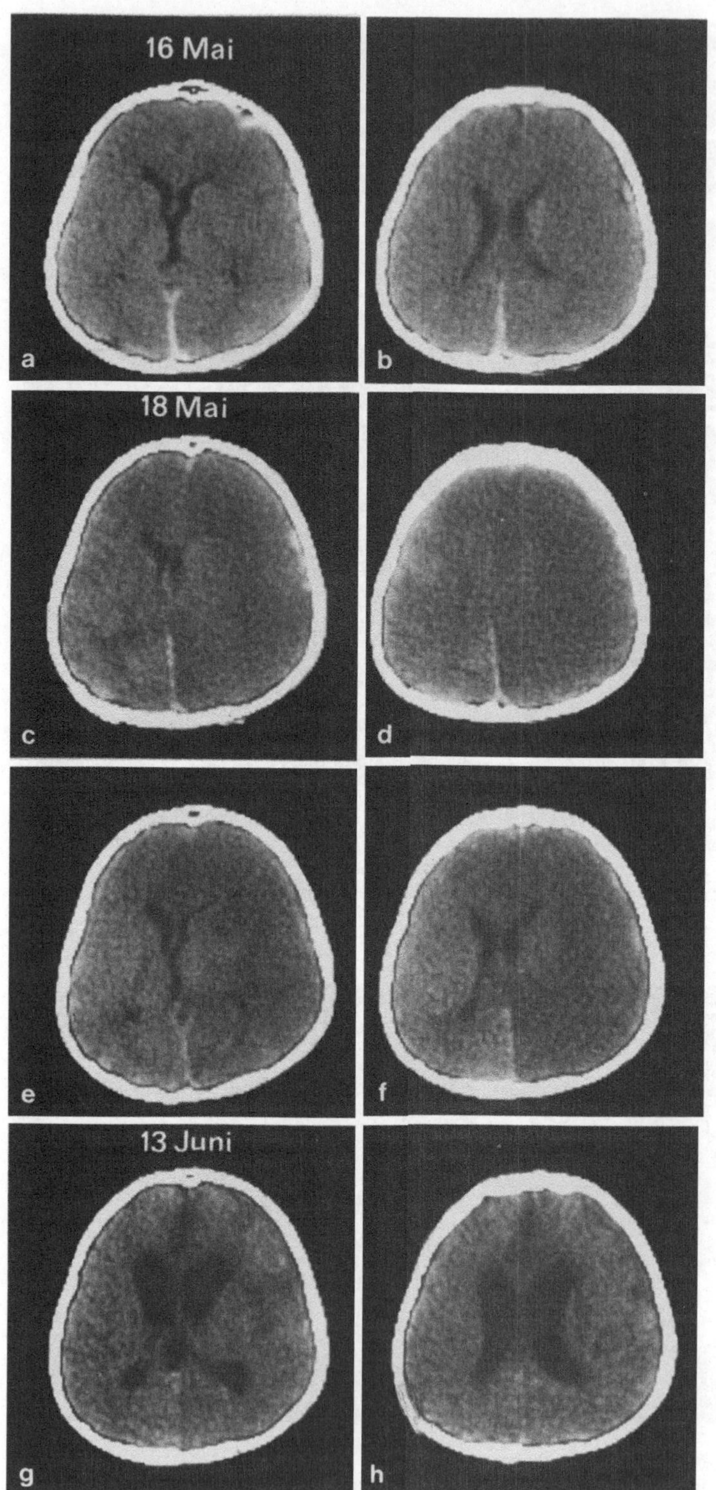

Abb. 6a-h. Pancake-Hämatom und subduraler Blutfilm im hinteren Interhemisphärespalt nach schwerem gedecktem Schädelhirntrauma; diskrete Einengung des re. Seitenventrikels (a, b); erhebliche Volumenzunahme der re. Hemisphäre mit deutlicher Abnahme der Dichtewerte und weitgehender Kompression des Ventrikelsystems (c, d); Wiederentfaltung des Ventrikelsystems und Rückgang der Massenverschiebung 9 Tage nach dem Unfallereignis (e, f); deutliche Verplumpung des Ventrikelsystems und Erweiterung der Fissura Sylvii rechts 4 Wochen nach dem Unfallereignis (g, h). (CT-Nr. M 14510/14817)

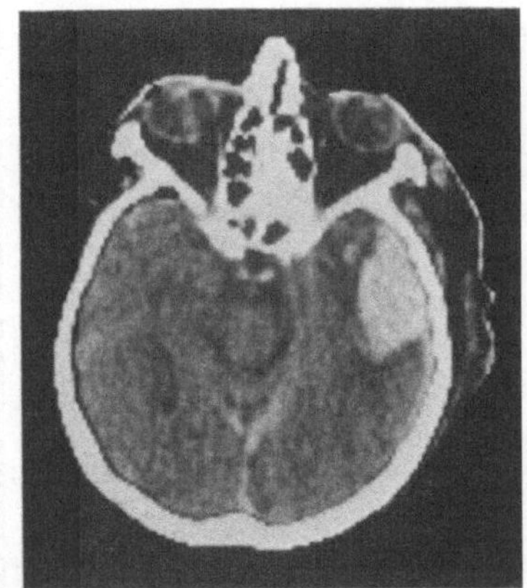

Abb. 7. Kontusionsblutung mit Durchbruch in den Subduralraum rechts temporal; diskrete Abflachung der Cisterna ambiens. (CT-Nr. M 11659)

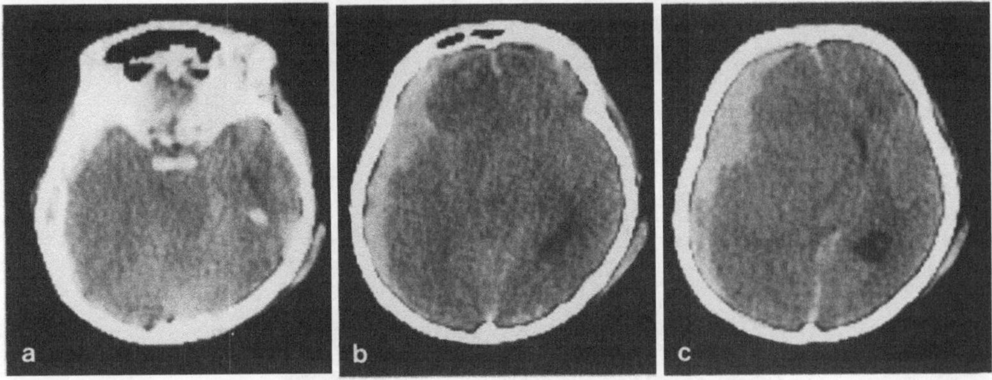

Abb. 8a-c. Akutes subdurales Hämatom über der linken Großhirnhemisphäre mit extremer Verlagerung der Mittellinienstrukturen und völliger Kompression der basalen Zisternen. (CT-Nr. M 20914)

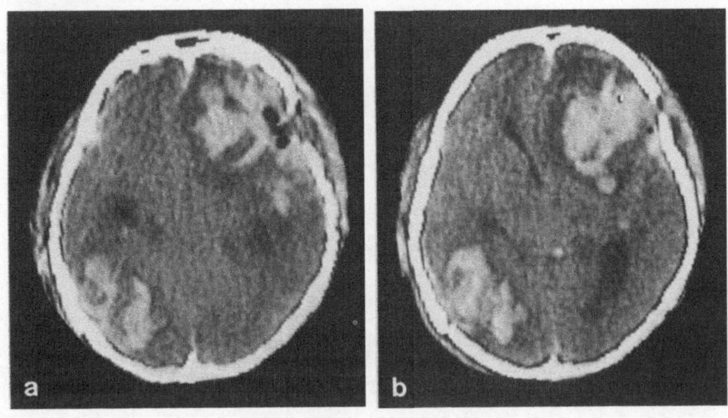

Abb. 9a,b. Bilaterale Kompression der basalen Zisternen durch doppelseitige Kontusionsblutungen. (CT-Nr. M 8844)

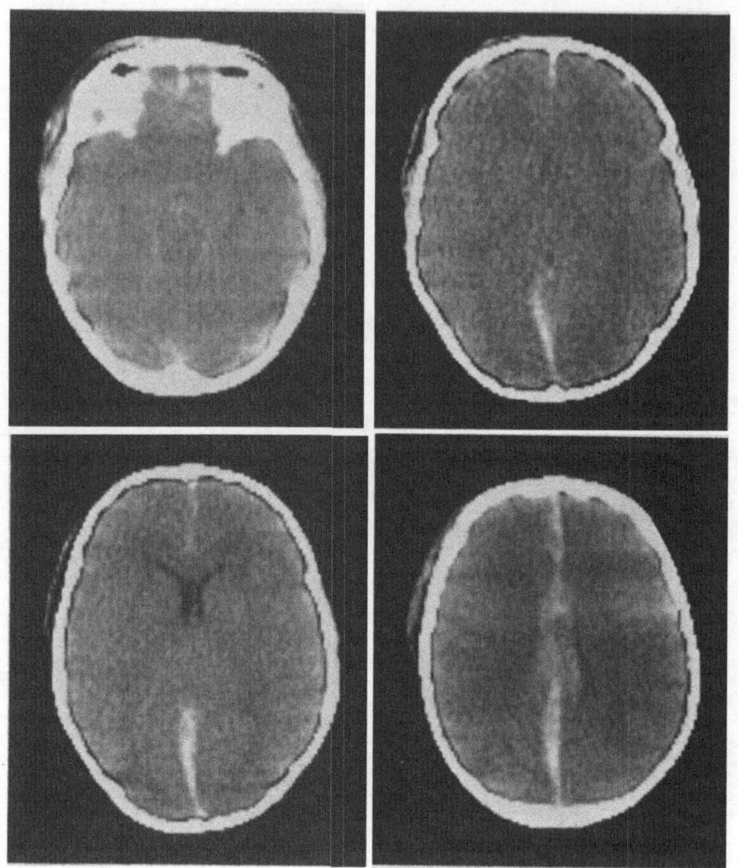

Abb. 10a-d. Traumatische Subarachnoidalblutung, die zu einer diskreten Erhöhung der Dichtewerte des Liquors in den basalen Zisternen geführt hat (a); zusätzlich liegt ein subdurales Hämatom im Interhemisphärenspalt und der Balkenzisterne vor (b-c). (CT-Nr. M 10353)

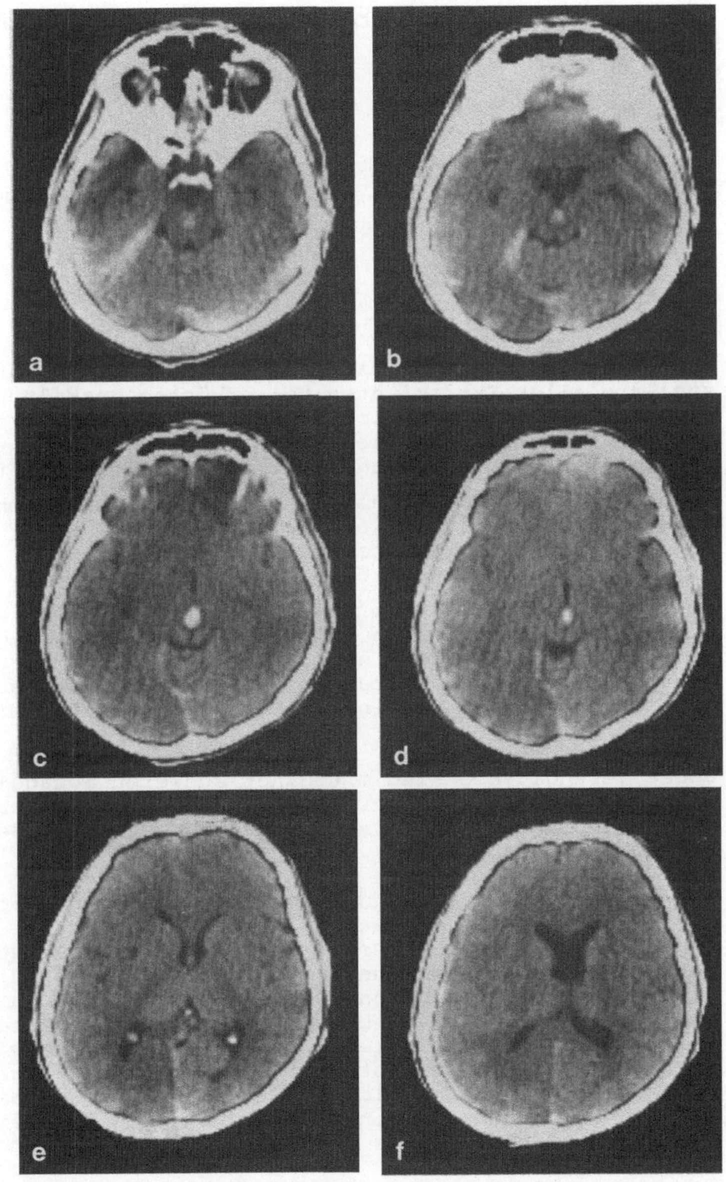

<u>Abb. 11a-f.</u> Primärtraumatische Blutung im Mittel- und Stammhirnbereich nach Boxschlag-
verletzung (<u>a-d</u>); Pancake-Hämatom links temporo-occipital (<u>e,f</u>)

Computertomographische Befunde bei Kindern mit traumatischem Mittelhirnsyndrom

J.L. Bröcheler und H. Zeumer

Neurochirurgische Abteilung, Rheinisch-Westfälisch-Technische Hochschule Aachen, Goethestraße 27-29, D-5100 Aachen

Das akute traumatische Mittelhirnsyndrom mit Bewußtlosigkeit, Streckstellung aller Extremitäten bei erhöhtem Muskeltonus, gesteigerten Eigenreflexen und pathologischen Reflexen, sowie mit verminderter Lichtreaktion der Pupillen, weiteren ophthalmoneurologischen Symptomen und vegetativen Störungen hat im wesentlichen 3 Ursachen:

1. obere Hirnstammeinklemmung infolge Massenverschiebung bei raumfordernder intrakranieller Läsion,
2. generalisiertes Hirnoedem,
3. direkte traumatische Hirnstammläsion.

Hier soll nicht auf raumfordernde intrakranielle Hämatome oder umschriebene raumfordernde kontusionelle Hirnschädigungen eingegangen werden. Es sollen für Kinder typische Befunde der "posttraumatischen Hirnschwellung" und seltenere computertomographische Befunde dargestellt werden, denen klinisch ein traumatisches Mittelhirnsyndrom entsprach.

Jedes verunglückte Kind mit einer schweren Schädel-Hirnverletzung wurde zum Ausschluß einer raumfordernden intrakraniellen Läsion computertomographisch untersucht. Hierzu wurde von September 1978 an ein Siretom 2000 eingesetzt.

Von den untersuchten Kindern mit Hirnstammsymptomen und ohne lokalisierte intrakranielle raumfordernde Läsion bot die Mehrzahl der 4- bis 11jährigen Hinweise auf eine ausgeprägte Hirnschwellung. Während ein zartes Ventrikelsystem und eine fehlende Rindenfurchenzeichnung im Kindesalter nicht ungewöhnlich sind und deshalb nicht ohne weiteres als Ausdruck eines vermehrten Hirnvolumens gewertet werden können, sprechen weitgehend verlegte basale Zisternen sowie verkleinerte oder nicht mehr sichtbare Cisternae ambientes bzw. eine fehlende Cisterna quadrigemina für eine globale Hirnschwellung. Neben diesen Zeichen der Hirnvolumenzunahme im Sinne einer globalen Schwellung ist nur selten eine Dichteminderung als Ausdruck eines Marklageroedems nachzuweisen.

Ein 4jähriges Mädchen, L.M., bot klinisch ein typisches Mittelhirnsyndrom und im CT (Abb. 1) posttraumatisch die Zeichen eines ausgeprägten Hirnoedems mit Kompression der inneren und äußeren Liquorräume. Der weitere Verlauf unter Steroidtherapie führte zu einer schrittweisen Erholung des Mädchens. Am 30. Tag nach dem Unfall zeigte sich nun computertomographisch (Abb. 1, Mitte) eine durchgehende Hirnvolumenverminderung mit symmetrischer Erweiterung der Ventrikel und der extrazerebralen Liquorräume im Sinne eines leichten Hydrocephalus e vacuo. 8 Monate nach dem Trauma (Abb. 1, rechts) findet sich ein altersentsprechend weites Ventrikelsystem ohne allgemeine oder umschriebene Minderung der Hirnsubstanz im Bereich des Hirnmantels.

Einen vergleichbaren Verlauf bot ein 8jähriges Mädchen nach einem schweren Schädel-Hirn-Trauma mit primärer Bewußtlosigkeit, beidseitigen spontanen Strecksynergismen und linksseitigen Pupillenstörungen (Abb. 2). Die Dauer der Bewußtlosigkeit betrug

Herausgegeben von Egon Müller

10 Tage, die Strecksynergismen hielten 7 Tage an. Am 2. Tag nach dem Trauma (Abb. 2,
links) lag eine ausgeprägte Hirnschwellung vor. Einen Monat später Volumenvermin-
derung der Hirnsubstanz mit beidseitigen, linksbetonten e-vacuo-Subduralergüssen. 11
Monate nach dem Trauma (Abb. 2, rechts) Endzustand mit leichter Hirnsubstanzminde-
rung als Defektheilung. Völlige Resorption der Subduralergüsse.

Gelegentlich ist neben dem Hirnoedem eine traumatische Subarachnoidalblutung (Abb.
3) nachweisbar. Ebenso sind kleine punktförmige Blutungen bekannt (z.B. Septum
pellucidum-Blutung), die jedoch neurologisch in der Regel kein exaktes Korrelat
bieten. Bei einem 2jährigen Mädchen, T.J., (Abb. 4), das zwar eine Bewußtlosigkeit
von über 24 Stunden Dauer, jedoch keine Hirnstamm-Symptomatik zeigte, entstand
offenbar als Folge einer vaskulären Läsion bei Stammhirnkontusion ein über dem
Linsenkern gelegener lakunenartiger umschriebener Substanzdefekt.

Im Gegensatz zu den häufig vorkommenden CT-Befunden beim traumatischen Hirnoedem ist
nur einmal eine umschriebene haemorrhagische Kontusion direkt im Mesenzephalon im
Bereich der Vier-Hügel-Platte bei einem 8jährigen Mädchen, K.G., nachweisbar gewesen
(Abb. 5). Das Mädchen überlebte das Mittelhirnsyndrom und bot bei der Entlassung
nach Hause in der 7. Woche nach dem Trauma noch eine hochgradige Tetraspastik, war
jedoch kontaktfähig und sprach erste Worte.

Diskussion

Zusammenfassend ist festzustellen, daß bei Kindern, die klinisch die
Symptome des akuten traumatischen Mittelhirnsyndroms bieten, häufig
Zeichen einer intrakraniellen Hirnvolumenzunahme an der Weite der
Zisternen zu erkennen sind. Oft ist jedoch das Ausmaß der Hirnvolumen-
zunahme erst retrospektiv nach Rückbildung der Hirnschwellung und
Normalisierung der Weite aller Liquorräume, sowohl der inneren als
äußeren, zu erkennen.

Besonders wichtig erscheint es uns, darauf hinzuweisen, daß die Beurteilung des Hirnvolumens nach längerfristiger Steroidbehandlung keine
verläßliche Aussage über traumatische Hirnsubstanzverluste zuläßt. Wie
wir in mehreren Fällen gesehen und im Fall L.M. demonstriert haben,
bildet sich eine steroidbedingte Hirnvolumenminderung, wie ja auch in
der Literatur z.B. von HEINZE et al. und MOMOSE et al. beschrieben
ist, in der späteren Rehabilitationsphase in der Regel zurück, so daß
ein Urteil über definitive Hirnsubstanzdefekte erst frühestens 2-3
Monate nach Beendigung der Steroidtherapie getroffen werden kann.
Wiederholt konnten wir kleine frontale Ergußbildungen bei gleichzeitiger Abnahme des Hirnvolumens beobachten, die sich ebenfalls spontan
zurückbildeten (ZIMMERMANN et al.).

Besonders wichtig ist die Erfahrung, daß auch bei sehr schweren,
klinisch eindeutigen Hirnstammläsionen nur im Ausnahmefall computertomographisch nachweisbare Hirnsubstanzläsionen des Hirnstammes
auftreten. Diese können jedoch, wie unser Beispiel zeigt, durchaus
überlebt werden. Prognostisch sind sie nur im Rahmen des klinischen
Syndroms und im Verlaufslängsschnitt verwertbar.

Viel häufiger sieht man allerdings in den ersten 48 Stunden nach dem
Unfallereignis traumatische Subarachnoidalblutungen mit bluthyperdenser
Markierung der Rindenfurchen als morphologischen Hinweis auf ein
stattgehabtes gravierendes Schädel-Hirn-Trauma. Die bei Kindern post-
traumatisch von OKUNO et al. beschriebenen lakunären Läsionen der
Stammganglien, vor allem der Linsenkerne, beobachteten wir bei einem
Kind mit initialer Bewußtlosigkeit. Diese Läsion war erst im Kontroll-
Computertomogramm sichtbar. Sie war nie blutig imbibiert und verlief
ohne bleibende Lokalsymptome. Lakunäre Läsionen der Stammganglienregion

werden sehr häufig im Erwachsenenalter bei Verschlüssen der Aa. lenti-
culostriatae nachgewiesen, wie FISHER et al. pathoanatomisch und
ZEUMER et al. computertomographisch zeigen konnten. Wir halten deshalb
auch die hier gezeigte Läsion für eine traumatisch bedingte vaskuläre
Läsion.

Literatur

Bentson, J., Reza, M., Wilson, G.: Steroids and apparent cerebral atrophy on com-
    puted tomography scans. J. Comput. Assist. Tomogr. 2, 16-23 (1978)
Fisher, C.M.: The arterial lesions underlying lacunes. Acta neuropathol. 12,
    1-15 (1969)
Heinz, E.R., Martinez, J., Haenggeli, A.: Reversibility of cerebral atrophy in
    anorexia nervosa and Cushing's syndrome. J. Comput. Assist. Tomogr. 1, 415-418
    (1977)
Momose, K.J., Kjellberg, R.N., Klinan, B.: High incidence of cortical atrophy of
    the cerebral hemispheres in Cushing's disease. Radiology 99, 341-348 (1971)
Okuno, T., Takao, T., Ito, M., Konishi, Y., Mikawa, H., Nakono, Y.: Infarction of
    the internal capsule in children. J. Comput. Assist. Tomogr. 4, 770-774
    (1980)
Zeumer, H., Ringelstein, E.B., Klose, K.C.: Lakunäre Infarkte im Computertomogramm.
    Fortschr. Röntgenstr. 134, 5 (1981)
Zimmermann, R.A., Bilaniuk, L.T., Bruce, D., Dolinskas, C., Obrist, W., Kuhl, D.:
    Computed tomography of pediatric head trauma: acute general swelling. Radiology
    126, 403-408 (1978)

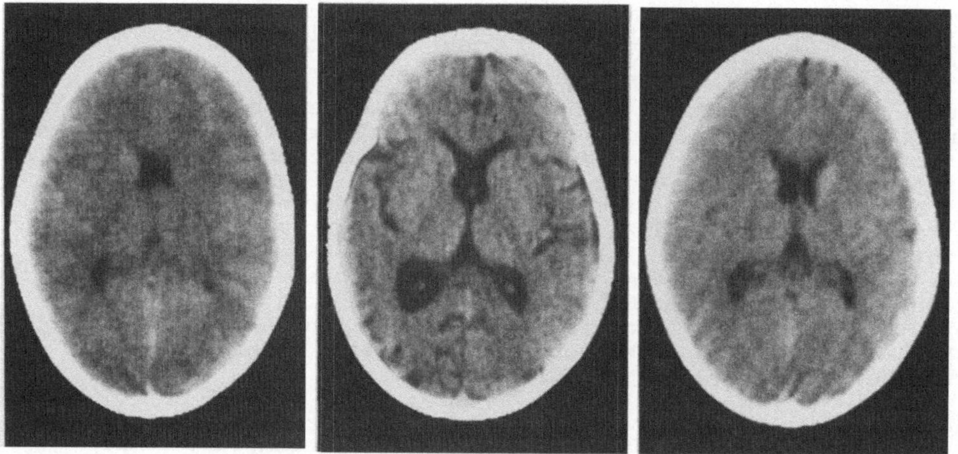

Abb. 1. L.M., 4 Jahre, klinisch typisches Mittelhirnsyndrom. *Links*: CT am Unfalltag:
durch Hirnschwellung komprimierte Liquorräume. *Mitte*: 30. Tag nach Unfall: symmetrische Erweiterung der Ventrikel und der extrazerebralen Liquorräume. *Rechts*: 8 Monate
nach dem Unfall: normal weites Ventrikelsystem

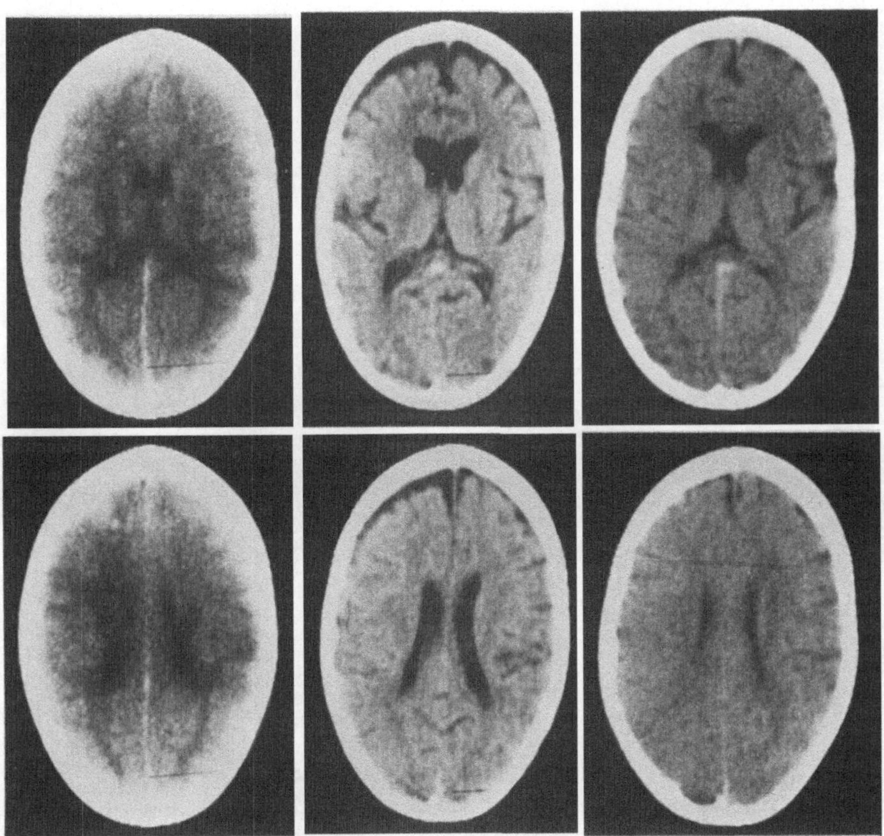

Abb. 2. 8jähriges Mädchen, klinisch Mittelhirnsyndrom. *Links*: 2. Tag nach dem Unfall: deutliche Hirnvolumenvermehrung. *Mitte*: 1 Monat nach Unfall: Hydrocephalus e vacuo, linksbetonte frontale Subduralergüsse. *Rechts*: 11 Monate nach dem Unfall: geringer Resthydrozephalus als Defektzustand, völlige Rückbildung der Subduralergüsse

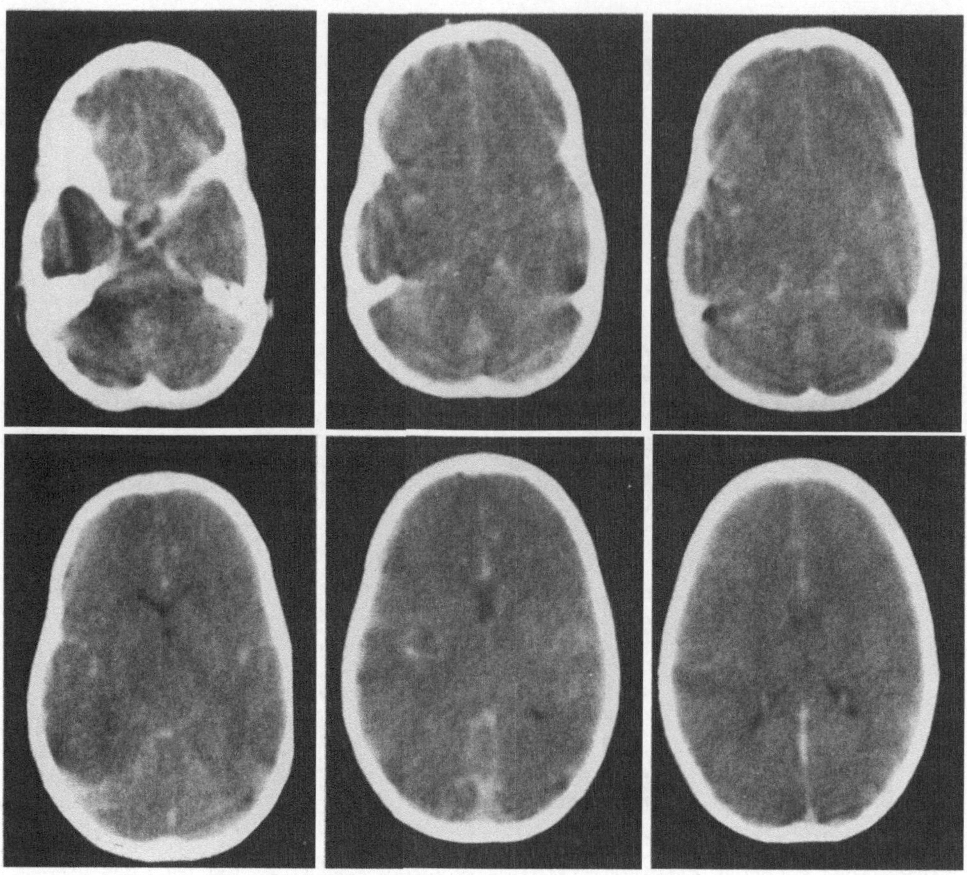

Abb. 3. H.N., 4 Jahre. Exitus letalis. Extreme Hirnschwellung mit Kompression der inneren und äußeren Liquorräume, traumatische Subarachnoidalblutung

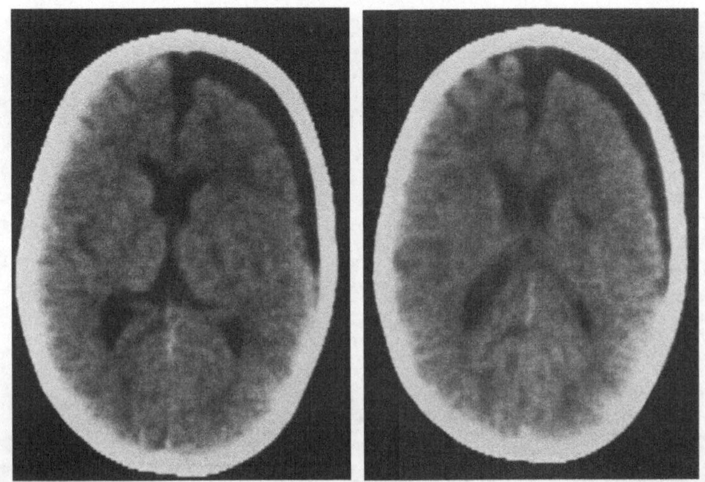

Abb. 4. T.J., 2 Jahre, schweres gedecktes Schädel-Hirn-Trauma. Lakunärer Substanzdefekt im Bereich der rechten Stammganglien

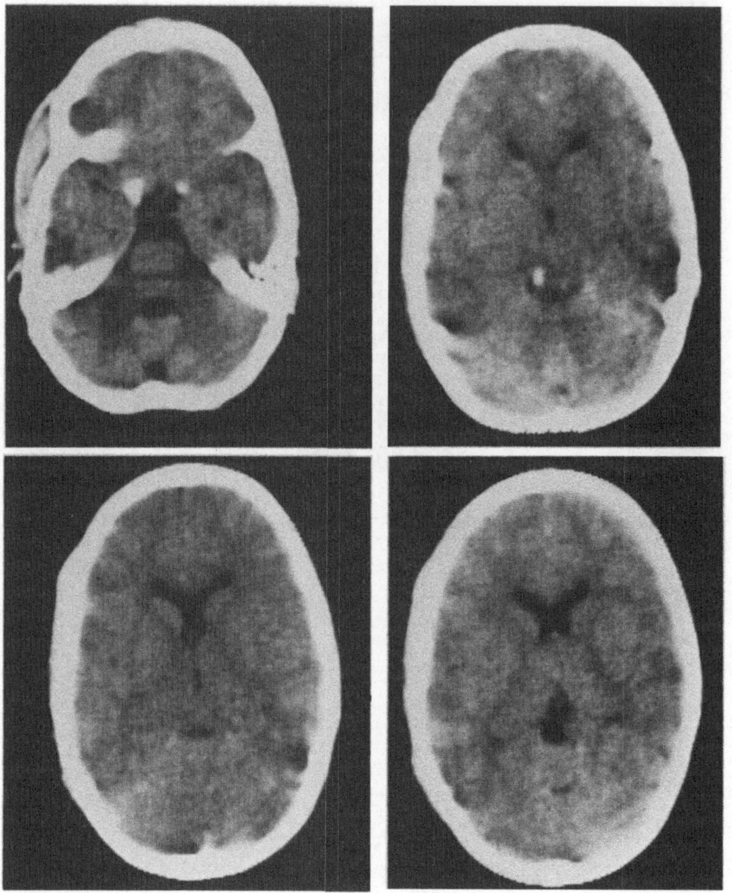

Abb. 5. K.G., 8 Jahre, klinisch komplettes akutes traumatisches Mittelhirn-Syndrom. Haemorrhagische Kontusion im Bereich der Vierhügelplatte

Zeichen der Mittelhirnschädigung im Computertomogramm und Hirnschnitten nach Schädelhirntrauma

H.E. Clar, H.C. Nahser und L. Gerhard

Neurochirurgische Klinik im Universitäts-Klinikum der Gesamthochschule Essen,
Hufelandstraße 55, D-4300 Essen

Akute Mittelhirnstörungen stellen für die Klinik und Diagnostik von
SHT erhebliche Probleme dar. Insbesondere wird die Prognose eines SHT
durch eine Hirnstammbeteiligung wesentlich beeinflußt. Für die Beurteilung eines Schädelhirntraumas ist es daher von großer Bedeutung,
die Schwere einer Hirnstammschädigung nachzuweisen. Aus klinischer und
morphologischer Sicht liegen Versuche zur Einteilung traumatischer
Mittelhirnläsionen vor (3). Man kann primäre und sekundäre Hirnstammläsionen unterscheiden. Da primäre traumatische Mittelhirnschädigungen
in fast allen Fällen sofort zum Tode führen und nicht mehr zur Untersuchung kommen, beschränkt sich unsere Untersuchung vorwiegend auf
sekundäre Mittelhirnschädigungen. Ziel war es, eine Graduierung nach
der Schwere einer Mittelhirnläsion auf computertomographischer Grundlage zu erreichen unter Zuhilfenahme klinischer und morphologischer
Befunde.

Patientengut und Methode

Bei 58 Patienten mit klinischen Zeichen einer Mittelhirnbeteiligung wurden Computer-
tomogramme angefertigt. Patienten, die an den Folgen des SHT verstarben, wurden
morphologisch in gleichen Ebenen wie die CT-Schnitte untersucht.

Computertomographische Schnitte des Hirnstamms wurden analysiert und mit morphologischen Schnitten dieser Region verglichen.

Bei 10 Patienten waren klinische und computertomographische Befunde zu
erheben, die auf eine leichte Einengung des Tentoriumschlitzes mit
beginnender Mittelhirnsymptomatik hinwiesen. 4 Patienten zeigten eine
einseitige ausgeprägte Mittelhirnschädigung. 44 Patienten wurden mit
schwerer beidseitiger Mittelhirnkompression aufgenommen.

Ergebnisse

Wir konnten aufgrund unserer Untersuchungen drei Formen von sekundären
Mittelhirnläsionen nachweisen, die sowohl klinisch und computertomographisch als auch morphologisch zu differenzieren waren (Abb. 1).

Patienten mit Grad I der Mittelhirnbeteiligung zeigten bei tiefer
Bewußtlosigkeit ein wechselndes Pupillenspiel mit zum Teil weiten
reaktionslosen, zum Teil engen Pupillen. Gleichzeitig werden Streckmechanismen wechselnd mit Beugebewegungen beobachtet. Die Spontanatmung ist meist regelmäßig (Abb. 2).

Im Computertomogramm stellt sich im Tentoriumschlitz die Cisterna
interpeduncularis noch dar, erscheint aber eingeengt. Die Cisterna
ambiens sowie der Hirnstamm ist abgrenzbar, aber geringfügig einge-

engt. Eine Herniation des Temporallappens ist auszuschließen. Veränderungen im Hirnstammbereich sind nicht zu erkennen (Abb. 3a).

Morphologisch finden sich flohstichartige Blutungen vorwiegend im
Bereich des Aquädukts, aber auch beidseits in den lateralen Anteilen
der Hirnschenkel. Zusätzlich kann oft ein Ödem in diesem Bereich
nachgewiesen werden (Abb. 3b).

Bei Grad II der Mittelhirnläsion werden klinisch eine einseitige
Stammhirnsymptomatik mit einseitig weiter Pupille, kontralateraler
Hemiparese und spontane Streckmechanismen gefunden. Die Spontanatmung
ist unregelmäßig, entweder flach oder periodisch.

Im CT erkennt man eine Einengung der basalen Cisternen. Durch einseitige Vorwölbung des Uncus und Gyrus parahippocampalis in den Tentoriumschlitz ist der Hirnstamm auf die Gegenseite verlagert und deformiert.
Die homolateralen Cisternen sind verlegt, die gegenseitigen Cisternen
eingeengt, aber meist noch sichtbar. Der Hirnstamm kann punktförmig
hyperdense Herde aufweisen, aber auch hypodens verändert sein (Abb.
4a). Die Morphologie ist gekennzeichnet durch ausgeprägte, zum Teil
strichförmige, zum Teil flächige Hämorrhagien mit Ödemzonen, oft auf
der kontralateralen Seite der Einklemmung, homolateral werden herdförmige Infarktzonen gefunden (Abb. 4b).

Patienten, die in Grad III einer Mittelhirneinklemmung untersucht
werden, weisen beidseits weite lichtstarre Pupillen auf. Bei einigen
Patienten können durch Schmerzreize noch Streckmechanismen ausgelöst
werden, andere Patienten sind reaktionslos. Die Spontanatmung ist
aufgehoben oder man beobachtet eine Schnappatmung.

Im CT ist eine vollständige Verlegung der basalen Cisternen zu erkennen. Der Hirnstamm ist durch beiderseitige Kompression langgezogen. Er
füllt den elongierten Tentoriumschlitz aus, ist meist hypodens, kann
aber auch durch sekundäre Einblutungen größere hyperdense Areale
aufweisen. Der Tentoriumschlitz stellt sich meist durch subarachnoidale Einblutungen als schmaler hyperdenser Randsaum dar (Abb. 5a).

Im Hirnschnitt erkennt man ausgeprägte, fast den gesamten Querschnitt
erfassende hämorrhagische Infarzierungen des Hirnstamms mit flächen-
haften Einblutungen in das Parenchym (Abb. 5b).

Diskussion

Eine sekundäre Hirnstammläsion stellt beim schweren Schädelhirntrauma
eine besonders gefährliche Komplikation dar. Aus diesem Grund ist es
von großer Bedeutung, klinische und computertomographische Parameter
zu analysieren. Wir führten daher anhand unseres Patientengutes eine
Vergleichsuntersuchung durch. Zusätzlich wurden morphologische Befunde
beim Vorliegen von Hirnstammläsionen in gleichen Schnittebenen verglichen (1).

Folgende Ergebnisse konnten so gewonnen werden:

Im CT lassen sich verschiedene Grade von Mittelhirnläsionen abgrenzen.
Diese Befunde können mit klinischen Beobachtungen korreliert werden.
Morphologisch finden sich typische Veränderungen, die als Substrat der
klinischen und computertomographischen Befunde angesehen werden können
(2).

Für die Beurteilung der Prognose eines Patienten mit Hirnstammläsion
ist eine solche Einteilung von großer Bedeutung. Da in den meisten

Fällen von der Abschätzung der Prognose ein Therapiekonzept abhängig
ist, muß es möglich sein, aufgrund des klinischen Befundes und des CT
eine Aussage zu erarbeiten. Unsere Untersuchung zeigt, daß es möglich
ist, eine praktikable Graduierung vorzunehmen.

Patienten mit Grad I einer Hirnstammläsion zeigten trotz wechselnder
Stammhirnsymptome eine günstige Prognose, wenn diese Phase nicht
protrahiert andauerte. In den meisten Fällen war nach Rückbildung kein
klinisches Substrat der Hirnstammläsion mehr erkennbar. Diese Tatsache
stimmt mit den morphologischen Befunden überein, in denen nur umschriebene, zum Teil punktförmige Läsionen beobachtet wurden. Es kann aber
durch therapieresistentes, fortschreitendes allgemeines Hirnödem die
anfängliche Stammhirnsymptomatik Grad I in eine höhergradige Schädigung übergehen.

Die Prognose bei der Mittelhirnschädigung Grad II ist wesentlich
unsicherer als bei Grad I. Hier spielt der Zeitfaktor eine große
Rolle. Bei kurzdauernder einseitiger Hirnstammherniation, wie sie
z.B. beim epiduralen Hämatom beobachtet wird, ist oft bei rascher
Entlastung eine vollständige Remission möglich. Dauert die Schädigung
an, dann ist entweder mit einer schweren "Defektheilung" zu rechnen
oder die Patienten versterben an den Folgen der protrahierten Bewußtlosigkeit. Im Computertomogramm läßt sich eine einseitige Einklemmung
oft schwer erkennen, da infolge Bewegungsunruhe Artefakte die Hirn-
stammregion überlagern können. In einzelnen Fällen ist aber die einseitige Kompression nachzuweisen. Das therapeutische Bemühen sollte in
diesen Stadien gezielt und rasch zum Erfolg (Entlastung, Ödemtherapie,
Beatmung) führen. Eine spontane Rückbildung ist nicht möglich, da sich
zunehmend eine sekundäre Progredienz mit schweren morphologischen
Veränderungen wie Hämorrhagie, Ödem, hypoxische Schäden des Hirnstamms
entwickelt.

Schreitet die Kompression des Hirnstamms fort, kommt es bei Grad III
zu einer typischen Ausziehung des Mittelhirns im CT. Aufgrund der
Areflexie und fehlenden Spontanbewegung des Patienten ist dieser
Befund im CT meist sicher zu erheben (4, 5). Die Prognose ist fast
ausnahmslos infaust. Bei längerer kompletter Kompression kommt jede
Therapie zu spät, da durch die Einengung des Hirnstamms nach kurzer
Zeit venöse und arterielle Systeme zusammenbrechen, woraus sich bei
diesen Patienten eine fast vollständige vorwiegend hämorrhagische
Infarzierung des gesamten Hirnstammquerschnitts erklärt.

<u>Zusammenfassung</u>

Für die Beurteilung der Prognose eines schweren Schädelhirntraumas ist
es bedeutsam, den Grad einer Mittelhirnläsion zu kennen. Bisherige
Graduierungen (3) lassen sich mit computertomographischen Befunden
nicht sicher korrelieren. Aufgrund unserer Untersuchungen scheint es
berechtigt, für die Beurteilung von CT-Befunden bei Patienten mit
schweren SHT eine Graduierung einzusetzen, die der Graduierung des SHT
entspricht. Es wurden daher drei Stadien erarbeitet, die in Klinik, CT
und Morphologie korrelieren:

Grad I. Einengung des Tentoriumschlitzes ohne Kompression des Hirnstamms, klinisch wechselnde Stammhirnsymptomatik, morphologisch punktförmige Läsionen.

Grad II. Einseitige Herniation im CT mit konsistenten einseitigen
Stammhirnsymptomen, morphologisch partielle Schädigung des Hirnstamms.

Grad III. Beiderseitige komplette Einklemmung mit Elongation des

Hirnstamms, klinisch hochgradiger Hirnstammquerschnitt, morphologisch
hochgradige bis vollständige Infarzierung des Hirnstamms.

Diese Graduierung ist für die Prognose und Therapie von großer prakti-
scher Bedeutung.

Literatur

1. Clar, H.E., Bock, W.J., Gerhard, L., Nahser, H.C., Flossdorf, R.: Morphologische
   und computertomographische Befunde in gleichen Schnittebenen bei Patienten mit
   Schädelhirntrauma. In: Neurotraumatologie. Wieck, H.H. (Hrsg.). Stuttgart: Thieme
   1980
2. Duus, P.: Neurologisch-topische Diagnostik, S. 203 ff. Stuttgart: Thieme 1976
3. Gerstenbrand, F., Rumpel, E., Prugger, M.: Die apallische Symptomatik. In: Neurotraumatologie. Wieck, H.H. (Hrsg.), S. 235-239. Stuttgart: Thieme 1980
4. Osborn, A.S.: Diagnosis of descending transtentorial hernitation by cranial
   computed tomography. Radiology 123, 93-96 (1977)
5. Stovring, I.: Descending tentorial hernitation: findings on computed tomography.
   Neuroradiology 14, 101-105 (1977)

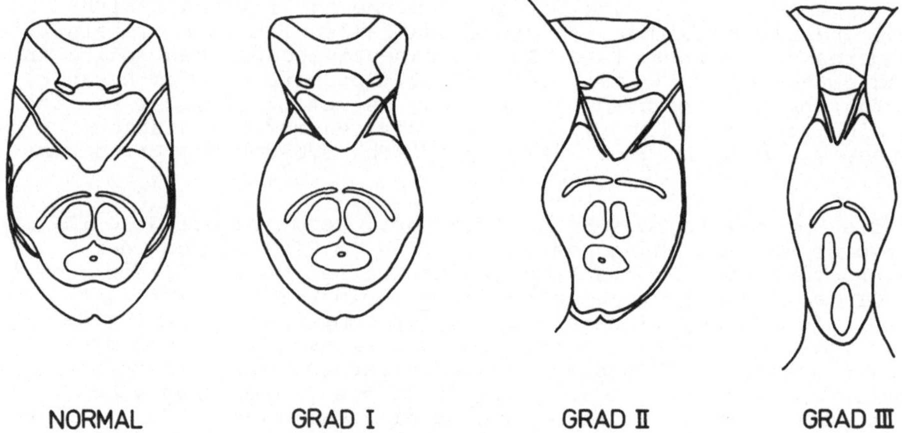

Abb. 1. Stadien der Mittelhirneinklemmung

GRAD	KLINISCH	CT	MORPHOLOGISCH
I			
II			
III			

Abb. 2. Vergleich klinischer, computertomographischer und morphologischer Befunde bei unterschiedlichen Graden der Mittelhirneinklemmung

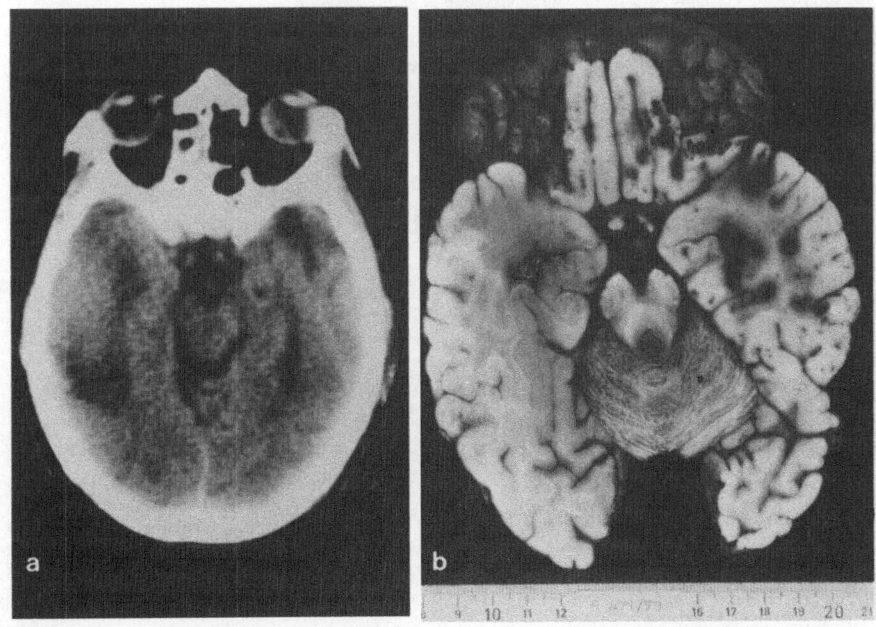

Abb. 3. a CT eines Patienten mit Mittelhirnbeteiligung Grad I nach SHT. Basale Cisternen sind eingeengt, der Hirnstamm sichtbar. b Schnitt durch das Hirn in Höhe des Tentoriumschlitzes mit punktförmigen Blutungen im Bereich des Aquädukts und subcortical nach SHT

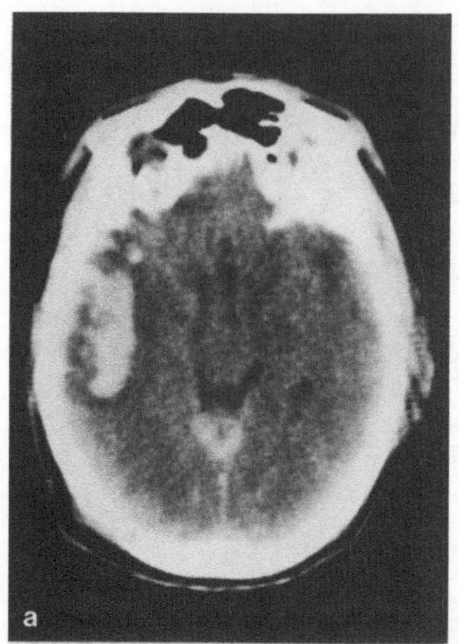

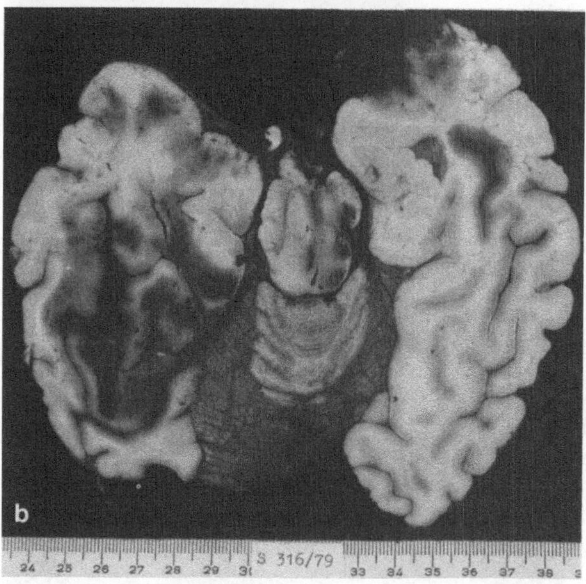

Abb. 4. a CT eines Patienten mit Schädelhirntrauma, einseitige Mittelhirn-
kompression Grad II *rechts*. Einengung der basalen Cisternen. b Schnitt durch das
Mittelhirn mit einseitiger Mittelhirnkompression Grad II *rechts*, streifenförmige
Blutungen subcortical *links*

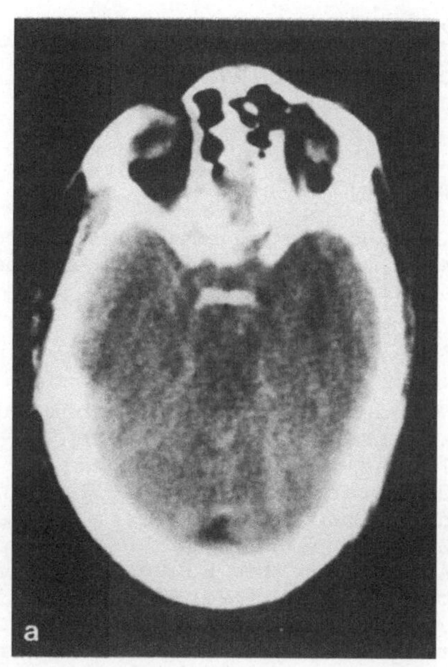

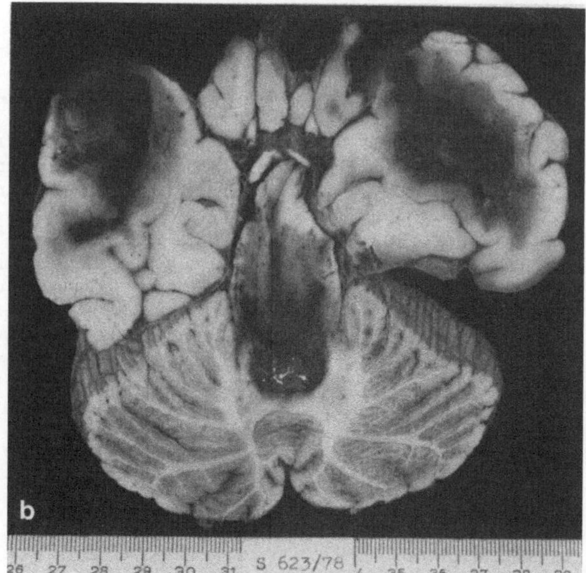

Abb. 5. a CT eines Patienten mit Mittelhirnkompression Grad III. Vollständige Verlegung der basalen Cisternen. Hyperdense Veränderung des stark elongierten Hirnstamms. b Schnitt durch das Mittelhirn bei Kompression Grad III. Hämorrhagische
Infarzierung des gesamten Hirnstamms

Zum Problem der Zisternenverquellung und direkter sowie sekundärer Schädigungen am Hirnstamm (Computertomographische Analysen)*

A. Laun

Abteilung für Allgemeine Neurochirurgie, Zentrum der Neurologie und Neurochirurgie, Klinikum der Johann-Wolfgang-Goethe-Universität, Schleusenweg 2-16, D-6000 Frankfurt 71

Nachdem die Hirnstammschädigungen bei Schädelhirntraumen sowohl von klinischer (11) als auch von pathologisch anatomischer Seite (6, 7, 13, 15) eingehend bearbeitet worden sind, ließ die Einführung der Computertomographie weitgehendere Aufschlüsse, insbesondere bezüglich der Pathophysiologie, z.B. des Hirnödems, erwarten. Die chemische Zusammensetzung der verschiedenen Gewebe bedingt eine unterschiedliche Absorption der Röntgenstrahlen. Theoretisch wäre es somit möglich, pathologische Veränderungen in ihrem Verlauf mit klinischen Befunden zu korrelieren. Diese Idealvorstellung ist jedoch nach unseren Erfahrungen derzeit noch nicht verwirklicht.

Material und Methodik

Zur Feststellung der Schwankungsbreite bei Dichtemessungen im Computertomogramm bzw. im Evaluskop führten wir an zehn gesunden freiwilligen Probanden jeweils drei computertomographische Untersuchungen im Abstand von sieben Tagen durch. Nach Einbau neuer Detektoren in den Seretom 2000 wurde eine gleiche Serienuntersuchung wiederholt.[1] Durch die kippbare Gantry war es möglich, durch ein bis zwei Korrektureinstellungen nahezu identische Schichtebenen zu erhalten. Die Untersuchungen wurden deshalb durchgeführt, um Erkenntnisse bezüglich der Dichtemessungen im Hirnstamm zu erhalten, denn unsere besondere Beachtung galt seit Einführung der Computertomographie den spontanen, tumorösen und traumatischen Veränderungen in diesem Bereich. Mit Hilfe eines computergerechten Fragebogens hielten wir Angaben zur Anamnese, zum klinischen Befund, Verlauf und den CT-Befund u.a. bei Schädelhirnverletzten fest. Bezüglich der Darstellung der den Hirnstamm umgebenden Zisternen bot sich eine Unterteilung des Krankengutes in drei verschiedene Gruppen an: 1. Gruppe Zisternen frei, 2. Gruppe Zisternen teilweise verlegt und eine dritte Gruppe, in die Patienten eingeteilt wurden, bei denen im CT die Zisternen nicht mehr erkennbar waren.

Ein weiteres Hauptaugenmerk galt, da geringe Dichteunterschiede nicht zu verwerten sind, den spontanen und traumatischen Hirnstammblutungen. Hierbei sind die Dichteunterschiede selbst in dieser durch Artefakte häufig gestörten Schicht immer noch gut abzugrenzen. Insgesamt sahen wir in 35 Fällen traumatische Blutungen im Hirnstamm (4-5% aller Schädelhirnverletzten). Von diesen Patienten verstarben 19. Über die Morbidität der Überlebenden wird an anderer Stelle berichtet werden (8).

---

* Die Arbeit stützt sich auf Untersuchungen, die während der Zugehörigkeit des Autors zum Zentrum der Neurochirurgie der Justus-Liebig-Universität Gießen durchgeführt wurden

[1] Diese Untersuchungen wurden finanziell durch die DFG (SFB 32) unterstützt

Daß auch große Blutungen in den Hirnstamm überlebt werden können, soll
folgende kurze Fallbeschreibung zeigen (Abb. 1).

Der Neunzehnjährige erlitt bei einem Motorradunfall ein schweres Schädelhirntrauma.
Er war primär soporös. Röntgenologisch fanden sich ausgedehnte Berstungsfrakturen
des Schädels. Rechtsseitig lichtstarre weite Pupille. Cornealreflex rechts negativ.
An den Extremitäten Minderbewegung links und Zeichen der latenten mesenzephalen
Decerebration. Im weiteren Verlauf wurde der Patient komatös und zeigte am vierten
posttraumatischen Tag erstmalig Streckphänomene. Die Kontroll-CT zeigte zu diesem
Zeitpunkt die Verquellung der basalen Zisternen und eine mesencephale Blutung median
im Tegmentum gelegen. Daneben waren die schon bekannten supratentoriellen kontusionellen Schäden und beidseits frontale flache Epiduralhämatome rechts betont nachweisbar. Die Pupillen waren zu diesem Zeitpunkt beidseits weit und lichtstarr, es
bestand eine beidseitig komplette Oculomotoriusparese. Nach Abklingen des Mittelhirnsyndroms erholte sich der Patient und zeigt heute neben einem leichten hirnorganischen Psychosyndrom noch eine diskrete linksseitige Hemiparese und eine beid-
seitige komplette Ophthalplegie. Er ist voll rehabilitiert und in die Gesellschaft
eingegliedert.

Ergebnisse

Bei Ausmessung der verschiedenen anatomischen Strukturen wie Cortex,
Substantia alba, Nucleus caudatus, Thalamus, Mesencephalon und Pons
ließ sich die von der Herstellerfirma angegebene Schwankungsbreite der
Dichtewerte von bis zu 5% bestätigen. Bezogen auf die gesamte Houns-
field-Skala von -1000 bis +1000 HE bedeutet dies, daß in dem inter-
essierenden Dichtebereich zwischen -10 und +70 HE die Absolutwerte so
stark schwanken (Tabelle 1), daß sie als absolute Dichteangaben nicht
zu verwerten sind.

Anhand des von uns entwickelten oben beschriebenen Fragebogens fanden
wir bei den erfaßten Schädelhirntraumen, daß wesentliche prognostische
Aussagen aus der Darstellbarkeit der Zisternen in der ersten computertomographischen Untersuchung zu ziehen sind (Tabelle 2). Es zeigte
sich, daß alle Patienten der Gruppe 1 (Zisternen frei) überlebten,
wohingegen in der dritten Gruppe von 24 Patienten 22 verstarben. In
Gruppe 2 verstarben von 90 Patienten 16, das entspricht etwa 18%.

Bei Patienten mit traumatischer Hirnstammblutung fand sich eine ähnliche Verteilung (Tabelle 3). Gleichzeitig war erkennbar, daß aus den

Tabelle 1. Dichtemessungen bei freiwilligen gesunden Probanden[a]

		Ohne KM	Mit KM
Cortex	Min.	23,4	24,9
	Max.	44,7	45,5
	Mittel	32,4	33,7
Thalamus	Min.	22,7	24,4
	Max.	47,5	44,3
	Mittel	32,8	33,8
Mesencephalon	Min.	17,1	21,1
	Max.	43,4	38,5
	Mittel	29,1	30,6

[a] Gemittelte Werte aus jeweils 3 Ableitungen im Abstand von 7 Tagen

Tabelle 2. Pathologische Begleitbefunde und Mortalität bei traumatischen Hirnstamm-
blutungen, n = 35[a]

	Verstorben	Überlebend
Ödem	2	2
SAB	6	9
SAB + intrazerebrale Blutung	4	3
SAB + intrazerebrale + intraventrikuläre Blutung	5	2
Intrazerebrale Blutung	2	0
	19	16

[a] 33 männlich, 2 weiblich

Tabelle 3. Hirnstammzisternen bei traumatischen Hirnstammblutungen

Zisternen	Verstorben	Überlebend
Frei	–	7
Teilweise verlegt	3	9
Nicht dargestellt	16	–
	19	16

Tabelle 4. Hirnstammzisternen bei Schädelhirnverletzungen

	Verstorben	Überlebend
Frei	–	10
Teilweise verlegt	16	74
Nicht dargestellt	22	2

wesentlichen pathologischen Begleitbefunden (Tabelle 4) prognostische
Aussagen nicht zu gewinnen waren.

Diskussion

Aufgrund der häufig multiplen supra- und infratentoriellen Begleitverletzungen ist die Diagnose einer traumatischen Hirnstammblutung aufgrund der klinischen Symptomatologie nicht zu stellen. Fallbeschrei-
bungen über computertomographisch diagnostizierte Hirnstammblutungen
sind bisher nur selten (5). Unsere Untersuchungen bestätigten die
klinische Erfahrung, daß die transtentorielle Herniation, sei sie
aszendierend oder deszendierend, die Prognose eines Patienten entscheidend verschlechtert (2, 3, 5). Die Verquellung der den Hirnstamm
umgebenden Zisternen ist demnach im Computertomogramm bei Schädelhirn-

verletzten von entscheidender Bedeutung ($\underline{1}$, $\underline{4}$, $\underline{9}$, $\underline{10}$, $\underline{12}$, $\underline{14}$). Hier
sei auf die Bedeutung der Anamnese für die Symptomatologie der Hernia-
tion verwiesen. Daß von klinischer Seite her die primären traumatischen
Hirnstammblutungen häufiger erscheinen, als bisher aufgrund pathologisch anatomischer Studien zu erwarten war, möchten wir betonen.
Sekundär traumatische Hirnstammblutungen scheinen dagegen die bessere
Prognose zu haben.

Unsere Dichtemessungen an gesunden freiwilligen Probanden lassen uns
deren Wertigkeit bei pathophysiologischen Vorgängen (Auftreten und
Abklingen des Hirnödems) zweifelhaft erscheinen.

Zusammenfassung

Messungen der absoluten im CT bzw. im Evaluskop gemessenen Dichte sind
im Bereich des Hirnstamms bei dem derzeitigen Stand der Technik noch
nicht verwertbar. Gut zu erkennen sind jedoch aufgrund der erheblichen
Dichtedifferenzen traumatische Blutungen im Hirnstamm, die in etwa 4-
5% aller schwer Schädelhirnverletzten auftreten und in etwa 45% überlebt werden können. Diese Blutungen sind meistens primär, d.h. innerhalb der ersten Stunden nach dem Trauma im Computertomogramm erkennbar. Entscheidende Aussagen bezüglich der Prognose lassen sich aus der
CT durch die Beurteilung der Hirnstammzisternen gewinnen. Das Ausmaß
ihrer Verlegung korreliert direkt mit der Prognose des Patienten.

Literatur

1. Agnoli, A.L., Cristante, L., Busse, O., Feistner, H.: Brain herniation by cranial
   computertomography: clinical radiological correlations. Anatomy and Physiology
   in Computerised Tomography. Amstelveen: Kugler Medical Publications 1980
2. Agnoli, A.L., Laun, A., Busse, O., Schoch, P.: Computerized tomography in brainstem haemorrhage. Diagnostic and prognostic aspects. IXth Congress of the European Society of Neuroradiology, Brussels 1980
3. Agnoli, A.L., Busse, O., Laun, A. et al.: Prognostic significance of subarachnoid CSF spaces abnormalities in CT. IXth Congress of the European Society of
   Neuroradiology, Brussels 1980
4. Constant, P., Guerin, J., Caille, J.M., Raybaud, C.: L'incisure tentorielle.
   Aspects tomodensitometriques. Anatomie normale et semiologie des processus
   expansifs incisuraux. CT appearances of the normal tentorial hiatus and expanding lesions of the incisura. J. Neuroradiol. $\underline{5}$, 27-41 (1978)
5. Cooper, P.R., Maravilla, K., Kirkpatrick, J., Moody, S.F., Sklar, F.H., Diehl,
   J., Clark, W.K.: Traumatically induced brain stem hemorrhage and the computerized tomographic scan: Clinical, pathological and experimental observations.
   J. Neurosurg. $\underline{4}$, 115-124 (1979)
6. Crompton, M.R.: Brainstem lesions due to closed head injury. The Lancet $\underline{1}$,
   669-673 (1971)
7. Johnson, R.T., Yates, P.O.: Brain stem hemorrhages in expanding supratentorial
   conditions. Acta Radiol. $\underline{46}$, 250-256 (1956)
8. Laun, A., Schönmayr, R., Agnoli, A.L.: Traumatic brainstem haemorrhages -
   clinical and computertomographical findings and morbidity. Advances in neurosurgery, Vol. 10. Berlin, Heidelberg, New York: Springer 1982
9. Osborn, A.G.: Diagnosis of descending transtentorial herniation by cranial
   computertomography. Radiology $\underline{123}$, 93-96 (1977)
10. Osborn, A.G., Heaston, D.K., Wing, S.D.: Diagnosis of ascending transtentorial
    herniation by cranial computed tomography. Am. J. Roentgenol. $\underline{130}$, 755-760
    (1978)
11. Pia, H.W.: Die Schädigung des Hirnstammes bei den raumfordernden Prozessen des
    Gehirns. Acta neurochir., Suppl. $\underline{IV}$. Wien: Springer 1957

12. Stovring, J.: Descending tentorial herniation: findings on computed tomography. Neuroradiology <u>14</u>, 101-105 (1977)
13. Vedrenne, C., Chodkiewicz, J.P.: Les lesions du tronc cerebral chez les traumatises craniens (étude anatomique). Agressologie <u>16</u>, 1-8 (1975)
14. Wackenheim, A., Babin, E.: La ligne mediane au niveau du mesencephale en tomodensitometrie axiale. The midbrain and its displacements in axial computerised tomography. J. Neuroradiol. <u>5</u>, 43-56 (1978)
15. Zülch, K.J.: Störungen des intrakraniellen Druckes. Die Massenverschiebungen und Formveränderungen des Hirns bei raumfordernden und schrumpfenden Prozessen und ihre Bedeutung für die klinische und röntgenologische Diagnostik. In: Handbuch der Neurochirurgie, Bd. 1, Teil 1, S. 208-303. Berlin, Göttingen, Heidelberg: Springer 1959

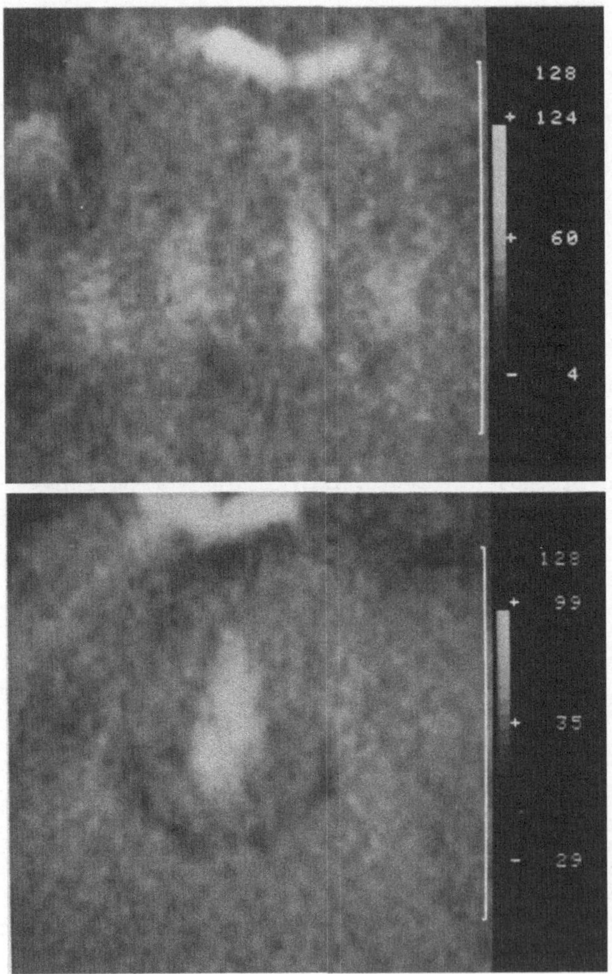

<u>Abb. 1.</u> 19jähriger Jugendlicher mit sekundärer Hirnstammblutung. *Oben*: 4. posttraumatischer Tag, *unten*: 8. posttraumatischer Tag

Klinische und computertomographische Spätergebnisse nach operativer Therapie posttraumatischer Liquorzirkulationsstörungen

K. ROOSEN, M. MAKSOUD, A. BRENNER und TH. HARTWIG

Neurochirurgische Klinik im Universitäts-Klinikum der Gesamthochschule Essen, Hufelandstraße 55, D-4300 Essen 1

Ebenso wertvoll wie bei der primären Diagnostik des Schädelhirntraumas (3, 7, 9, 10) hat sich die Computertomographie auch in der Früherkennung der posttraumatischen Komplikationen erwiesen.

In den Jahren 1976 bis 1980 wurden in unserer Klinik 1217 Patienten mit mittelschwerem und schwerem Schädelhirntrauma behandelt:

o SHT II + III   1217
● überlebend   747
● posttraumatischer Hydrocephalus 29 ($\approx$ 3,9%)

Von diesen überlebten 747. In Abhängigkeit von der substantiellen Hirnschädigung kann sich als Komplikation ein posttraumatischer Hydrocephalus entwickeln (6, 7, 8, 14). Die Angaben schwanken zwischen 1,5 und 8% (3, 10). Wir fanden den Hydrocephalus bei 29 Patienten, das entspricht 3,9% der überlebenden Traumatiker; 21 Patienten waren jünger als 20 Jahre; 4 Patienten zwischen 20 und 50 Jahre alt und 4 Patienten älter als 50 Jahre.

Die Schwierigkeit, die direkten Folgen der Hirnverletzung von den Folgen der gestörten Liquorzirkulation zu trennen, erfordert in der Frühphase die exakte klinische Verlaufskontrolle und die engmaschige neuroradiologische Überwachung.

Jede länger andauernde Bewußtlosigkeit, jede im Verhältnis zur Schwere des Traumas verzögerte Rückbildung der Ausfallserscheinungen und jede sekundäre Verschlechterung des Gesamtzustandes muß an die Möglichkeit einer posttraumatischen Hydrocephalie denken lassen.

In der unmittelbaren Folgezeit des Traumas wurde die Aufweitung der Ventrikel 18mal allein durch routinemäßige CT-Kontrollen festgestellt. Nur 5 Patienten wurden klinisch auffällig, 2 durch sekundäre Bewußtseinstrübung, die anderen 3 durch fehlende Rückbildungstendenz der Symptome.

In der Spätphase, d.h. mehr als 3 Monate posttraumatisch, führte bei allen 6 Patienten die klinische Symptomatik in Form von Hirndruckzeichen zur Diagnose Hydrocephalus, der durch das Computertomogramm bestätigt wurde.

Pathogenetisch werden für den posttraumatischen Hydrocephalus gesteigerte Liquorsekretion bzw. verzögerte Resorption durch narbige Verklebungen im Subarachnoidalraum verantwortlich gemacht, oder aber Obstruktion des Ventrikelsystems primär durch Verlegung der Abflußwege, sekundär durch Verklebungen (4, 5, 6, 7, 13, 14).

Entsprechend des Entstehungsmechanismus entwickelte sich bei 23 Patienten ein Hydrocephalus communicans, ein Hydrocephalus occlusus bei 6 Patienten.

Das Schema (Abb. 1) demonstriert die von uns praktizierte Indikationsstellung zur liquorableitenden Shunt-OP beim posttraumatischen Hydrocephalus:

Der Hydrocephalus occlusus, in der Frühphase durch Symptome der intrakraniellen Drucksteigerung und computertomographisch nachgewiesen, wird sofort operativ versorgt.

Der Hydrocephalus communicans wird bei Übereinstimmung von CT und ausgeprägten klinischen Befunden operiert; bei diskreter klinischer Symptomatik veranlassen wir zunächst eine weiterführende Diagnostik, d.h. Liquorraumszintigraphie (2, 4, 14) und CTgraphische Verlaufskontrolle in kurzen Zeitabständen mit der Fragestellung der zunehmenden Ventrikelweite. Nur bei 8 von 20 Patienten mit communizierendem Hydrocephalus hielten wir in der Frühphase die Operation für indiziert.

In der Spätphase gilt für beide Formen des Hydrocephalus, daß bei Korrespondenz zwischen massiver klinischer Symptomatik und CT-Befund die Shunt-OP durchgeführt wird, daß aber bei minimaler Klinik zunächst das erwähnte diagnostische Programm abläuft und dann die Indikation zur Operation, besonders beim communizierenden Hydrocephalus, mit zunehmender Zurückhaltung gestellt wird.

Die operative Liquordrainage wurde bei 2 Patienten mit Verschlußhydrocephalus als Spätkomplikation nicht durchgeführt, in einem Fall verweigerte der Patient den vorgeschlagenen Eingriff, im anderen Fall hielt uns das ausgeprägte apallische Syndrom von weiteren Therapiemaßnahmen ab.

Die Notwendigkeit der operativen Therapie bereits in der Frühphase verdeutlicht die Abbildung (Abb. 2). Gleichzeitig fällt auf, daß nur die Hälfte der zu diesem Zeitpunkt diagnostizierten Hydrocephali nach dem vorgestellten Therapiekonzept eines Shunt-Systems bedurften.

Zur Veranschaulichung von Therapieindikation und Ergebnis sollen folgende Fallbeispiele dienen:

1. Bei einem 3jährigen Jungen trat 20 Tage nach dem Trauma eine erneute Bewußtseinstrübung ein. Das Computertomogramm zeigte einen Hydrocephalus occlusus, der sofort durch einen ventrikulokardialen Shunt versorgt wurde. 1 Jahr nach dem Trauma findet sich ein enges Ventrikelsystem bei funktionierender Drainage und klinischem Normalbefund (Abb. 3).

2. 66jährige Patientin, die sich posttraumatisch und nach Operation des subduralen Hämatoms nicht erholte (Abb. 4). Die kurzfristigen CT-Kontrollen zeigten bei vorbestehendem Hydrocephalus eine zunehmende Ventrikelweite. Nach pathologischem Resorptionstest wurde eine Drainage angelegt. Computertomographisch konnte ein Rückgang der Ventrikelweite nachgewiesen werden. Das klinische Zustandsbild blieb unverändert.

3. 6jähriges Kind; die CT-Kontrollen zeigten bei zuerst anhaltender Bewußtlosigkeit und dann rascher klinischer Besserung eine Zunahme der Ventrikelweite (Abb. 5). Wegen des positiven klinischen Verlaufs war eine operative Therapie nicht indiziert. 1 Jahr posttraumatisch: klinische Befundnormalisierung und computertomographisch Rückgang der Ventrikelweite.

Die Korrelation (Abb. 6) zwischen Weite des Ventrikelsystems und klinischem Befund zeigt: Auch beim posttraumatischen Hydrocephalus geht bei operativer wie konservativer Therapie der Rückgang der Ventrikelweite in der Regel mit einer Normalisierung, Besserung des klinischen Befundes einher.

Die computertomographische Langzeitbeobachtung der konstanten Ventrikelerweiterung schließt positive klinische Spätergebnisse keineswegs aus. Im operierten Fall handelt es sich unserer Meinung nach um einen "normal pressure hydrocephalus" mit nachgewiesenen intermittierenden Druckkrisen (1, 11, 12). Bei den Patienten mit positiven Ergebnissen ohne Shunt liegt ein adynamischer Hydrocephalus vor.

Bei gleichbleibender Ventrikelweite und bei konstantem oder zunehmendem neurologischen Defizit ist ein Hydrocephalus e vacuo aufgrund von Hirnsubstanzdefekten anzunehmen, der durch die operative Therapie keine Besserung erfahren kann.

Zusammenfassung

Der posttraumatische Hydrocephalus ist eine seltene Komplikation nach mittelschweren und schweren Schädelhirntraumen. In unserem Krankengut lag die Rate bei 3,9%. Nur bei 45% der posttraumatischen Hydrocephali wurde eine operative Liquordrainage nach klinischen und computertomographischen Befunden notwendig. Bei 9 der 13 operierten Patienten wurde ein gutes klinisches Spätergebnis erzielt.

Literatur

1. Chawla, Jagdish, C., Hulme, A., Cooper, R.: Intracranial pressure in patients with dementia and communicating hydrocephalus. J. Neurosurg. 40, 376-380 (1974)
2. Chazal, J., Janny, P., Georget, A.M. et al.: Benign intracranial hypertension, a clinical evaluation of the CSF. Absorption mechanisms. Acta neurochir. Suppl. 28, 505-508 (1979)
3. French, B., Dublin, A.: The value of computerized tomography in the management of 1000 consecutive head injuries. Surg. neurol. Suppl. 7, 171-183 (1977)
4. Front, D., Beks, J.W.F., Georganos, Ch.L.: Abnormal patterns of cerebrospinal fluid flow and absorption after head injuries; diagnosis by isotope cisternography. Neuroradiology 4, 6-13 (1972)
5. Hemmer, R.: Dynamics of cerebrospinal fluid and pathophysiology of the hydrocephalus of the adult. In: Advances in neurosurgery, Vol. 4, pp. 99-102. Berlin, Heidelberg, New York: Springer 1977
6. Jellinger, K.: Protrahierte posttraumatische Enzephalopathie. Wien, Med. Wochenschrift 38, 747-753 (1968)
7. Kishore, P.R.S., Lippo, M.H., Miller, J.D. et al.: Post-traumatic hydrocephalus in patients with severe head injury. Neuroradiology 16, 261-265 (1978)
8. Kunst, H., Weinmann, S.: Ventrikelerweiterungen nach Hirnkontusionen. Dtsch. med. Wschr. 99, 2631-2634 (1974)
9. Lanksch, W., Grumme, Th., Kazner, E.: Schädelhirnverletzungen im Computertomogramm. Berlin, Heidelberg, New York: Springer 1978
10. Merino de Villasante, J., Taveras, J.M.: Computerized Tomography in acute head injury. Am. J. Roentgenol. 126, 765-778 (1976)
11. Salmin, J.H.: Adult hydrocephalus: evaluation of shunt therapy in 80 patients. J. Neurosurg. 37, 423-428 (1972)
12. Stein, Sh. C., Langfitt, Th. W.: Normal-pressure hydrocephalus: predicting the results of cerebro spinal fluid shunting. J. Neurosurg. 41, 563-470 (1974)
13. Weinmann, S.: Psychische Leistungsstörungen und echoenzephalographische Befunde bei Patienten nach Contusio cerebri. Fortschr. Neurol. Psychiat. 47, 347-376 (1979)
14. Wiese, H.G., Probst, Ch.: Beitrag zur Klinik des Hydrocephalus mit besonderer Berücksichtigung des posttraumatischen Hydrocephalus mal resorptivus und der Shuntindikation. J. Neurol. 212, 1-21 (1976)

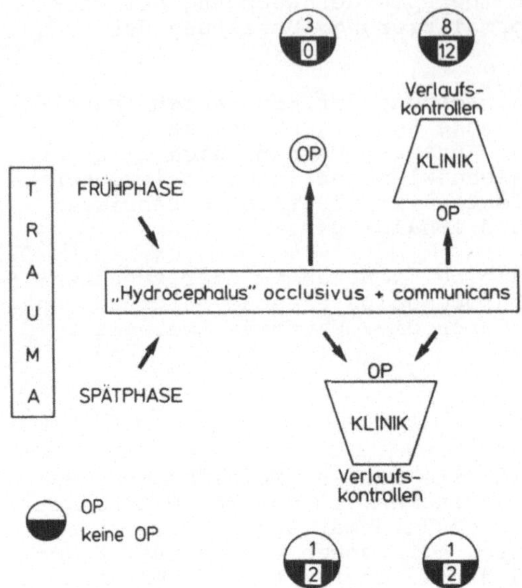

Abb. 1. Indikation zur operativen Therapie des posttraumatischen Hydrocephalus

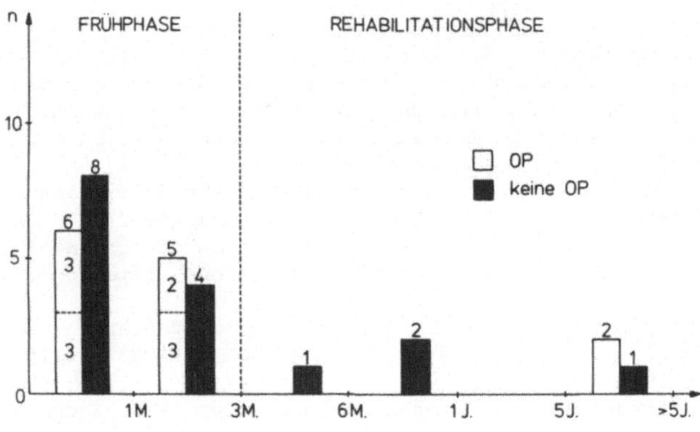

Abb. 2. Häufigkeit operativer und konservativer Therapie

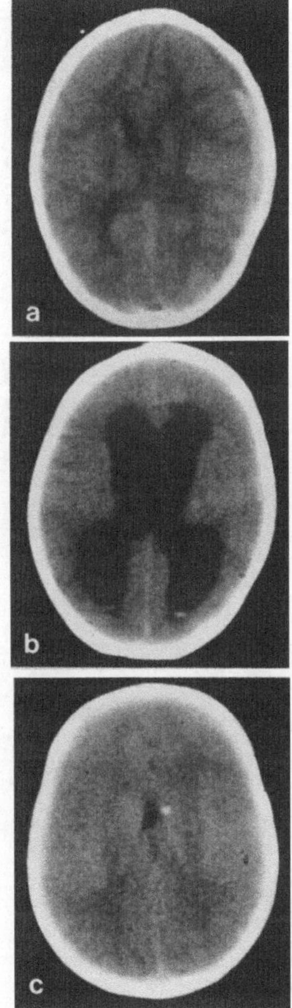

Abb. 3a-c. Posttraumatischer Hydrocephalus occlusus.
a CT 1 Stunde nach SHT III; b CT 20 Tage nach SHT; c CT-
Kontrolle 1 Jahr nach Drainageoperation

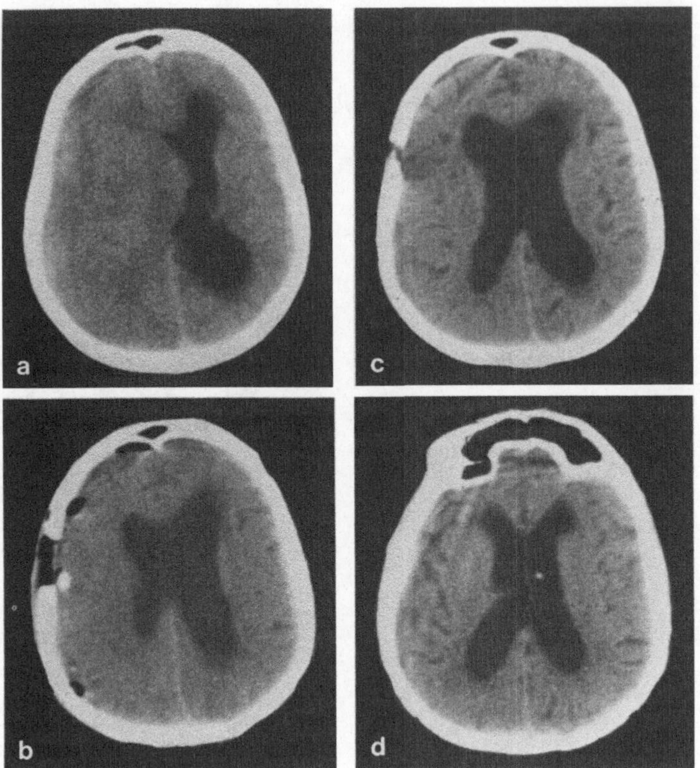

Abb. 4a-d. Posttraumatischer Hydrocephalus communicans. a CT 3 Wochen nach Trauma, chronisches subdurales Hämatom über der linken Hemisphäre, Hydrocephalus; b postoperative CT-Kontrolle; c zunehmende Ventrikelweite 10 Tage später; d 2 Monate nach Liquordrainage

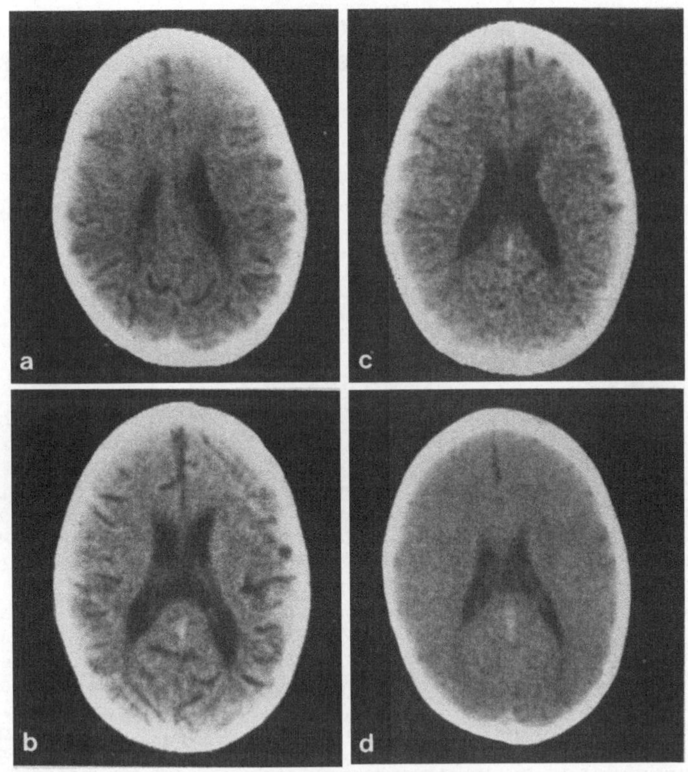

Abb. 5a-d. Posttraumatischer Hydrocephalus communicans. a 10 Tage nach Trauma beginnende Ventrikelaufweitung; b Größenzunahme der Liquorräume; c unveränderter CT-Befund bei klinischer Besserung; d CT-Kontrolle 1 Jahr nach Trauma

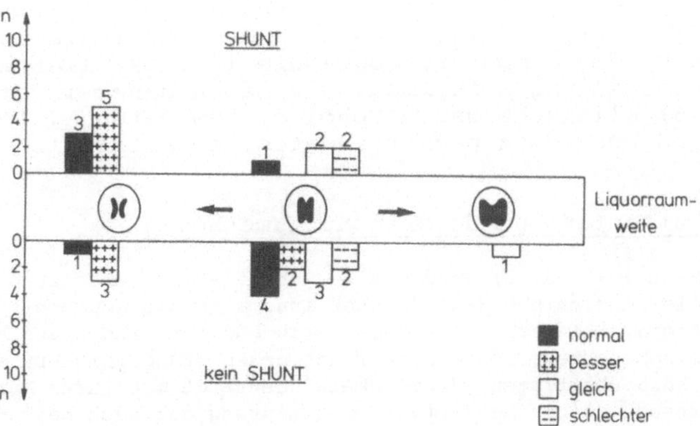

Abb. 6. Korrelation der Spätbefunde von Klinik und CT

Traumatisches Mittelhirnsyndrom: Differentialdiagnose primärer/sekundärer Hirnstammschäden, Prognose und intrakranieller Druck*

M.R. GAAB und I. HAUBITZ**

Neurochirurgische Klinik und Poliklinik der Universität Würzburg, Kopfklinikum, Josef-Schneider-Straße 11, D-8700 Würzburg

Einleitung

Unter dem traumatischen Mittelhirnsyndrom verstehen wir ein Koma mit ein- oder doppelseitigen, spontan oder auf Schmerzreize auftretenden Strecksynergismen in der oberen und/oder unteren Extremität (3, 5, 11, 23). Die Symptome beruhen pathologisch auf einer Schädigung der auf- und absteigenden Bahnen in der Mittelhirnebene (11, 14, 21, 25). Zwar teilt GERSTENBRAND das Mittelhirnsyndrom (MHS) zum Teil anders und feiner in vier Untergruppen ein, die damit praktisch alle Formen der Bewußtlosigkeit umfassen, einschließlich der Commotio cerebri (11, 12). Die üblichere Einteilung folgt aber der Koma-Skala der WFNS (3, 5), die dem Mittelhirnsyndrom als "Koma 3" als Charakteristik die Streckbewegung mindestens einer Extremität zuerkennt. Koma 1 und 2 werden dagegen als "Hemisphärensyndrom" bezeichnet (3, 5). Einig sind sich dabei alle Autoren, von v. BERGMANN 1880 (1), der Strecksynergismen noch als Krämpfe bezeichnet, bis zu den genannten und anderen neueren Autoren einschließlich der Handbuchbeiträge von PETERS (21), ZÜLCH (25), UNTERHARNSCHEID (23) sowie JELLINGER (14) und MAYER (20): Das klinisch beobachtete Mittelhirnsyndrom insbesondere mit längerem Verlauf beruhe überwiegend auf einer sekundären Hirnstamm-Einklemmung. Der *primäre* traumatische *Mittelhirn-Schaden* sei dagegen *selten* (14, 20, 21, 22, 25), er sei durch besondere, ventrale Mittelhirnblutungen charakterisiert (21) und werde nur ganz kurz überlebt (21).

Die routinemäßige Anwendung der heute die Unfalldiagnostik beherrschenden Computertomographie (18, 19) ließ uns aber Zweifel an dieser Vorstellung aufkommen. Wir haben daher in einer prospektiven Studie (6) klinische und morphologische Befunde, intrakranielle Druckverläufe und Prognosen nach traumatischem Mittelhirnsyndrom geprüft.

Patienten und Untersuchungsmethoden

Seit 1977 (6, 8) wurden alle Schädel-Hirn-Verletzten in die Auswertung aufgenommen, die innerhalb 6 Stunden nach Trauma in die Neurochirurgische Universitätsklinik kamen. Klinischer Aufnahmestatus und der mindestens einmal täglich ausführlich erhobene neurologische Befund wurden standardisiert in eine erweiterte Glasgow-Koma-Skala übertragen; diese Skala gestattet mit ihrem kurvenähnlichen Verlauf sowohl die rasche klinische Verlaufsorientierung als auch nach dem Punkte-Score die spätere quantitative Auswertung im Rechenzentrum (Abb. 1b).

---

* Mit Unterstützung der Deutschen Forschungsgemeinschaft (DFG, Ga 273/1) und des Bundesministeriums für Forschung und Technologie (BMFT, Projekt MMT 19)
** Für ihre technische Mitarbeit danken wir den technischen Assistentinnen Frau Y. Wagner, Frl. D. Kern und Frl. M. Barbian

 Das traumatische Mittelhirnsyndrom ...
Herausgegeben von Egon Müller
© Springer-Verlag Berlin · Heidelberg 1982

<u>Tabelle 1.</u> Einteilung des traumatischen Komas nach der Skala der WFNS, und Differenzierung der *Prognose* nach der Glasgow-Outcome-Skala

---

Definition und Einteilung des Komas nach WFNS

Patient spricht nicht und öffnet die Augen weder spontan noch auf Reize (!)

Koma 1: Ohne wesentliche neurologische Störung, reagiert gezielt auf Schmerz

Koma 2: (Schmerz-) Reizreaktion motorisch unkoordiniert, Parese, Anfälle und/oder Anisokorie

Koma 3: Strecksynergismen mind. einer Extremität (spontan oder auf Schmerzreize), mit/ohne Anisokorie, mit/ohne Augenmotilitätsstörung (= *"Mittelhirnsyndrom"* im engeren Sinne)

Koma 4: Ohne motorische Aktivität (weder spontan noch auf Reiz - evtl. aber spinale Reflexe), schlaffer Muskeltonus, dilatierte und reaktionslose Pupillen, keine Augenbewegung, kein Ciliar- oder Cornealreflex, aber noch Spontanatmung (= *"Bulbärsyndrom"*)

Einteilung des Verlaufs: Glasgow-Outcome-Skala (mod.)

Outcome 1: *Verstorben* infolge der akuten Hirnschädigung

Outcome 2: *Bleibend* vegetativer Zustand (*"apallisch"*)

Outcome 3: *Schwer* behindert (geistig und/oder körperlich), auf dauernde Versorgung angewiesen, keine Erwerbstätigkeit

Outcome 4: *Mittelgradig* behindert, weitgehend selbständig, aber deutlich neurologische und/oder psychische Störungen, erhebliche Einschränkung der Erwerbsfähigkeit

Outcome 5: *Nicht/leicht* behindert, normale Lebensführung trotz evtl. geringer Ausfälle, nur geringe oder keine Einschränkung der Erwerbsfähigkeit

---

<u>*Computertomographische Schädeluntersuchungen*</u> erfolgten sofort nach Aufnahme, danach nach klinischer Symptomatik und/oder Hirndruckverlauf, in den ersten Wochen in der Regel mindestens alle 5 Tage (EMI 1010), z.T. unter gleichzeitiger Bestimmung des "regionalen cerebralen Blutvolumens (rCBV)" nach eigener Methodik (<u>24</u>).

Bei allen Verletzten wurde sofort nach der Aufnahmeuntersuchung mit der fortlaufenden *intrakraniellen Druckmessung* mit miniaturisierten epiduralen Druckaufnehmern (<u>6</u>, <u>7</u>, <u>8</u>) begonnen, die in der Regel rechts frontal oder bei rasch wachsender Raumforderung zur Erfassung von Druckgradienten über beiden Hemisphären und z.T. in der hinteren Schädelgrube implantiert wurden (<u>6</u>). Der intrakranielle Druck (ICP) wurde fortlaufend bis zum Ende des Komas oder bis zum Übergang ins apallische Syndrom mit dann bleibend normalem intrakraniellen Druck erfaßt und mit Rechnerhilfe in je 12-Stunden-Intervallen als Druck-Histogramm analysiert (<u>6</u>); mittlerer intrakranieller Druck, maximaler intrakranieller Druck über $\geq$ 5 und $\geq$ 30 Minuten sowie die Wellen- und Verlaufscharakteristik des ICP (<u>6</u>) wurden im Rechenzentrum quantitativ ausgewertet.

Hier werden nur Verletzte berücksichtigt, bei denen nicht sofort nach der Aufnahmeuntersuchung eine Operationsindikation bestand, und die mindestens 24 Stunden im Koma verblieben. Die *Koma-Einteilung* erfolgte nach der Skala der WFNS (Tabelle 1; <u>3</u>, <u>5</u>), die sich den klinischen Verlaufsbögen (Abb. 1d) entnehmen läßt. Der *Ausgang der Erkrankung* wurde nach 6-12 Monaten z.T. durch Wiedereinbestellung der Patienten protokolliert und nach der Glasgow-Outcome-Skala (Tabelle 1; <u>1</u>, <u>5</u>) eingeteilt. Bei Verstorbenen wurden auch Sektionsergebnisse einbezogen.

Bis Januar 1981 konnten *über 200* Schädel-Hirn-Verletzte mit Koma ausgewertet werden (vgl. 6), darunter 113 Verletzte mit MHS im engeren Sinne (Koma 3, Tabelle 2).

Tabelle 2. Intrakranieller Druckverlauf bei Mittelhirnsyndrom i.e.S. (Koma 3): Bei
etwa 1/3 der Verletzten, bei Kindern bis 14 Jahren sogar bei fast der Hälfte, weist
der unkritische, nicht kompressionswirksame Hirndruckverlauf auf ein primär-funktio-
nelles Mittelhirnsyndrom

ICP		Verletzte/n (%)		
		Gesamt (113)	Bis 14 Jahre (28)	Über 14 Jahre (85)
Max. < 30 mmHg		33 (29,4%)	12 (43%)	21 (25%)
Druck < 60 mmHg		32 (28,4%)	5 (17%)	27 (32%)
$\geq$5min > 60 mmHg		48 (42,2%)	11 (39%)	37 (44%)
Ver-	immer unkritisch	39 (34,5%)	14 (51%)	25 (29,5%)
laufs-	nur Typ-ICP-			
charak-	Wellen[a]	14 (12,5%)	4 (15%)	10 (12%)
teristik	prozeßhafter Druckanstieg	60 (53%)	10 (34%)	50 (58,5%)

[a] Von 20 aus 182 Komapatienten, die nur typische Druckwellen im ICP-Verlauf aufwiesen, hatten nur 2 = 10% ein schlechtes Outcome (Glasgow 1-3)

Ergebnisse

Von den 113 Verletzten mit MHS hatten 1/3 (Tabelle 2) über den gesamten klinischen Verlauf einen *stets unkritischen intrakraniellen Druck*
auch ohne jede pathologische Wellenform. Bei etwa einem Drittel kam es
zu deutlichen intrakraniellen Druckanstiegen für mindestens 5 Minuten
Dauer auf Werte zwischen 30 und 60 mmHg, nur etwas mehr als ein Drittel
zeigt Spitzendruckanstiege von mindestens 5 Minuten Dauer über 60
mmHg. Bemerkenswert ist bei den Verletzten mit Mittelhirnsyndrom der
höhere Anteil prozeßhafter Druckanstiege im Vergleich zu Hirndruck-
Wellen (Tabelle 2) verglichen mit weniger tief komatösen Verletzten
(6).

Bei *histographischer Darstellung* der maximalen intrakraniellen Druck-
werte über mindestens 5 Minuten beim Koma 3 (Abb. 1) kommt der unterschiedliche intrakranielle Druckverlauf bei den Mittelhirnsyndromen
deutlich in einer Zweigipfeligkeit zur Darstellung: Über 30% zeigen
mit einem ersten histographischen Gipfel in der Nähe des normalen
intrakraniellen Druckwertes (um 20 mmHg) einen unkritischen Verlauf;
dagegen hebt sich deutlich ein zweiter histographischer Gipfel von
etwa der gleichen Häufigkeit mit Druckwerten zwischen 60 und 100 mmHg
ab, bei denen somit eine ausgeprägte, kompressionswirksame intrakranielle Hypertension aufgetreten ist.

Auch *klinisch* zeigen sich zwischen den nicht druckbedingten und den
druckbedingten Mittelhirnsyndromen Verlaufsunterschiede: So treten
ausgeprägte Strecksynergismen beim sekundären Mittelhirnsyndrom meist
erst mit einer Latenz nach dem Trauma mit Maximum am 3. bis 10. posttraumatischen Tag auf (Abb. 1); intrakranielle Drucksteigerungen bis
60/80 mmHg sind mit zunehmenden Strecksynergismen verbunden, oberhalb
80 mmHg (Abb. 2a) zeigt das Erlöschen der Strecksynergismen oft einen
raschen Übergang in das Koma 4 dann auch mit mindestens einseitiger
Mydriasis. Bei derartigen Verläufen bestätigt das Computertomogramm
mit fehlenden basalen Zisternen, insbesondere Cisterna ambiens (Abb.
2b) das sekundäre Mittelhirnsyndrom. Gelingt eine bleibende Beseiti-

gung der einklemmungswirksamen Druckentgleisung, so kann sich die
Mittelhirnsymptomatik z.T. rasch *zurückbilden* (Abb. 2c, d).

Demgegenüber war für das sofort nach Trauma ausgeprägte, massiv strek-
kende, rasch hypertherme Mittelhirnsyndrom gerade die *fehlende* intrakranielle Druckentgleisung pathognomisch. Im Gegensatz zum sekundären
Mittelhirnsyndrom, das meist auf einer raumfordernden supratentoriellen
Blutung und/oder einer massiven Hemisphärenschwellung und damit einer
Störung der cerebralen Vasoregulation beruht, zeigt dieses primäre
Mittelhirnsyndrom nicht nur normale Hirndruckwerte, sondern über den
gesamten Beobachtungsverlauf ein geradezu *"abnorm normales"*, völlig
unmoduliertes Hirndruckmuster (Abb. 3) ohne die physiologischen,
aktivitäts- und schlafstadien-gebundenen Wellenmodulationen (6). Bei
diesen Patienten beweist die fehlende Übertragung einer artefiziellen
Blutdrucksteigerung auf den Hirndruck die *intakte cerebrale Gefäßauto-
regulation* als Charakteristikum des primären MHS (Abb. 3).

Bei Vergleich des mittleren Hirndruckverlaufes und der Hirndruck-
spitzen über verschiedene Meßperioden (Abb. 4) ist nur im Gegensatz
zum MHS fast ausschließlich kompressionsbedingten Bulbär-Hirnsyndrom
(Koma 4) eine intrakranielle Druckentgleisung auch statistisch deutlich; dagegen ist beim Koma 3 nur die Häufigkeit kurzdauernder intrakranieller Drucksteigerungen signifikant größer als bei oberflächliche-
ren Komastufen, nicht dagegen der mittlere intrakranielle Druck oder
länger dauernde, prozeßhafte, nicht wellenartige Hirndruckanstiege
(über 30 Minuten Dauer, Abb. 4).

Differenziert man die Mittelhirnsyndrome nach intrakranieller Druck-
charakteristik und endgültigem *Ausgang der Verletzung* (Abb. 5), so
wird bei einer repräsentativ großen Zahl traumatischer Mittelhirnsyndrome der entscheidende Einfluß der Hirndrucksteigerung deutlich. Zwar
ist bei Bewertung allein des mittleren intrakraniellen Druckverlaufes
nur der Unterschied zwischen verstorbenen und apallischen Verletzten
gegenüber besser Rehabilitierten klar, doch wird bei Beurteilung der
wichtigeren, da hirnkreislaufstörenden hohen Hirndruckanstiege über
mindestens 5 Minuten (Abb. 5b) der Unterschied zwischen gut rehabili-
tationsfähigen überlebenden Verletzten (Outcome 4 und 5) im Vergleich
zu Verstorbenen und Apallischen sowie schwerst Behinderten (Outcome 1,
2, 3) signifikant. Noch klarer wird der Einfluß der intrakraniellen
Hypertension und somit der sekundären Mittelhirnkompressions-Kompo-
nente bei Vergleich der *Dauer der Hirndrucksteigerung* mit der end-
gültigen Prognose (Abb. 5c): Bei tödlichem Verlauf, bleibend apallischem Zustandsbild oder schwerster, rehabilitationsunfähiger Behinderung sind die intrakraniellen Drucksteigerungen nicht nur höher,
sondern dauern auch signifikant länger als bei besserer Prognose; so
traten bei Outcome 4 und 5 (rehabilitationsfähig) kritische Hirndrucksteigerungen über 60 mmHg nicht mehr in der Zeitskala erkennbar auf.

Hierbei bestehen auch erhebliche *Altersunterschiede*: So ist bei
Kindern bis zu 14 Jahren trotz vergleichbarer Komasymptomatik nach
Trauma (Tabelle 2) der Anteil unkritischer Hirndruckverläufe unter 30
mmHg mit fast der Hälfte deutlich höher als bei älteren Verletzten;
bei 51% wird die Druckregistrierung sogar immer als unkritisch bewertet. Prozeßhafte, lang andauernde Hirndruckentgleisungen sind bei
Kindern signifikant seltener, Hirndruck-Wellen dagegen geringfügig
häufiger (Tabelle 2). Auch der prognostische Einfluß der Hirndruckentgleisung ist deutlich altersspezifisch (Abb. 6): Bei über 14jähri-
gen komatösen Verletzten mit Hirndruckwerten stets unter 50 mmHg
sterben noch 1/5, nur 1/3 bleibt ohne wesentliche Behinderung, fast
die Hälfte wird mäßig bis schwer behindert. Steigt der intrakranielle

Druck dagegen über einen kritischen Wert von 60 mmHg, so versterben
über die Hälfte, 1/5 wird apallisch, keiner der Überlebenden bleibt
ohne wesentliche Behinderung. Bei den unter 14jährigen mit vergleich-
barem Koma wurde dagegen bei Hirndrücken unter 60 mmHg kein Kind
apallisch, nur 7% verstarben, über die Hälfte blieb nur unwesentlich
behindert. Dabei ist bei Kindern die Toleranz gegen Druckentgleisungen
höher: Auch bei Hirndruckwellen über 60 mmHg erreicht noch fast die
Hälfte ein mehr oder weniger rehabilitationsfähiges Endergebnis.

Aus dem großen Datenmaterial läßt sich so eine *Kurve der Überlebenswahrscheinlichkeit bei Mittelhirnsyndrom* abhängig vom *Alter* und *intrakraniellen Druck* errechnen (Abb. 7): Bei Verletzten unter 20 Jahren
tritt ein deutlicher Abfall der Überlebenswahrscheinlichkeit erst bei
Hirndruckwerten über 60 mmHg auf, bei Verletzten über 20, jedoch unter
50 Jahren, wird ein entsprechender Prognoseknick weniger deutlich bei
etwa 50 mmHg sichtbar. Bei noch älteren Verletzten, die ein längeres
Mittelhirnsyndrom kaum überleben, beginnt ein nahezu linearer Prognose-
abfall bereits bei Drücken von 30 mmHg. Eine Prognose, eingeteilt nach
der Glasgow-Outcome-Skala, läßt sich so sogar vom Rechner *formelmäßig*
aus intrakraniellem Druck und Alter des Verletzten errechnen, die bei
58% unserer Patienten den Verlauf erklärte (Abb. 7).

Unabhängig von der Altersstufe ist somit die *Prognose beim primären,
nicht kompressionsbedingten Mittelhirnsyndrom deutlich besser als beim
Einklemmungsschaden*; beim primären MHS dürfte hierbei das Ausmaß des
direkten Mittelhirn-Schadens neben polytraumatischen Komplikationen
wesentlich sein. So erhalten wir bei computertomographisch nachweisbaren ausgedehnten Blutungen trotz völlig normalen Hirndruck-Verlaufes
meist einen apallischen Ausgang oder ein schwerst behindertes, kaum
rehabilitationsfähiges Zustandsbild, kaum allerdings frühe Todesfälle
innerhalb der ersten 14 Tage.

Diskussion

Entsprechend dem vergleichenden Verlauf von Klinik, Computertomogramm
und intrakraniellem Druck ist ein *primäres Mittelhirnsyndrom,* d.h.
eine durch das initiale Trauma entstandene, lokale Hirnstamm-Schädi-
gung im Gegensatz zum sekundären, später kompressionsbedingten Mittelhirnsyndrom wesentlich *häufiger* als bisher entsprechend den einleiten-
den Zitaten angenommen. Insgesamt etwa 1/3 der Verletzten zeigt nie-
mals kompressionswirksame intrakranielle Druckstörungen; zwar können
theoretisch Massenverschiebungen auch schon bei ganz geringen, 10 mmHg
nicht übersteigenden kranio-spinalen Druckgradienten auftreten, wenn
diese länger anhalten (6, 16), doch war der Druckverlauf bei diesen
etwa 30% Verletzten mit Druckwerten unter 30 mmHg insgesamt unkritisch,
d.h. er zeigte keinerlei pathologische Wellencharakteristik.

Das Fehlen einer derartigen Wellencharakteristik ist aber gerade bei
epiduraler Druckmessung für einen normalen, nicht pathophysiologisch
wirksamen Hirndruckverlauf sicherer wertbar als die absolute Druckhöhe
(6, 7). Bei allen diesen Verletzten fehlten außerdem computertomographisch nachweisbare Zisternentamponaden; derartige morphologisch
erkennbare Mittelhirn-Kompressionen (s. S. 73, 74) sind immer mit
ausgeprägter intrakranieller Hypertension verbunden (Abb. 2). Somit
beruhte etwa 1/3 unserer traumatischen Mittelhirnsyndrome nicht auf
einer sekundären Kompression, bei Kindern bis 14 Jahren erreichte der
Anteil der primären Hirnstamm-Syndrome sogar fast die Hälfte. Dies
steht in gewissem Widerspruch zu einer weiteren bisherigen, auch von
uns geäußerten Meinung, nämlich der größeren Ödem- und Hirndruck-
bereitschaft des kindlichen Gehirns (9, 10). Dabei haben die primären

Mittelhirnsyndrome ohne Hirndruckentgleisung eine eindeutig *bessere Prognose* als die Mittelhirnkompression; auch bei älteren Verletzten zeigt über die Hälfte ein befriedigendes, rehabilitationsfähiges Ausheilungsergebnis, wenn kritische Hirndrucksteigerungen über 60 mmHg vermieden werden; ab diesem Hirndruckwert ist mit einer dann im circulus vitiosus fortschreitenden cerebralen Durchblutungsstörung zu rechnen (cerebraler Perfusionsdruck = arterieller Druck minus ICP, 6, 7), die die Prognose schließlich irreversibel verschlechtert. Bei Kindern wird trotz noch höherer Hirndruckanstiege häufiger ein gutes Ausheilungsergebnis beobachtet, dies kann auf eine höhere Hirndrucktoleranz des kindlichen Gehirns hinweisen, doch ist auch die Pathogenese der Hirndrucksteigerung beim Kind oft anders: Hier überwiegt zumindest initial eine reaktive Hyperämie (Kongestion) des Gehirnes als Hirndruckursache gegenüber dem sich erst später entwickelnden Ödem (4, 24), während der Hyperämie tritt aber im Gegensatz zum Ödem trotz Hirndrucksteigerung keine Perfusionsverschlechterung auf. Die große Häufigkeit primärer Mittelhirnsyndrome und die bessere Prognose des primären Hirnstamm-Schadens in klinischer Untersuchung steht nicht im Widerspruch zur eingangs zitierten, überwiegend pathologisch-anatomischen Literatur (14, 20, 21, 23, 25): Im pathologischen Sektionsgut treten primäre Mittelhirnsyndrome eben wegen ihrer besseren Prognose seltener auf. Die pathologisch-makroskopisch erkennbaren primären Hirnstamm-Blutungen mit rasch tödlichem Verlauf (14, 20, 21, 24) entsprechen ebenfalls unseren klinischen Ergebnissen: Große, computertomographisch erfaßbare, primäre Hirnstamm-Blutungen zeigen in der Regel einen ungünstigen Verlauf (LANKSCH [18, 19] in 50% tödlich).

Von diesen pathologisch-anatomisch beschriebenen, ungünstigen primären Hirnstammschäden ist die *funktionelle, primäre Hirnstamm-Störung* klar abzugrenzen: Sie ist beim traumatischen Mittelhirnsyndrom häufig und hat eine bessere Prognose. Die Häufigkeit der funktionellen, primären Hirnstamm-Störung weist darauf hin, daß am Hirnstamm bei Trauma nicht nur fortgeleitete Druckwellen (23) oder rotatorische Schädigungen bei Bewegungen (20, 21) wirksam werden, die Häufigkeit besser erklären könnte vielmehr eine Zug- und Spannungsschädigung des Hirnstammes beim Trauma nach Art der Halswirbelsäulen-Schleuderverletzungen. Bei Schädel-Hirn-Verletzungen kommt es regelmäßig auch am kranio-cervikalen Übergang zu raschen Hyperflexions- und Hyerextensionsbewegungen, das beschleunigte und abgebremste Gehirn führt dabei am Hirnstamm wie eine hin- und hergeschleuderte "Kugel auf einer Feder" zu erheblichen Zug- und Spannungswirkungen (Abb. 8), wie auch Untersuchungen von BREIG (2) nachweisen. Schwere Hirnstamm-Schäden wurden nach alleiniger kranio-cervikaler Hyperextension beobachtet (17). Nicht morphologisch faßbare, funktionelle, primäre Mittelhirn-Schäden nach Art einer "Bahnapraxie" haben entsprechend der besseren Prognose offenbar Ausheilungsmöglichkeiten; das augenfälligste Beispiel wäre die Commotio cerebri, bei der Häufigkeit und gute Prognose allgemein bekannt sind und die in Folge pathologisch wie computertomographisch (18, 19) fehlender Hirnrinden- und Stammganglienschädigung ein "minimales", rein funktionelles primäres Mittelhirnsyndrom darstellen könnte.

Die Differenzierung zwischen primärem und sekundärem Mittelhirnsyndrom ist daher klinisch wesentlich; das primär-funktionelle Mittelhirnsyndrom läßt bei entsprechend intensiver Pflege eine bessere Prognose erwarten und macht nebenwirkungsreiche, ungezielte "Hirndruckbehandlung" wie Osmotherapie und hochdosiertes Barbiturat überflüssig. Nachdem eine klinische Unterscheidung zwischen primären und sekundären Mittelhirnsyndrom nicht möglich ist, ist die angewandte Untersuchungsmethode mit wiederholter Computertomographie und fortlaufender Hirndruck-Schreibung auch in der klinischen Routine unentbehrlich.

Zusammenfassung

Bisher gilt das primäre, traumatische Mittelhirn-Syndrom als selten,
das sekundäre, kompressionsbedingte Hirnstamm-Trauma soll überwiegen
und therapeutisch günstiger sein. Nachdem computertomographische
Beobachtungen daran Zweifel aufkommen ließen, wurden innerhalb von
4 Jahren bei über 200 Verletzten mit Hirnstamm-Symptomatik klinischer
Verlauf, Computertomogramm, Hirndruck-Charakteristik und Ausgang der
Verletzung vergleichend geprüft. Auch bei den 113 Verletzten mit dem
eigentlichen Mittelhirn-Syndrom (Koma 3) fanden sich bei etwa 1/3 der
Verletzten, bei Kindern bis 14 Jahren sogar bei fast der Hälfte stets
unkritische intrakranielle Druckverläufe und computertomographisch
fehlende Hirnstamm-Kompressionshinweise; bei diesem primären Mittelhirnsyndrom war ein monoton-normaler Hirndruckverlauf mit intakter
Autoregulation pathognomonisch. Das sekundäre Mittelhirnsyndrom ist
dagegen durch rezidivierende, in der Hälfte der Fälle progrediente
Hirndruck-Krisen mit nach Latenz zunehmender klinischer Mittelhirn-
Symptomatik, gestörter cerebraler Autoregulation und computertomographischen Einklemmungszeichen charakterisiert. Das primäre Mittelhirnsyndrom hat dabei eine altersspezifisch bessere Prognose als die
Hirnstamm-Einklemmung; über die Hälfte wird bei unkritischem intrakraniellen Druckverlauf (unter 60 mmHg) wieder rehabilitationsfähig,
bei Kindern unter 14 Jahren sogar über 4/5. Mit zunehmender Höhe und
Dauer der Hirndruckkrisen verschlechtert sich die Prognose rasch,
insbesondere bei höherem Alter; es lassen sich mathematisch Kurven der
Überlebenswahrscheinlichkeit sowie ein formelmäßiger Zusammenhang
zwischen Ausgang der Erkrankung, intrakraniellem Maximaldruck und
Alter errechnen. Somit ist das primäre, funktionelle Mittelhirnsyndrom
wesentlich häufiger und therapeutisch aussichtsreicher als bisher
angenommen; prognostisch ungünstig sind dagegen große, computertomographisch dargestellte Hirnstamm-Blutungen. Die Differentialdiagnose
zwischen beiden Formen des Mittelhirn-Syndroms durch wiederholte
Computertomographie und Hirndruck-Messung ist daher für Therapie und
Prognose wesentlich.

Literatur

1. Bergmann, E. v.: Die Lehre von den Kopfverletzungen. In: Deutsche Chirurgie.
   Billroth, Th., Luecke, G. (Hrsg.). Lieferung 30. Stuttgart: Enke 1880
2. Breig, A.: Adverse mechanical tension in the central nervous system. An analysis
   of cause and effect. New York: Wiley 1978
3. Brihaye, J., Frowein, R.A., Loew, F.: Coma scaling. Report on the meeting of the
   W.F.N.S. Neuro-Neurotraumatology committee. Acta Neurochir. 40, 181-186 (1976)
4. Bruce, D.A., Raphael, R.C., Goldberg, A.I., Zimmerman, R.A., Bilaniuk, L.T.,
   Schut, L., Kuhl, D.E.: The pathophysiology, treatment, and outcome following
   severe head injury in children. Child's Brain 5, 174-191 (1979)
5. Frowein, R.A., auf der Haar, K., Terhaag, D.: Assessment of coma-reliability of
   prognosis. Neurosurg. Rev. 3, 67-74 (1980)
6. Gaab, M.R.: Die Registrierung des intrakraniellen Druckes. Grundlagen, Techniken, Ergebnisse und Möglichkeiten. Habil.-Schr., Würzburg: Fachbereich Medizin
   1980
7. Gaab, M.R., Bushe, K.A.: Die Behandlung der intrakraniellen Drucksteigerung.
   Intensivbehandlung 6, 34-52 (1981)
8. Gaab, M.R., Dietrich, K., Knoblich, O.E.: Miniaturisierte Methoden zur Überwachung des intrakraniellen Druckes. Techniken und klinische Ergebnisse. Lan-
   genbeck's Arch. Chir. 350, 13-31 (1979)
9. Gaab, M.R., Gruss, P.: Epiduralhämatom im Kleinkindesalter. Nervenarzt 50,
   79-84 (1979)
10. Gerlach, J., Jensen, H.P., Koos, W., Kraus, H.: Paediatrische Neurochirurgie,
    S. 417-418. Stuttgart: Thieme 1967

11. Gerstenbrand, F., Hengl, W., Poewe, W.: Prognose nach Koma traumatischer Genese. In: Klinische Anästhesiologie und Intensivtherapie, Bd. 19: Der bewußtlose Patient. Ahnefeld, F.W., Bergmann, H., Burri, C., Dick, W., Halmâgyi, M., Hossli, G., Rügheimer, E. (Hrsg.), S. 149-158. Berlin, Heidelberg, New York: Springer 1979

12. Gerstenbrand, F., Lücking, C.H.: Die akuten traumatischen Hirnstammschäden. Arch. Psychiat. Nervenkrankh. 213, 264-281 (1970)

13. Gruss, P., Miltner, F., Sörensen, N., Bushe, K.A.: Zur Reaktionsweise des verletzten kindlichen Gehirns - am Beispiel sogenannter Dekompressionstrepanationen. Z. Kinderchir. 32, 12-28 (1981)

14. Jellinger, K.: Zur Neuropathologie des Komas und postkomatöser Encephalopathie. Wien. Klin. Wschr. 80, 505-517 (1968)

15. Jennet, B., Bond, M.: Assessment of outcome after severe brain damage. Lancet I, 480-484 (1975)

16. Kaufmann, G.E., Clark, K.: Continuous simultaneous monitoring of intraventricular and cervical subarachnoid cerebrospinal fluid pressure to indicate development of cerebral or tonsillar herniation. J. Neurosurg. 33, 145-150 (1970)

17. Klingele, T.G., Schultz, R., Murphy, M.G.: Pontine gaze paresis due to traumatic craniocervical hyperextension. Report of two cases. J. Neurosurg. 53, 249-251 (1980)

18. Lanksch, W., Grumme, Th.: Computertomographie bei schweren Schädelhirnverletzungen. In diesem Band, S. 36-45

19. Lanksch, W., Grumme, Th., Kazner, E.: Computed tomography in head injuries. Berlin, Heidelberg, New York: Springer 1979

20. Mayer, E.Th.: Zentrale Hirnschäden nach Einwirkung stumpfer Gewalt auf den Schädel. Hirnstammläsionen. Arch. Psychiat. Nervenkr. 210, 238-262 (1967)

21. Peters, G.: Pathologische Anatomie der Verletzungen des Gehirns und seiner Häute. In: Neurotraumatologie mit Einschluß der Grenzgebiete. Kessel, F.K., Guttmann, L., Maurer, G. (Hrsg.), Bd. 1, S. 31-91. München, Berlin, Wien: Urban & Schwarzenberg 1969

22. Tönnis, W.: Pathophysiologie und Klinik der intrakraniellen Drucksteigerung. In: Handbuch der Neurochirurgie. Olivecrona, H., Tönnis, W. (Hrsg.), Bd. 1, Teil 1, S. 304-445. Berlin, Göttingen, Heidelberg: Springer 1959

23. Unterharnscheid, F.J.: Die traumatischen Hirnschäden. Mechanogenese, Pathomorphologie und Klinik. Z. Rechtsmedizin 71, 153-221 (1972)

24. Wodarz, R., Gaab, M.R., Pflughaupt, K.W., Nadjmi, M.: Measurement of regional cerebral blood volume (rCBV) by routine computerized tomography (xCT) - method and results. In: Advances in neurosurgery, Vol. 9, pp. 374-380. Berlin, Heidelberg, New York: Springer 1981

25. Zülch, K.J.: Störungen des intrakraniellen Druckes. In: Handbuch der Neurochirurgie. Olivecrona, H., Tönnis, W. (Hrsg.), Bd. 1, Teil 1, S. 208-303. Berlin, Göttingen, Heidelberg: Springer 1959

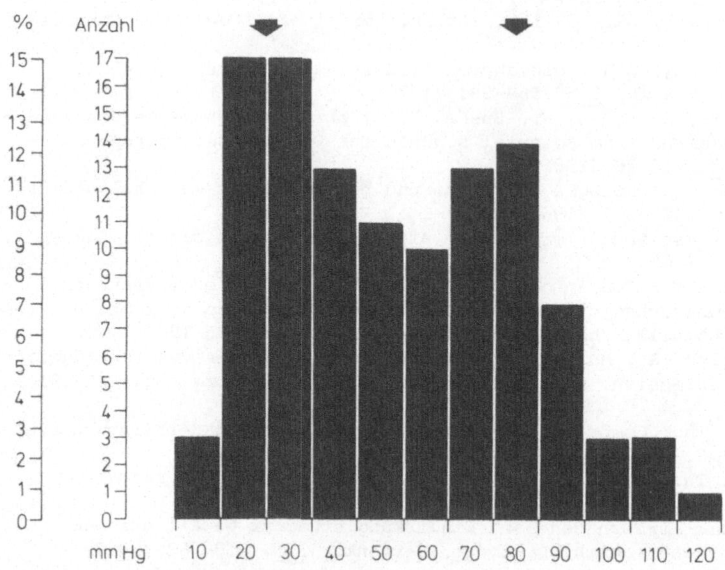

Abb. 1. Verteilung des intrakraniellen Maximaldruckes über ≥ 5 Minuten bei traumatischem Mittelhirn-Syndrom: Das Verteilungshistogramm zeigt einen ersten Gipfel bei normalen Hirndruckwerten (= primäres Mittelhirnsyndrom) und ein zweites Häufigkeitsmaximum mit deutlicher intrakranieller Hypertension (= sekundäres, kompressionsbedingtes Mittelhirnsyndrom)

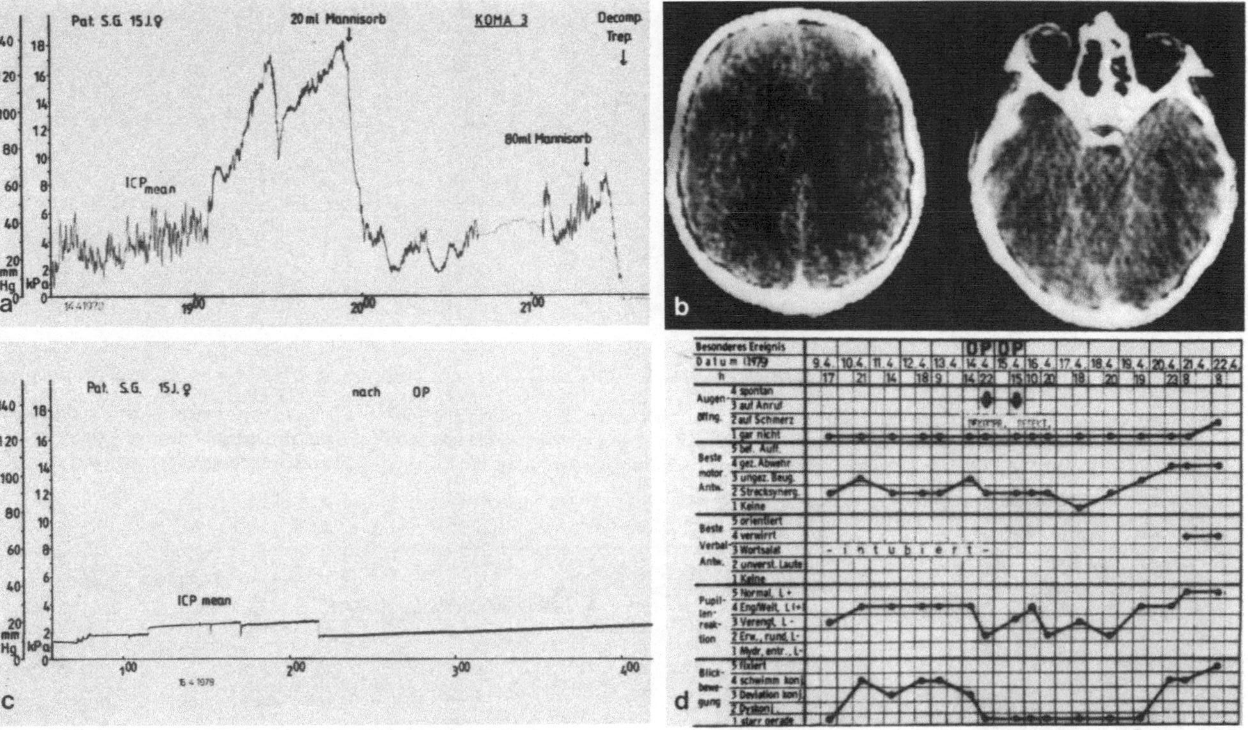

Abb. 2a-d. Typisches sekundäres Mittelhirnsyndrom: mit Latenz nach dem Trauma zunehmende Strecksynergismen, synchron mit erheblichen intrakraniellen Druckentgleisungen und computertomographischer Hirnstamm- und Zisternentamponade

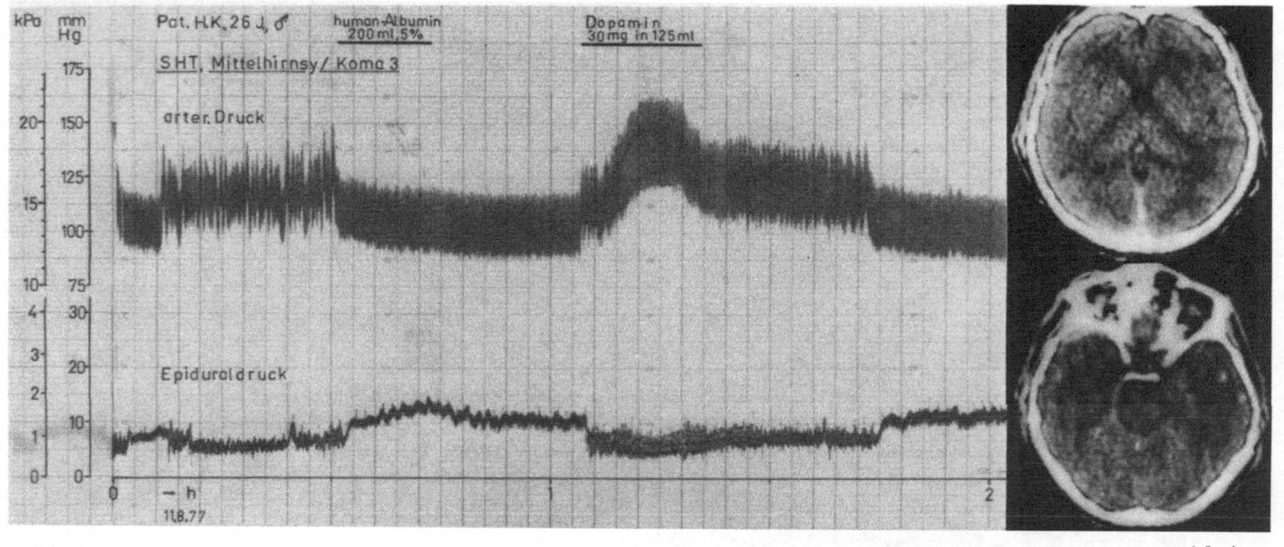

Abb. 3. Primäres Mittelhirnsyndrom: sofort nach Trauma ausgeprägte, spontane Strecksynergismen trotz bleibend normalem, monoton-unmoduliertem intrakraniellem Druck und intakter Autoregulation (keine Hirndruckreaktion bei Blutdrucksteigerung). Unauffälliger computertomographischer Befund mit freien basalen Zisternen)

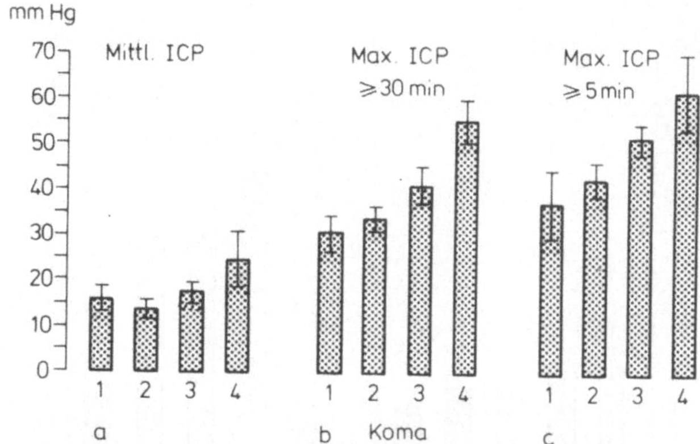

Abb. 4a-c. Traumatisches Koma und intrakranieller Druck. Während intrakranieller Mitteldruck und längere Hirndruckkrisen nur beim Koma 4 (Bulbärhirn-Syndrom) signifikant höher liegen, sind kürzere intrakranielle Druckkrisen bei tieferem Koma jeweils höher

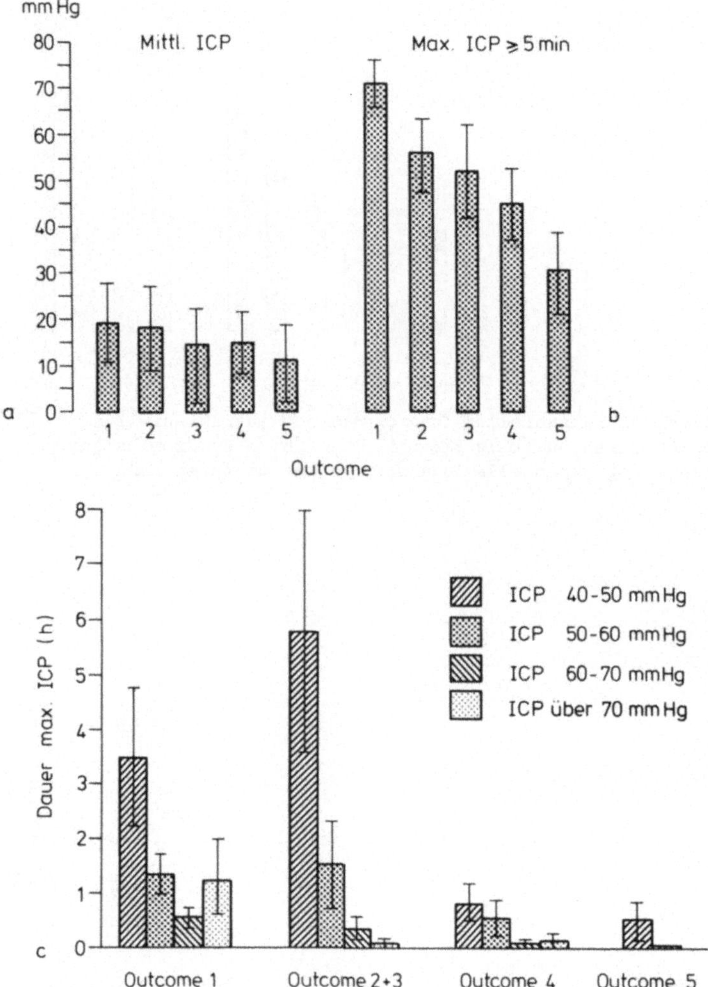

Abb. 5a-c. Intrakranieller Druck und Prognose beim traumatischen Mittelhirnsyndrom: Während der mittlere Hirndruckverlauf nur zwischen sehr schlechtem (Outcome 1,2) und sehr gutem Verlauf (Outcome 5) unterschiedlich ist (a), sind Hirndruckkrisen von mindestens 5 Minuten Dauer mit zunehmender Höhe mit schlechterer Prognose verbunden (b). Je länger die Hirndruckkrisen andauern, desto schlechter ist der Ausgang der Verletzung (c)

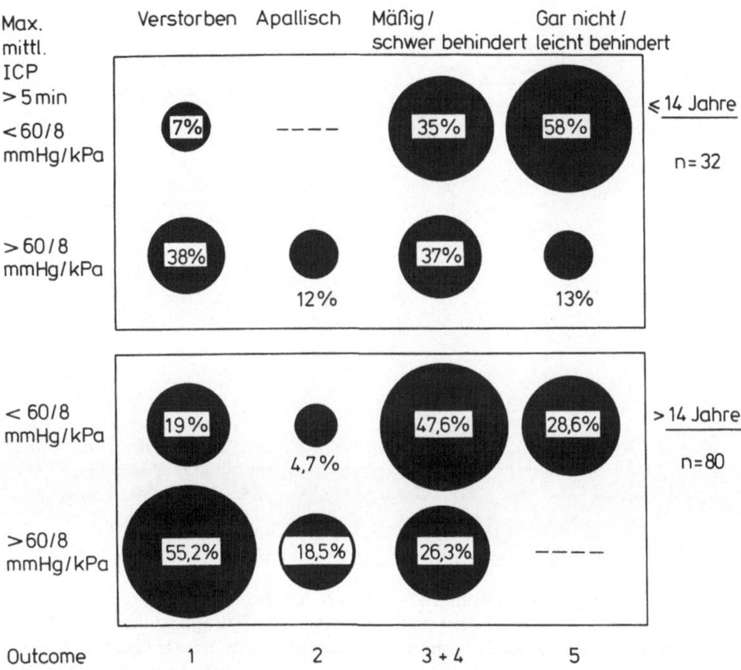

Abb. 6. Prognose nach mindestens 24 h posttraumatischem Koma, intrakranieller Druck und Alter: Während bei Kindern bis 14 Jahren bei unkritischem Hirndruck-Verlauf (unter 60 mmHg) nur wenige ungünstige Verläufe beobachtet und auch höhere Hirndruckkrisen kompensiert werden können, treten bei älteren Verletzten auch bei Hirndruckwerten bis 60 mmHg in über 20% ungünstige Verläufe auf, bei Hirndruckwerten über 60 mmHg wird die Prognose insgesamt schlecht

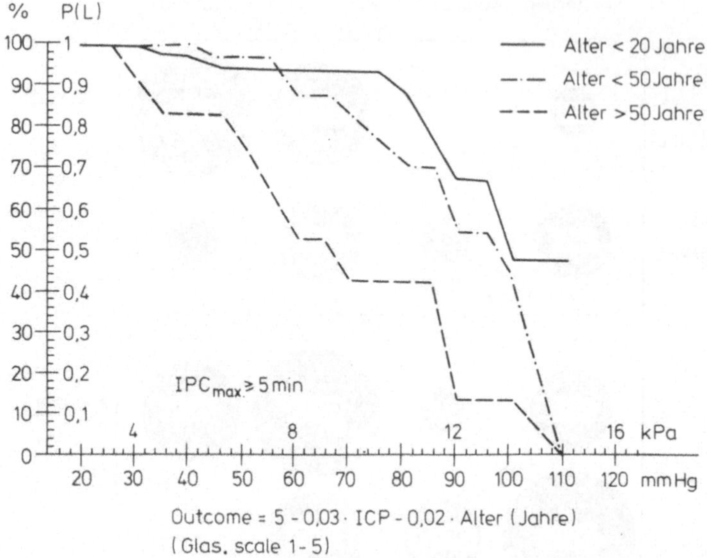

Abb. 7. Überlebenswahrscheinlichkeit abhängig vom maximalen intrakraniellen Druck und Alter: Mit zunehmendem Alter tritt ein Prognoseknick, der unter 20 Jahren erst bei über 60 mmHg liegt, schon bei wesentlich niedrigeren Hirndruckwerten auf. Bei 58% läßt sich entsprechend der Formel aus maximalem Hirndruck und Alter des Verletzten eine zu erwartende Prognose errechnen

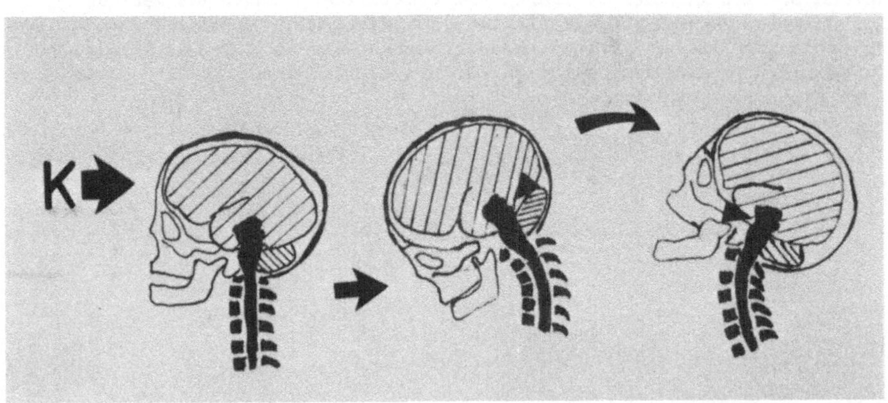

Abb. 8. Pathomechanik der primären Hirnstamm-Verletzung: erhebliche Zug- und Spannungswirkungen auch am Mittelhirn (Dreiecke) bei Schleudertrauma von Schädel und Halswirbelsäule (rasche Hyperflexions- und Hyperextensionsbewegungen)

Messung des intrakraniellen Druckes bei verschiedenen Stadien des Mittelhirnsyndroms

P. Fasol, H. Binder, Th. Reisner, R. Schedl und M. Strickner

Neurologische Universitätsklinik, II. Universitäts-Klinik für Unfallchirurgie, Spitalgasse 23, A-1097 Wien 9

Die Messung des intracraniellen Druckes gibt auch für die Behandlung schwerer Schädelhirntraumen wertvolle Informationen.

An der II. Universitätsklinik für Unfallchirurgie in Wien wird bei Patienten mit schwerem Schädelhirntrauma die intracranielle Druckmessung durchgeführt. Im Laufe der Zeit haben sich eine Reihe von Problemstellungen wie z.B. Untersuchungen über die Korrelation von indirekten Zeichen intracranieller Drucksteigerung im Computertomogramm mit gemessenen Hirndruckwerten oder der Einfluß verschiedener Beatmungsformen auf die Höhe des intracraniellen Druckes ergeben. Da von Anfang an außer Zweifel stand, daß die Messung des intracraniellen Druckes die exakte neurologische Untersuchung und Verlaufsbeobachtung nicht ersetzen kann und soll, wurde der Frage nach der Wechselbeziehung von neurologischer Symptomatik und Höhe des intracraniellen Druckes besondere Bedeutung beigemessen. Diese Untersuchungen erfolgten in Zusammenarbeit mit der Neurologischen Klinik.

Methode

Für die Messungen verwendeten wir den "Ladd intracranial pressure monitor", bei dem die Hirndruckimpulse auf fiberoptischem Wege übertragen werden. Die Implantation des Sensors erfolgt epidural durch ein nach neurochirurgischen Gesichtspunkten angelegtes fronto-parietales Bohrloch. Der Einbau des Sensors wird möglichst bald nach der Einlieferung vorgenommen, ohne andere für den Patienten unmittelbar notwendige Maßnahmen zu behindern. Das Ende der Messung ergab sich entweder dadurch, daß der Patient ansprechbar geworden war, oder daß für einen langen Zeitraum keine Änderung des Zustandsbildes zu erwarten war. In manchen Fällen wurde die Messung durch den Tod des Patienten beendet. Wegen technischer Fehler oder wegen mechanischer Störung des Verbindungskabels mußte die Messung in einigen Fällen beendet werden. Die Entfernung des Sensors erfolgte durch neuerliche Incision in Lokalanaesthesie.

Patienten

Bei 82 Patienten mit schweren Schädelhirntraumen wurde der intracranielle Druck gemessen (<u>1</u>). Tabelle 1 zeigt die verschiedenen neurotraumatologischen Diagnosen und die Zuordnung zu verschiedenen Hirndruckwerten. Diese Zuordnung erfolgte durch Ermittlung eines Durchschnittswertes aus 30 Einzelhirndruckwerten der ersten 24 Stunden. Hirndruckwerte bis 20 mmHg wurden als normal bzw. unwesentlich erhöht, Werte zwischen 20 und 50 mmHg als mäßig erhöht und Werte über 50 mmHg als stark erhöht angesehen. Es zeigt sich, daß immerhin bei 26 Patienten - alle Verletzten waren bei Beginn der intracraniellen Druckmes-

Tabelle 1. Hirndruckwerte und neurotraumatologische Diagnosen bei 82 Patienten mit schwerem Schädelhirntrauma. (Todesfälle in Klammern)

	I -20 mmHg	II 20-50 mmHg	III >50 mmHg
Contusio cerebri	14 (4)	22 (9)	7 (7)
Subdurales Hämatom	5 (3)	7 (7)	6 (6)
Epidurales Hämatom	3 (O)	1 (O)	1 (O)
Intracerebrales Hämatom	1 (1)	–	–
Impressionsfr., frontobas. Fr.	3 (O)	7 (3)	1 (1)
Kopfschuß	–	4 (3)	–
82 (44)	26 (8)	41 (22)	15 (14)

sung bewußtlos - keine Hirndruckerhöhung nachzuweisen war. Es zeigt sich weiterhin, daß mit der Zuordnung zu den einzelnen Gruppen von Hirndruckwerten der ersten 24 Stunden möglicherweise auch gewisse prognostische Aussagen getroffen werden können (3). Dies betrifft vor allem Patienten mit Werten über 50 mmHg, die ihr Schädelhirntrauma fast ausnahmslos nicht überlebt haben.

Hirndruckwerte und neurologischer Befund

Auf exakte neurologische Untersuchung und Verlaufsbeobachtung wurde größter Wert gelegt. Die erste Untersuchung des Verletzten erfolgte unmittelbar nach der Einlieferung. Als Klassifizierungsschema der neurologischen Ausfälle wurde die Stadieneinteilung des Mittelhirnsyndroms nach GERSTENBRAND (2) herangezogen. In den ersten 24 Stunden wurden die Patienten fallabhängig 2-4mal untersucht, während der ersten Woche täglich einmal. Auf diese Weise konnte eine relativ genaue Befunderhebung einer kontinuierlichen Registrierung des intracraniellen Druckes gegenübergestellt werden. Verlaufsmäßig übereinstimmende Fälle wurden zusammengefaßt (Tabelle 2). 8 Gruppen ließen sich bilden:

Gruppe 1 (16 Patienten): Diese Patienten zeigten keine Steigerung des intracraniellen Druckes und boten neurologisch entweder eine kontusionelle Herdsymptomatik oder allenfalls ein Mittelhirnsyndrom Stadium 1 (kurzfristig Stadium 2). In dieser Gruppe verstarben 4 Patienten. Für dieses Kollektiv kann eine gute Übereinstimmung beider Untersuchungen festgestellt werden.

Gruppe 2 (18 Patienten): Es handelt sich um Verletzte mit schwersten neurologischen Ausfallerscheinungen im Mittelhirnsyndrom 3-4 mit oft raschem Übergang zum Bulbärstadium. Der intracranielle Druck ist von Anfang an stark erhöht und therapeutisch (auch nach operativer Entleerung eines intracraniellen Hämatoms) nicht beeinflußbar. In dieser Gruppe starben mit einer Ausnahme alle Patienten, das schwere neurologische Zustandsbild ist von einer massiven Hirndrucksteigerung begleitet.

Gruppe 3 (18 Patienten): Bei allen Verletzten konnte ein erhöhter Hirndruck (allerdings unter 50 mmHg) gemessen werden, die neurologi-

Tabelle 2. Beziehung zwischen Höhe des intracraniellen Druckes und Ausmaß der neurologischen Ausfallserscheinungen (ICP I -20 mmHg, II 20-50 mmHg, III >50 mmHg, MHS 1, 2, 3, 4 = Mittelhirnsyndrom Stadium 1, 2, 3, 4)

Anzahl der Patienten	Todesfälle	ICP	MHS	Beziehung
16	4	I	1, 2	Gut
18	17	II, III	3, 4	Gut
18	10	II	1, 2	Befriedigend
9	8	II, III	1 → 4	Befriedigend
12	0	I	3 → 1	Befriedigend
3	2	I	1 → 4	Unklar
4	2	I	3	Unklar
2	1	III	1	Unklar

sche Symptomatik überschritt das Mittelhirnstadium 2 nicht. Es verstarben 10 Patienten. Diese Übereinstimmung wurde von uns als befriedigend klassifiziert.

Gruppe 4 (9 Patienten): Diese Patienten hatten von Anfang an meist Hirndruckwerte über 50 mmHg, mußten bei der Erstuntersuchung einem Mittelhirnstadium 1 oder 2 zugeordnet werden. Es trat jedoch immer eine rasche Verschlechterung des neurologischen Zustandsbildes auf, die nur mit einer Ausnahme ins Bulbärhirnstadium führte. Dementsprechend starben 8 Patienten.

Gruppe 5 (12 Patienten): Diese Patienten stellen sozusagen das Gegenteil zur Gruppe 4 dar. Der intracranielle Druck blieb durchwegs normal, bei der Erstuntersuchung mußte jedoch ein schweres neurologisches Zustandsbild (MHS 3) festgestellt werden, das eine gute und zumeist auch rasche Rückbildungstendenz zeigte. Aus dieser Gruppe verstarb kein Patient.

Den folgenden 3 Gruppen ist gemeinsam, daß sie eine vollständige Diskrepanz der Untersuchungsergebnisse aufweisen.

Gruppe 6 (3 Patienten): Diese Verletzten zeigten keine Steigerung des intracraniellen Druckes, es entwickelte sich jedoch aus einem Mittelhirnsyndrom 1 rasch ein Stadium 3-4. 2 Patienten verstarben.

Gruppe 7 (4 Patienten): Diese Patienten zeigten keine Hirndrucksteigerung bei durchwegs schlechter, lange bestehender neurologischer Symptomatik (MHS 3). 2 Verletzte kamen ad exitum.

Gruppe 8 (2 Patienten): Bei diesen beiden Patienten stand einer ausgeprägten Hirndrucksteigerung über 50 mmHg eine diskrete Mittelhirnsymptomatik Stadium 1 gegenüber. Ein Verletzter verstarb.

Diskussion

Eine Interpretation der erzielten Ergebnisse kann nur mit größter Zurückhaltung durchgeführt werden. Dafür sprechen mehrere Gründe. Bei Erhebung klinischer Befunde kann keine mathematische Genauigkeit erwartet werden, fließende Übergänge zwischen einzelnen Stadien werden unterschiedlich erfaßt. Auch bei guter Organisation der Studie ist eine homogene Befunderhebung personell nicht erreichbar. Nicht übersehen werden darf, daß die Einteilung der Hirndruckstadien eine willkürliche ist und Patienten, deren intracranieller Durchschnittsdruck-

wert sich oft nur um 5 mmHg unterscheidet, verschiedenen Gruppen
zugeordnet werden müssen. Ebenso können Schlüsse aus der Anzahl der
Todesfälle nur mit größter Zurückhaltung gezogen werden.

Bei länger überlebenden Intensivpatienten ist auch bei genauem Obduktionsbefund nicht immer zu entscheiden, ob der Patient aus cerebralen
oder anderen Ursachen ad exitum kam. Schließlich muß auch die Tatsache
des Überlebens eines schweren Schädelhirntraumas nichts aussagen,
solange unberücksichtigt bleibt, ob aus der Behandlung restitutio ad
integrum oder bleibende schwere Defektheilung entstand. Diese Frage
blieb bis jetzt wegen der zu kleinen Patientenzahl bewußt unbeachtet.

Folgerungen

Druckmessungen stimmen bei einem Teil der Patienten (34 von 84) mit
dem neurologischen Verlauf vollständig überein. Bei etwa der Hälfte
der Verletzten bestehen geringfügige Unterschiede überhaupt oder
ausgeprägtere Diskrepanzen, die sich jedoch rasch ausgleichen. In
diesen Fällen scheint die intracranielle Druckmessung der bessere
Indikator für den weiteren Verlauf zu sein. In etwa einem Zehntel der
Fälle kann keine Übereinstimmung zwischen Höhe des intracraniellen
Druckes und neurologischer Ausfallsymptomatik gefunden werden. Für die
Patienten der Gruppe 7 (normaler Druck, schlechter neurologischer
Zustand) könnte die Erklärung mit dem computertomographischen Nachweis
primärer Hirnstammschäden gefunden werden, wie dies in einem unserer
Fälle möglich war.

Literatur

1. Fasol, P., Binder, N., Reisner, Th., Sebek, W., Strickner, M.: Erfahrungen mit
   der Messung des intracraniellen Druckes beim schweren Schädelhirntrauma. Unfallheilk. __84__, 89 (1981)
2. Gerstenbrand, F., Lückung, C.H.: Die akuten traumatischen Hirnstammschäden. Arch.
   Psychiatr. Nervenkr. __213__, 264 (1970)
3. Miller, D.J., Becker, D.P., Ward, J.D., Sullivan, H.G., Adams, W.E., Rosner,
   M.J.: Significance of intracranial hypertension in severe head injury. J. Neurosurg. __47__, 503 (1977)

Elektroencephalographische Befunde und Frequenzanalysen beim traumatisch bedingten Mittelhirnsyndrom

J. Krüger

Abteilung für Neurochirurgie, Allgemeines Krankenhaus Altona, Paul-Ehrlich-Straße 1, D-2000 Hamburg 50

Das traumatisch bedingte Mittelhirnsyndrom hat im Hinblick auf die Überlebenschance und den klinischen Endzustand eine besonders schlechte Prognose: 80-90% der Patienten sterben (FISCHGOLD u. MATHIS, 1959; FROWEIN, 1976; OVERGAARD, 1976; JENNETT u. TEASDALE, 1977). Das klinische Leitsymptom des akuten Mittelhirnsyndroms sind die Strecksynergien der Extremitäten und des Rumpfes (GERSTENBRAND, 1967; FISHER, 1969; PLUM u. POSNER, 1972). Pathologisch-anatomisch finden sich in etwa 80% der Fälle ödematöse Veränderungen und primäre oder sekundäre Einblutungen in das Mittelhirn (E. Th. MAYER, 1967; ADEBAHR u. FROMM, 1969).

Über elektroenzephalographische Untersuchungen in der frühen Phase des traumatisch bedingten Mittelhirnsyndroms wird in den letzten Jahren zunehmend berichtet (BRICOLO, 1976; RUMPL et al., 1979; HANSOTIA et al., 1981). Seit den tierexperimentellen Studien von MORUZZI und MAGOUN (1949) sowie LINDSLEY et al. (1949) ist bekannt, daß bei Läsionen im pontomesencephalen Bereich Alphafrequenzen und Spindeln auftreten können - vorausgesetzt, Thalamus und thalamocorticale Bahnen sind intakt (JASPER u. v. BUREN, 1953; NAKAMURA u. OHYE, 1964). Als erste beschrieben LOEB und POGGIO 1953 ein Alpha-EEG im posttraumatischen Koma und 1964 CHATRIAN das Auftreten von Spindeln. FISCHGOLD und MATHIS sahen 1959 die Alphaaktivitäten im Koma als "prämortale Normalisation" an. In den letzten Jahren werden den raschen Frequenzen im Koma eher eine günstige Prognose zugesprochen (CHATRIAN, 1975; BRICOLO, 1976; BRICOLO et al., 1978; RUMPL, 1979).

Die computergestützte Analyse des EEG nach der Fourier'schen Frequenzanalyse - jede periodische Funktion ist durch eine Reihe aus Sinusfunktionen darstellbar - wird seit BLACKMANN und TUKEY (1958) und COOLY und TUKEY (1965) zunehmend angewandt. Dabei wird das EEG vom Zeitbereich in den Frequenzbereich überführt -es werden die Frequenzen aus 4-Sekunden-Stücken des EEG ausgezählt (die Mittelwerte von 30-40 solcher Abschnitte berechnet) und den herkömmlichen Frequenzbändern delta (0,5-3,5 Hz), theta (3,5-7,5 Hz), alpha (7,5-12,5 Hz) und beta (12,5-32 Hz) zugeordnet (Abb. 1, weitere Ausführungen bei KÜNKEL, 1970, 1972; MATOUSEK, 1973; SPEHR, 1975; KRÜGER et al., 1977). Berichte über computergestützte EEG-Frequenzanalysen bei Patienten im traumatisch bedingten Koma und Mittelhirnsyndrom sind noch nicht sehr häufig (BRICOLO et al., 1978; MILTNER, 1979; KRÜGER, 1980).

Patientengut und Methodik

In einer prospektiven Untersuchungsreihe von 120 Patienten im posttraumatischen Koma befanden sich 25 Patienten im akuten Mittelhirnsyndrom mit dem klinischen Leitsymptom der Strecksynergien. Bei den Patienten wurde nach Möglichkeit am 1., 3., 6. und jedem weiteren dritten Tag nach dem Trauma bipolar von beiden frontalen, temporalen und occipitalen Hirnregionen mit Hilfe von Platinnadelelektroden das EEG abgeleitet

und on line der Frequenzanalyse eines AEG-Telefunken-BIO-16-Computers zugeführt. Es
wurde das Computerprogramm ESAP gewählt. Anschließend wurden die Patienten klinisch-
neurologisch untersucht und - soweit wie möglich - ein Computertomogramm (CT) angefertigt. In dieser Arbeit soll über die Ergebnisse der EEG-Untersuchungen und der
Frequenzanalyse berichtet werden.

Ergebnisse

Aus der ersten Tabelle sind die Diagnosen unserer 25 Patienten und die
Aufschlüsselung nach dem klinischen Endzustand zu entnehmen. Von den
25 Patienten sind nur zwei Mädchen im Alter von 16 und 17 Jahren
gesund geworden - das heißt, sie konnten wieder die Schule besuchen.
Zwölf Patienten durchliefen ein apallisches Syndrom; von diesen sind
zwei gesund, sechs behielten einen Defekt und vier sind gestorben.
Hervorzuheben ist, daß die acht noch lebenden Patienten ein apallisches Durchgangssyndrom gezeigt hatten. Die zwölf Patienten mit den
epi-, sub- und intracerebralen Hämatomen wurden operiert (Tabelle 1).

Die EEG-Befunde unserer 25 Patienten sind in Tabelle 2 zusammengefaßt.
Eine überwiegende Deltatätigkeit war bei allen Patienten zu sehen. Bei
vier Patienten fanden wir einen stark ausgeprägten Alpharhythmus mit
Betonung in den frontalen Ableitungen; bei diesen Patienten lag somit
das Bild eines sogenannten Alphakomas vor (Abb. 2a). Bei den anderen
sechs Patienten fanden sich die Alphafrequenzen als die Deltagrund-
aktivität überlagernde Wellen - ebenfalls frontal betont. Spindeln im
14-16-Hz-Bereich sahen wir bei 15 Patienten; auch hier eine überwiegend fronto-präzentrale Erscheinung (Abb. 3a). Ein wechselndes Auf-

Tabelle 1. Diagnosen und klinischer Verlauf bei 25 Patienten im akuten Mittelhirnsyndrom

Diagnose	Anzahl	Gesund	Defekt	Apallisch	Tot
Epiduralhämatome	5	–	2 ←	2	3
Akute Subduralhämatome	5	–	1 ←	2 →	1
					3
Intracerebralhämatome	2	1 ←	–	1	1
Stammhirnkontusionen	13		3 ←	3	
				3 →	3
		1 ←		1	6
Gesamt	25	2	6	12	17

Tabelle 2. EEG-Befunde bei 25 Patienten im akuten Mittelhirnsyndrom

Überwiegend delta-Tätigkeit	25
niedergespannt	5
delta-outbursts	8
Alpha-Frequenzen (0-5. Tag)	9
Spindeln, 14-16 Hz (0-5. Tag)	15
Alternierend alpha- und Spindelaktivitäten	4
Krampfpotentiale	4

treten dieser beiden Frequenzen (alpha und beta) war bei 4 Patienten
zu beobachten. Diese spontan aufgetretenen Wellenabläufe konnten nur
in den ersten Tagen nach dem Trauma aufgezeichnet werden. Vom 5. Tag
an war das typische Koma-EEG mit überwiegender Deltatätigkeit zu
sehen; in den acht Fällen mit sogenannten delta-outbursts, die ebenso
wie das allgemein niedergespannte EEG als prognostisch ungünstig
bezeichnet werden, waren immer rasche Frequenzen voraufgegangen (Abb.
2a und b, Abb. 3a und c). Nach Gaben von Diazepam und Dihydrobenz-
peridol konnten vereinzelt Spindelgruppen bis zum 17. posttraumatischen Tag abgeleitet werden. Krampfpotentiale hatten vier Patienten im
akuten Mittelhirnsyndrom (Abb. 4) - bei allen waren klinisch entsprechende fokale Ereignisse zu beobachten. Diese Krampfpotentiale ließen
sich nur zwischen dem zweiten und neunten Tag nach dem Trauma ableiten; in einem Fall wechselte der Krampfherd von frontal nach temporal (Abb. 4). In einem anderen Fall waren Krampfpotentiale und
Spindeln gleichzeitig zu beobachten. Keiner der vier Patienten mit den
frühen posttraumatischen Krampfpotentialen hat überlebt.

Die Frequenzanalysen der EEG-Kurven erbrachten eine Verdeutlichung und
rechnerische Absicherung der o.g. Ergebnisse. Dabei ist zu berücksichtigen, daß die Fast-Fourier-Analyse eine rein quantitative Berechnung
darstellt; über das Aussehen der einzelnen Graphoelemente - z.B. SW-
Komplexe - gibt sie keine Auskunft. Die sogenannten Leistungsspektren
(Abb. 5-7) zeigen auf einen Blick die Delta-, Theta-, Alpha- oder
Spindeltätigkeit an. Vor allem beim Alternieren der beiden letztgenannten Frequenzbereiche ist eine klare Analyse in Form eines peaks zu
erhalten (Abb. 7). Die vom AEG-Telefunken-BIO-16-Computer ebenfalls
ausgedruckten Kreuzleistungsspektren und Kohärenzfunktionen erbrachten
bei unseren Schwerstverletzten keine neuen Aufschlüsse. Ebenso war
der Theta-Alpha-Quotient in Korrelation zum Bewußtseinszustand unserer
Patienten ohne signifikante Aussage. Für eine statistische Weiterbear-
beitung der ebenfalls vom Computer ausgedruckten Zahlenwerte für die
Leistung innerhalb der einzelnen Frequenzbänder erschien uns die
Patientengruppe mit 25 Patienten noch zu klein.

Diskussion

Das traumatisch bedingte Mittelhirnsyndrom stellt immer eine lebens-
bedrohliche Verletzungsfolge dar. Typische Veränderungen der im EEG
sichtbaren Hirnfunktionen sind beim Menschen bisher unbekannt. In
Tierversuchen (encephale isolé) konnten MORUZZI und MAGOUN Alphawellen
ableiten, und im selben Jahr (1949) gelang es LINDSLEY et al. - ebenfalls beim encephale-isolé-Tier - Spindeln zu erhalten. Seit diesen
Mitteilungen wird angenommen, daß die Alpha- und Spindelaktivitäten im
Koma bei Läsionen im Mittelhirnbereich auftreten - vorausgesetzt,
Thalamus und thalamocortikale Bahnen sind intakt (JASPER u. v. BUREN,
1953; NAKAMURA u. OHYE, 1964). Weitere Berichte über klinische Beobachtungen des sogenannten Alphakomas mit nachfolgenden autoptischen
Befunden scheinen die Tierversuche zu bestätigen (BATINI et al., 1958;
OTOMO, 1966; JONES et al., 1972; LOEB, 1975). Dem stehen Beobachtungen
bei komatösen Patienten mit Alpha- oder Spindelaktivitäten gegenüber,
bei denen diese raschen Frequenzen eine gute Prognose voraussagen
lassen (CHATRIAN, 1975; BRICOLO et al., 1978; RUMPL et al., 1979).
HANSOTIA et al. (1981) fanden bei insgesamt 370 Komapatienten 22 Fälle
mit Spindelaktivitäten; sie konnten keine Beziehung zur pathologisch-
anatomischen Läsion finden und sahen die Spindeln als "dubious" an.
Unsere eigenen Beobachtungen bei 25 Patienten im akuten Mittelhirnsyndrom deuten auf eine schlechte Prognose der Alpha- und Spindelaktivitäten hin; diese raschen Frequenzen wurden innerhalb der ersten Tage
nach dem Trauma sichtbar, treten überwiegend frontopräzentral auf und

sind durch äußere Reize nicht zu unterbrechen. Wir haben bei vier
Patienten abwechselnd Alpha- und Spindelaktivitäten gesehen (STEUDEL et
al., 1979). Da wir mit Hilfe der Computertomographie in einigen Fällen
Läsionen im pontomesencephalen Bereich sichtbar machen konnten, die
z.T. durch die Autopsie bestätigt wurden, nehmen wir an, daß es sich
bei den oben beschriebenen Alphawellen und Spindeln um den Ausdruck
einer pontomesencephalen Schädigung handelt. Bei zwei Patienten konnten wir diese raschen Frequenzen registrieren, obwohl in der CT sichtbare Schädigungen im Thalamusbereich oder den thalamocorticalen Bahnen
vorhanden waren.

Besonders erwähnenswert erscheint uns die Beobachtung von Krampfpotentialen - und entsprechenden klinischen fokalen Anfällen - bei vier
unserer Patienten. Krampfpotentiale in der frühen posttraumatischen
Phase haben eine schlechte Prognose (STOCKARD et al., 1975; COURJON et
al., 1971; MILTNER et al., 1979) - auch unsere vier Patienten sind
verstorben. In einem Fall waren neben den Krampfpotentialen auf der
linken Seite auch Spindeln rechts frontal zu sehen (Abb. 5c). Auf das
gleichzeitige Vorkommen von Krampfpotentialen und Spindeln wird deshalb hingewiesen, weil SHOUSE und STERMAN 1979 in Tierexperimenten
nachgewiesen haben, daß "Schlaf"-Spindeln und Krampfpotentiale nicht
zusammen auftreten. Diese beiden Autoren sind der Meinung, daß die
"Schlafspindeln die Krampfpotentiale nicht fördern, sondern eine
schützende Funktion haben".

Die Mehrzahl unserer Patienten im akuten Mittelhirnsyndrom (80%)
wiesen in den ersten Tagen nach dem Trauma Alpha- und Spindelaktivitäten auf; alle Patienten waren sehr jung (Durchschnittsalter 18
Jahre). Diese Frequenzen wurden nach 4-5 Tagen von Deltawellen abge-
löst - in der Hälfte der Fälle als delta-outbursts. Auch die delta-
outbursts gelten als prognostisch ungünstiges Zeichen (ARFEL 1975).
Nach zwei bis drei Wochen nimmt die Deltatätigkeit ab und es treten
vermehrt Thetawellen auf. In dieser Zeit ist das akute Mittelhirnsyndrom abgeklungen; in der CT erkennt man das Abklingen der ausgeprägten
pathologischen Veränderungen (Ödeme und Blutungen) - Hirnsubstanzverluste werden deutlich. Bei klinisch günstigem Verlauf treten wieder
Alphawellen auf. Beim Apalliker sieht man erst nach vier bis sechs
Wochen wieder Alphatätigkeiten (DOLCE u. FROMM, 1967).

Die computergestützte Frequenzanalyse des EEG erbrachte eine Objekti-
vierung und Verdeutlichung der o.g. Befunde. Sie ist vor allem beim
Auftreten von (superponierten) raschen Frequenzen eine wertvolle
Hilfe. Die Auswertung der Kohärenzen und Kreuzleistungsspektren erbrachte bei unseren schwerstverletzten Patienten keine neuen Erkenntnisse.

<u>Zusammenfassung</u>

Bei 25 Patienten im akuten Mittelhirnsyndrom nach Schädelhirntrauma
fanden wir in einer prospektiven Untersuchungsreihe mit Hilfe des EEG
in 20 Fällen rasche Frequenzen im Alpha- und Spindelbereich. Wir
halten diese in der frühen Phase des traumatisch bedingten Komas
auftretenden Frequenzen nicht für ein prognostisch günstiges Zeichen
im Sinne einer Normalisierung oder einer Schlaforganisation, sondern
für den Ausdruck einer Schädigung im Mittelhirnbereich. Die computergestützte Frequenzanalyse des EEG ist eine wertvolle Hilfe und objektiviert die visuelle Auswertung.

Literatur

Adebahr, G., Fromm, H.: Schäden am Hirnstamm bei Hirndruck infolge Schädel-Hirntrauma. Beitr. Gerichtl. Med. 26, 78-83 (1969)
Arfel, G.: Introduction to clinical and EEG studies in coma. In: Handbook of clinical neurology. Vinken, P.J., Bruyn, C.W. (eds.), Vol. 23, pp. 317-367. N.-Holland Publ. Comp. Amsterdam, Oxford. New York: Amer. Elsevier Publ. Co. 1975
Batini, C., Moruzzi, G., Palstini, M., Rossi, G., Zanchetti, A.: Persistant patterns of wakefulness in the pretrigeminal midpontine preparation. Science 128, 20-32 (1958)
Blackman, R.G., Tukey, J.W.: The measurement of power spectra. New York: Dover 1958
Bricolo, A.: Prolonged post-traumatic coma. In: Handbook of clinical neurology. Vinken, P.J., Bruyn, C.W. (eds.), Vol. 24, pp. 699-755. N.-Holland Publ. Comp. Amsterdam, Oxford. New York: Amer. Elsevier Publ. Co. 1976
Bricolo, A.: Electroencephalography in neurotraumatology. Clin. Electroenceph. Chicago, 184-197 (1976)
Bricolo, A., Turazzi, S., Faccioli, F., Odorizzi, F., Sciaretta, G., Erculiani, P.: Clinical application of compressed spectral array in long-term EEG monitoring of comatose patients. Electroenceph. Clin. Neurophysiol. 45, 211-225 (1978)
Chatrian, G.E., White, L.E., Jr., Cheng-Mei Shaw: EEG pattern resembling wakefulness in unresponsive decerebrate state following traumatic brain-stem infarct. Electroenceph. Clin. Neurophysiol. 16, 285-289 (1964)
Chatrian, G.E.: Electrographic and behavioral signs of sleep in comatose states. In: Handbook Electroencephalography clinical neurophysiology. Remond, A. (ed.), Vol. 12, pp. 63-78. Amsterdam: Elsevier 1975
Cooley, J.W., Tukey, J.W.: An algorithm for the machine calculation of complex Fourier series. Math. Comput. 19, 297-301 (1965)
Courjon, J., Naquet, R., Baurand, C., Chamant, J., Choux, M., Gerin, P., Lang, M., Revol, M., Vigouroux, R.P.: Valeur diagnostique et prognostique de l'EEG dans les suites immédiates des traumatismes craniens. Rev. EEG Neurophysiol. 1, 133-150 (1971)
Dolce, G., Fromm, H.: Electroencephalographic changes in the vegetative state. Europ. Congress Neurosurg. Madrid 1967
Fischgold, H., Mathis, P.: Obnubilations, comas et stupeurs. Electroenceph. Clin. Neurophysiol. Suppl. 11 (1959)
Fisher, C.M.: The neurological examination of the comatose patient. Acta Neurol. Scand. Suppl. 36, Vol. 45 (1969)
Frowein, R.A.: Classification of coma. Acta Neurochir. 34, 5-10 (1976)
Gerstenbrand, F.: Das traumatische apallische Syndrom. Wien, New York: Springer 1967
Hansotia, P., Gottschalk, P., Green, P., Zais, D.: Spindle coma: incidence, clinico-pathologic correlates, and prognostic value. Neurology 31, 83-87 (1981)
Jasper, H.H., Buren, H. v.: Interrelationships between cortex and subcortical structures: clinical electroencephalic studies. Electroenceph. Clin. Neurophysiol. Suppl. 4, 168-202 (1953)
Jennett, B., Teasdale, G.: Aspects of coma after severe head injury. Lancet I, 878-881 (1977)
Jones, B.N., Binnie, C.D., Fung, D., Hamblin, J.J.: Reversible coma with an EEG pattern normally associated with wakefulness. Electroenceph. Clin. Neurophysiol. 33, 107-109 (1972)
Krüger, J., Steudel, W.I., Schäfer, M., Dolce, G.: Cliniconeurological and computeranalysed EEG investigations of patients in coma following operation for cerebral trauma. In: Advances in neurosurgery, Vol. 4, pp. 230-236. Berlin, Heidelberg, New York: Springer 1977
Krüger, J.: Der Verlauf komatöser Zustände im elektroenzephalographischen und computertomographischen Bild bei Patienten nach Schädel-Hirntrauma. Habilitationsschrift, Frankfurt 1980
Künkel, H.: Grundsätzliche Probleme der quantitativen Analyse von Elektroenzephalogrammen. Fortschr. Med. 88, 284-287 (1970)
Künkel, H.: Die Spektraldarstellung des EEG. Z. EEG-EMG 3, 15-24 (1972)

Lindsley, D.B., Bowden, J., Magoun, H.W.: Effect upon the EEG of acute injury to the brain stem activating system. Electroenceph. Clin. Neurophysiol. 1, 475-486 (1949)

Loeb, C., Poggio, G.: Electroencephalograms in a case with ponto-mesencephalic haemorrhage. Electroenceph. Clin. Neurophysiol. 5, 295-296 (1953)

Loeb, C.: Correlative EEG and clinico-pathological studies of patients in coma. In: Handbook electroencephalography clinical neurophysiology. Remond, A. (ed.), Vol. 12, pp. 24-36. Amsterdam: Elsevier 1975

Matousek, M.: Frequency analysis in routin EEG. Electroenceph. Clin. Neurophysiol. 24, 365-373 (1968)

Mayer, E. Th.: Zentrale Hirnschäden nach Einwirkung stumpfer Gewalt auf den Schädel. Hirnstammläsionen. Arch. Psychiat. Nervenkr. 210, 238-262 (1967)

Miltner, F.O., Halves, E., Bushe, K.A.: Prognostic aspects of electroclinical and neuroendocrine data in severe brain injury. Acta Neurochir. Suppl. 28, 40-42 (1979)

Moruzzi, G., Magoun, H.W.: Brain stem reticular formation and activation of the EEG. Electroenceph. Clin. Neurophysiol. 1, 455-473 (1949)

Nakamura, Y., Ohye, C.: Delta wave production in neocortical EEG by acute lesions within thalamus and hypothalamus of the cat. Electroenceph. Clin. Neurophysiol. 17, 677-684 (1964)

Otomo, E.: Beta wave activity in the electroencephalogram in cases of coma due to acute brain stem lesions. J. Neurol. Neurosurg. Psychiat. 29, 383-390 (1966)

Overgaard, J.: Reflections on prognostic determinantes in acute severe head injury. In: Head injuries. Mc Laurin, R.L. (ed.), p. 1-21. New York, San Francisco, London: Grune and Stratton (1976)

Plum, F., Posner, J.B.: Diagnosis of stupor and coma. Philadelphia: F.A. Davis 1972

Rumpl, E.: Elektro-neurologische Korrelationen in den frühen Phasen des posttraumatischen Komas. I. Das EEG in den verschiedenen Phasen des akuten traumatischen sekundären Mittelhirn- und Bulbärhirnsyndroms. Z. EEG-EMG 10, 148-157 (1979)

Rumpl, E., Lorenzoni, E., Hackl, J.M., Gerstenbrand, F., Hengl, W.: The EEG at different stages of acute secondary traumatic midbrain and bulbar brain syndromes. Electroenceph. Clin. Neurophysiol. 46, 487-797 (1979)

Shouse, M.N., Sterman, M.B.: Changes in seizure susceptibility, sleep time and sleep spindles following thalamic and cerebellar lesions. Electroenceph. Clin. Neurophysiol. 46, 1-12 (1979)

Spehr, W.: EEG spectral analysis and laboratory routine work: the biosignalprocessor BIO 16-1. In: Quantitative analysis of the EEG. Methods and applications. Matejcek, M., Schenk, G.K. (eds.), S. 497-508. Konstanz: AEG-Telefunken 1975

Steudel, W.I., Krüger, J., Grau, H.: Zur Alpha- und Spindel-Aktivität bei komatösen Patienten nach einer Schädel-Hirn-Verletzung unter besonderer Berücksichtigung der Computertomographie. Z. EEG-EMG 10, 143-147 (1979)

Stockard, J.J., Bickford, R.G., Aung, M.H.: The electroencephalogram in traumatic brain injury. In: Handbook clinical neurology. Vinken, P.J., Bruyn, C.W. (eds.), Vol. 23, pp. 317-367. N.-Holland Publ. Comp. Amsterdam, Oxford. New York: Amer. Elsevier Publ. Co. 1975

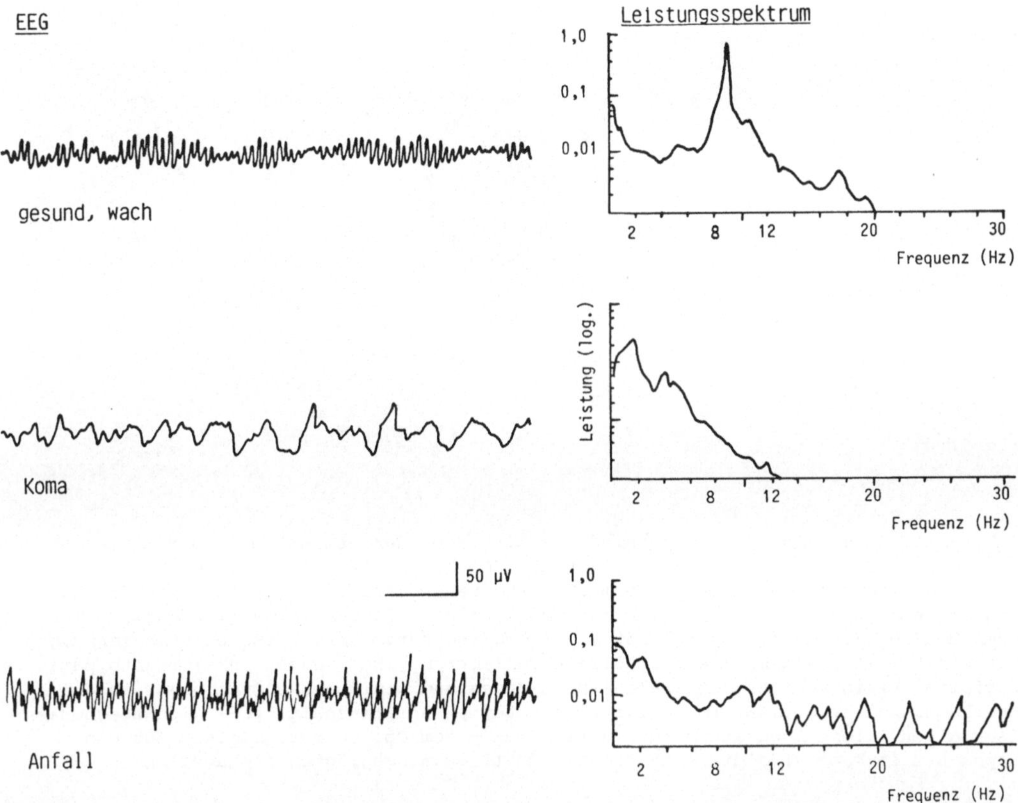

Abb. 1. Gegenüberstellung der Original-EEG-Kurve (*links*) und dem entsprechenden computergerechneten Leistungsspektrum (*rechts*) bei einem gesunden, wachen Probanden, bei einem komatösen Patienten und einer EEG-Kurve mit Krampfpotentialen

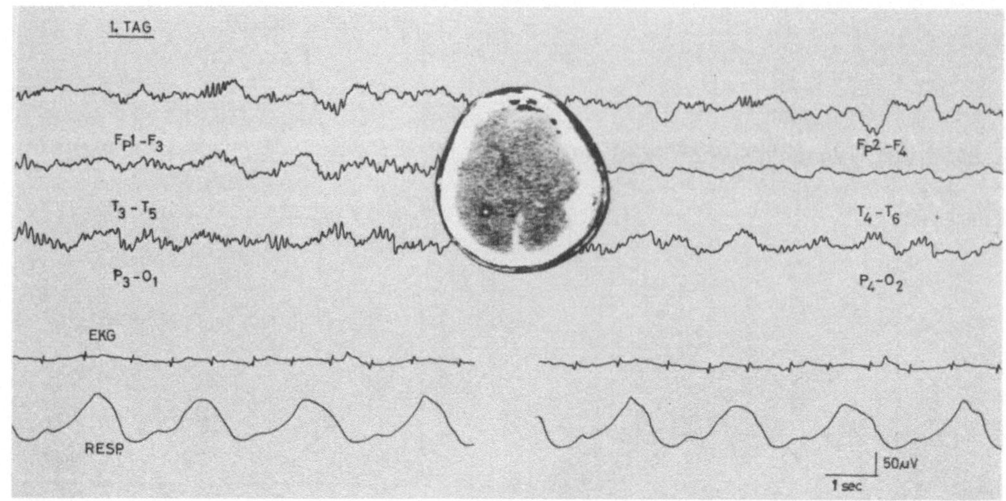

Abb. 2. a In den Abb. 2a bis 4c sind die CT-Bilder der Patienten in der Mitte der Abbildung und Ausschnitte der abgeleiteten EEG-Kurven desselben Tages rechts und links davon angeordnet (entspr. dem 10-20-System); darunter befindet sich das EKG und darunter die Atemkurve. 23jähriger Mann, akutes Subduralhämatom rechts, 1 Tag nach der Operation. *Klinisch*: akutes Mittelhirnsyndrom. *CT*: 5 cm oberhalb der Augen-Ohr-Linie (AOL); erhebliche Mittellinienverlagerung (MLV) nach links; rechts parieto-occipital kleinere intracerebrale Einblutungen und beginnendes Ödem; massive Sub-arachnoidalblutung (SAB) im occipitalen Interhemisphärenspalt. *EEG*: Alphafrequenzen über allen Ableitungen außer rechts temporal - dem Op.-Gebiet. Typisch für ein Alpha-EEG im Koma sind die auch frontal deutlich ausgeprägten Alphawellen

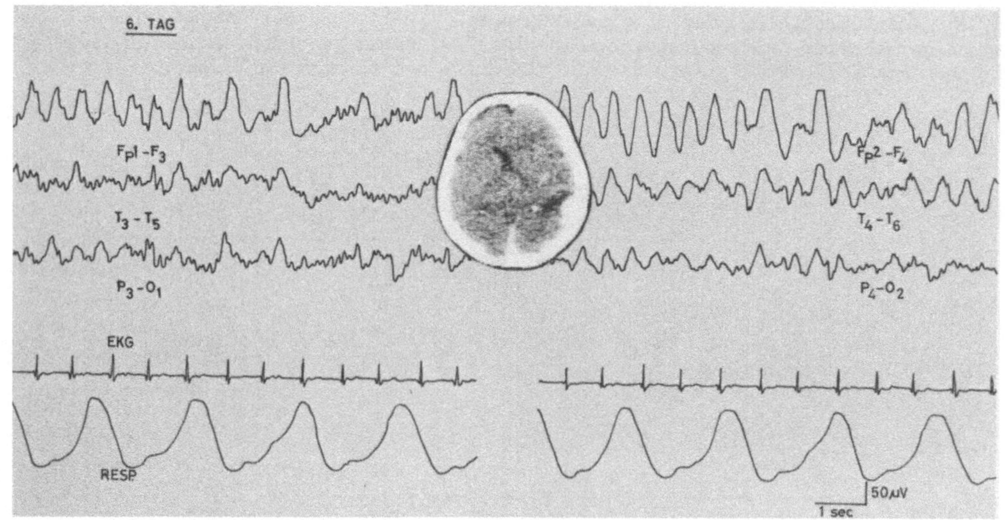

Abb. 2. b Derselbe Patient wie in Abb. 2a 5 Tage später. *CT*: noch erhebliche MLV nach links; Kontusionsherd rechts parietooccipital jetzt noch deutlicher darge-stellt. *EEG*: Alphafrequenzen in Rückbildung, es treten delta-outbursts - vor allem bds. frontal - auf; an die Stelle der Alpha-treten jetzt Deltawellen. Der Patient ist am 9. Tag gestorben

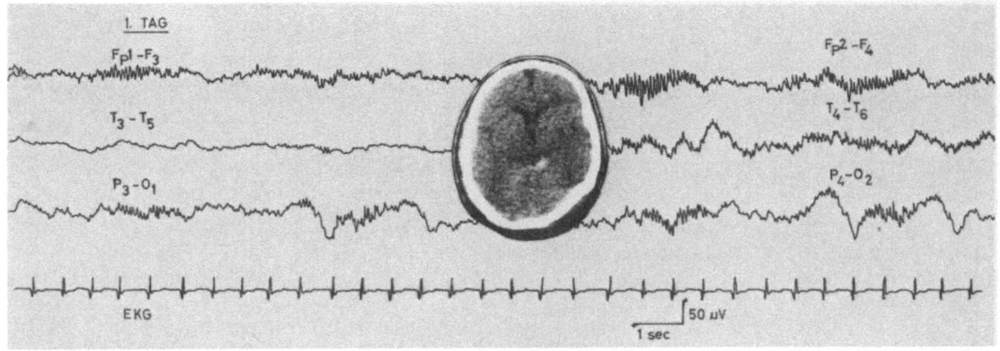

Abb. 3. a 11jähriges Mädchen, Impressionfraktur der hinteren Schädelgrube; 1 Tag nach dem Trauma; klinisch: akutes Mittelhirnsyndrom. *CT*: 4 cm oberhalb der AOL; Ventrikelsystem mittelständig, III. Ventrikel aufgeweitet, periphere Liquorräume sichtbar; frisches Blut in der lamina quadrigemina mit Ausdehnung in die Mittelhirnhaube; Impressionsfraktur der hinteren Schädelgrube - rechts betont. *EEG*: ausgeprägte Spindelaktivitäten über allen Regionen, links temporal nur wenige Spindeln, Theta- und Deltawellen

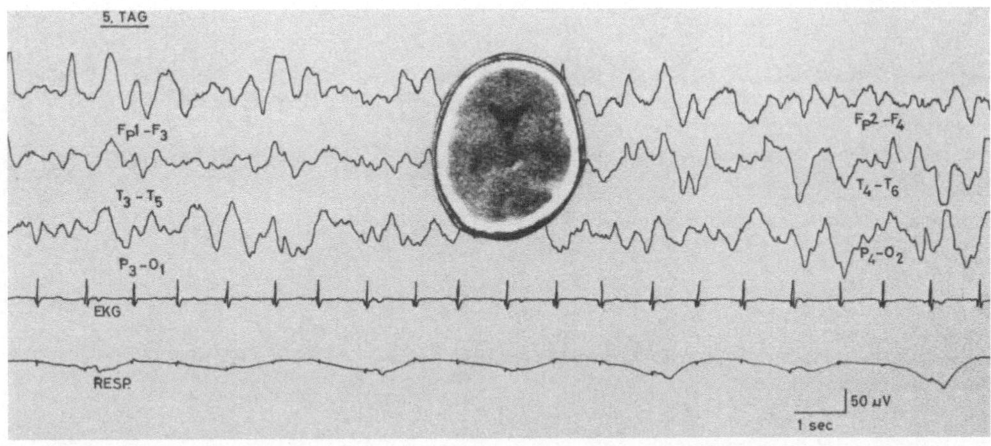

Abb. 3. b Dieselbe Patientin wie in Abb. 3a 4 Tage später. *CT*: deutliche Aufweitung des Ventrikelsystems, insbesondere des III. Ventrikels und beider Temporalhörner; periphere Liquorräume aufgebraucht; rechts temporal Anzeichen einer contrecoup-Kontusion; Blut in der cist. quadrigemina und Mittelhirnhaube; hypodense Zonen im Bereich des rechten Occipitallappens. *EEG*: keine Spindeln mehr nachweisbar; es herrschen hohe delta-Wellen vor, die von schnellen Theta- und wenigen Alphawellen überlagert werden

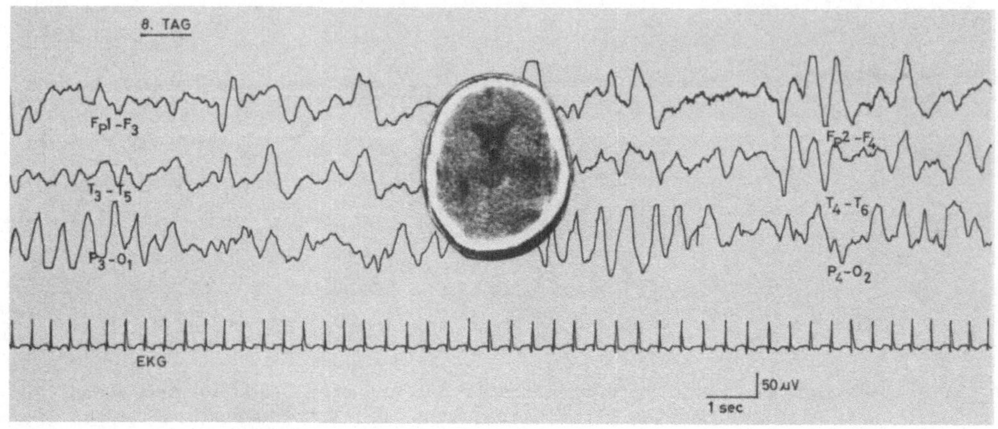

Abb. 3. c Dieselbe Patientin wie in Abb. 3a, b am 8. Tag nach dem Trauma. *CT*: stärkere Aufweitung des Ventrikelsystems; Mittelhirnblutung noch sichtbar. *EEG*: überwiegende Deltatätigkeit und delta-outbursts; die raschen Frequenzen sind verschwunden. Die Patientin ist wenige Stunden später gestorben

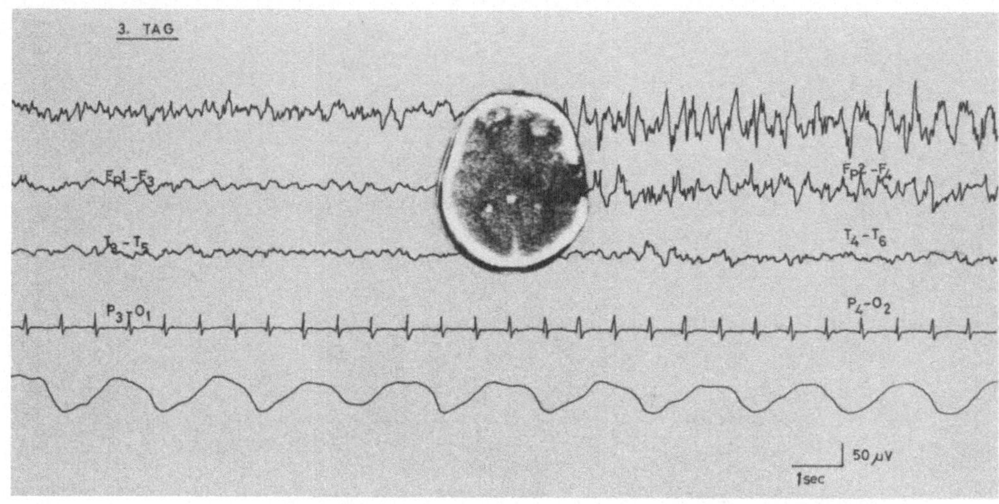

Abb. 4. a 79jähriger Mann, multilokuläre Intracerebralhämatome, 3 Tage nach Entlastungsoperation rechts temporal; *klinisch*: auf Schmerzreize Strecksynergismen. *CT*: 4 cm über AOL: Trepanationslücke rechts temporal; Pinealiskalk gering nach links verlagert; rechter Plexuskalk gering nach frontal verlagert; Ventrikelsystem und periphere Liquorräume nicht sichtbar; contre-coup-Herde bds. frontal; rechts temporooccipital ausgeprägtes Ödem. *EEG*: überwiegender Deltarhythmus mit überlagernden Thetawellen; Krampffokus rechts frontal mit Ausbreitung nach rechts temporal

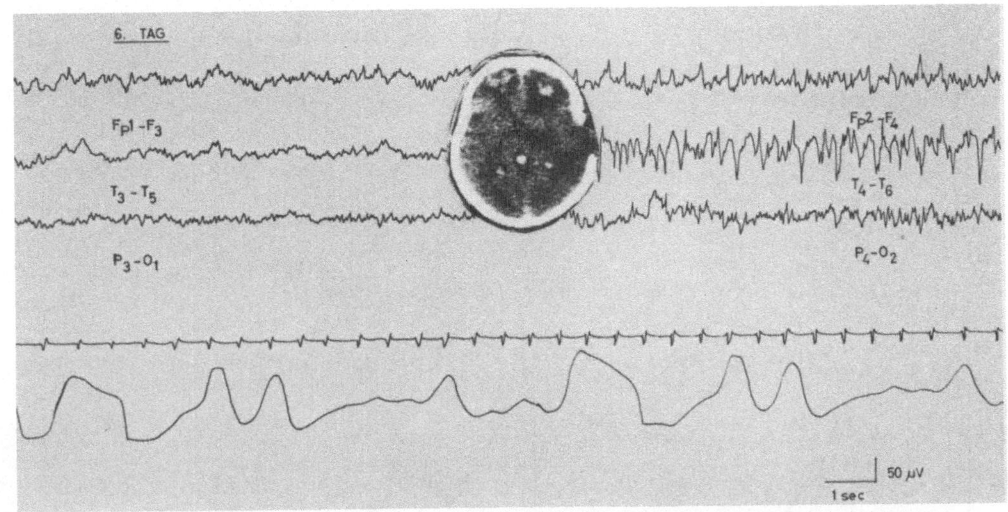

Abb. 4. b Derselbe Patient wie in Abb. 4a 6 Tage nach der Operation. *CT*: Rückbildung der hyperdensen Blutungsherde bds. frontal, sonst keine wesentliche Änderung. *EEG*: Krampfherd jetzt rechts temporal am deutlichsten ausgeprägt; spitze Thetawellen in allen Kanälen zu erkennen, besonders auch rechts occipital

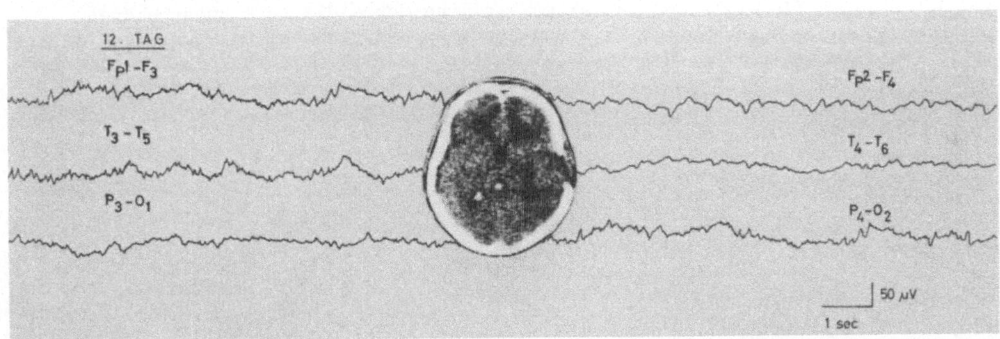

Abb. 4. c Derselbe Patient wie in Abb. 4a, b 12 Tage nach der Operation. *CT*: Hygrom links temporoparietal; das Ventrikelsystem hat sich etwas geöffnet; contrecoup-Herde bds. frontal isodens - nur durch den umgebenden Ödemsaum abgrenzbar; Ödem rechts occipital. *EEG*: keine Krampfpotentiale sichtbar; nur noch links frontal und temporal spitze Thetawellen, geringer auch rechts occipital; überwiegende Deltatätigkeit (diese EEG-Abschnitte sind nur Ausschnitte einer über mindestens eine Stunde andauernden EEG-Ableitung). Der Patient ist am 26. Tag gestorben

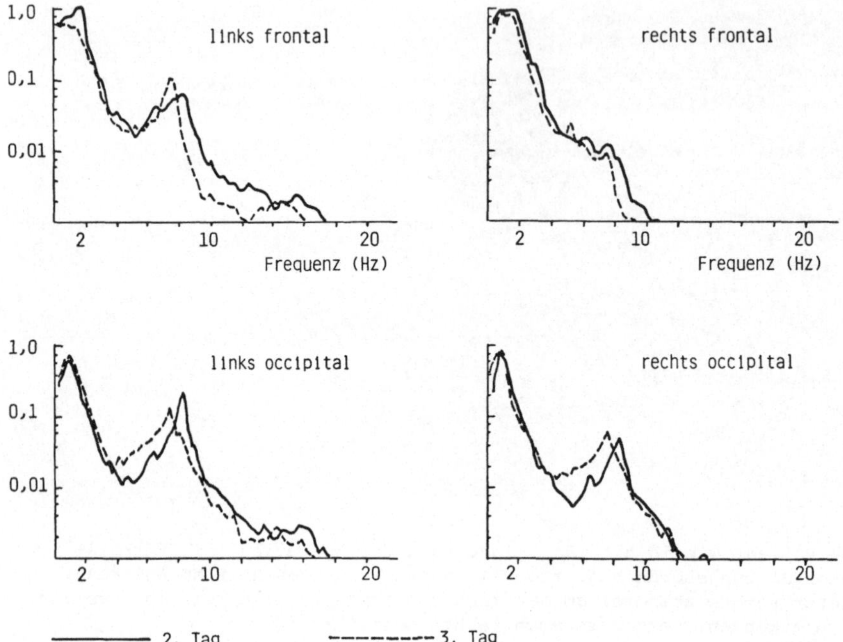

Abb. 5. Beispiel für Alphakoma in der Darstellung durch die Leistungsspektren. Derselbe Patient wie in Abb. 2. Leistungsspektren bds. frontal und occipital am 2. und 3. Tag nach dem Trauma: hohe Deltaaktivität, deutlicher alpha-peak, besonders über der linken – nicht operierten bzw. verletzten Hemisphäre – und geringer auch rechts occipital. Am 3. Tag Verlangsamung des Alpharhythmus

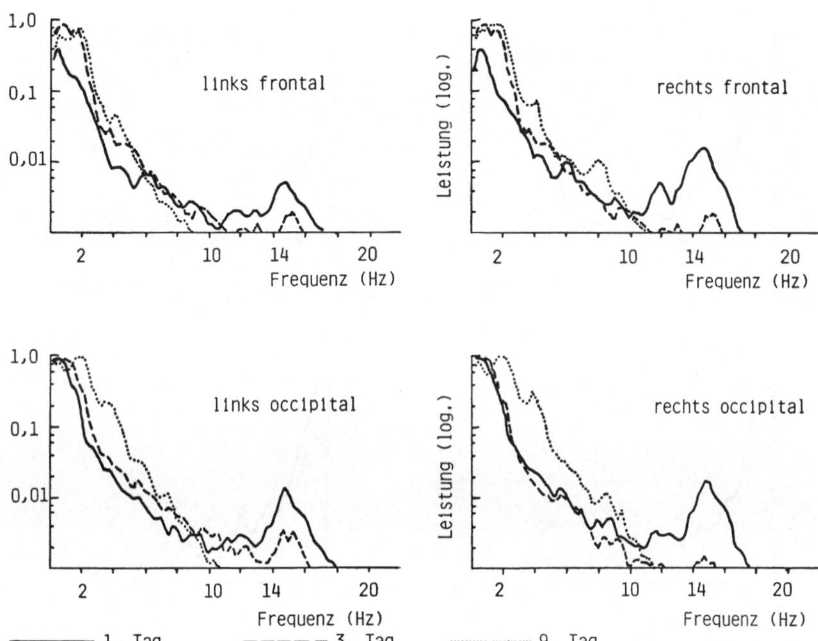

<u>Abb. 6.</u> Beispiel für Spindeltätigkeit im Koma in der Darstellung durch die Leistungs-spektren. Dieselbe Patientin wie in Abb. 3. Leistungsspektren bds. frontal und occipital am 1., 3. und 8. Tag. Am ersten Tag ausgeprägte peaks bei 14 Hz (Spindeln), die am 3. Tag nur noch gering und am 8. Tag nicht mehr nachweisbar sind

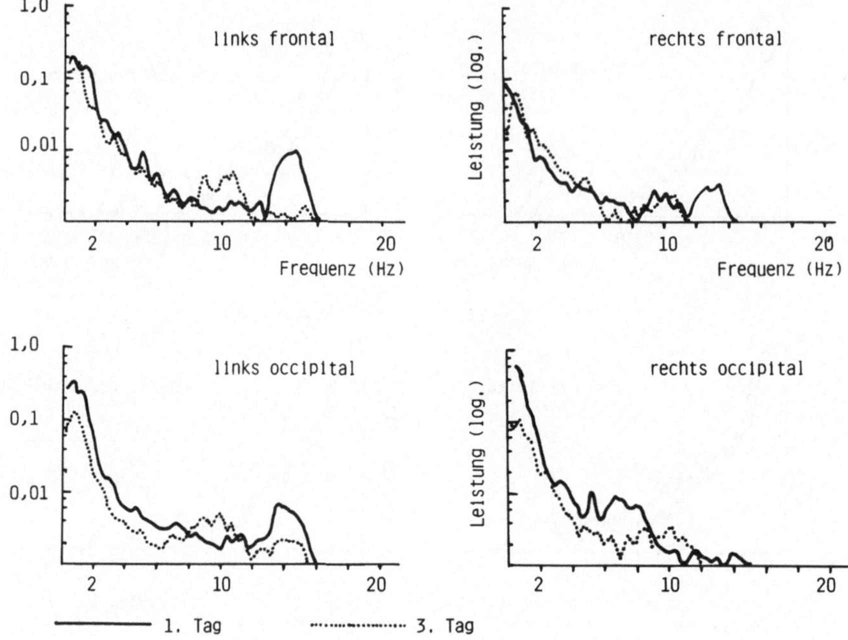

Abb. 7. Beispiel für das alternierende Vorkommen von Alpha- und Spindeltätigkeiten. 19jähriger Mann. *Klinisch*: akutes Mittelhirnsyndrom, kein intracranielles Hämatom. Leistungsspektren bds. frontal und occipital. Am 1. Tag deutlicher peak bei 14 Hz (Spindeln), links betont; am 3. Tag alpha-peak bei 10 Hz. Der Patient ist am 15. Tag verstorben

Toposelektive EEG-Ableitungen und ihre Bedeutung für die Diagnose von Hirnsubstanzschäden

G. SITZER und H. ALTENBURG

Neuenkirchener Straße 62, D-4830 Gütersloh 1

Einleitung

Auf die Problematik der Signalerfassung konventioneller Ableitungen wurde mehrmals hingewiesen; während die Analyse der Signale technisch perfektioniert wurde, hat man sich mit einer unvollkommenen Signalerfassung durch die bipolare und unipolare Ableitung arrangiert (1).

Während mit der bipolaren Ableitung im allgemeinen die Potentialdifferenz zwischen zwei aktiven Elektroden erfaßt werden, mißt die unipolare Ableitung die Potentialdifferenz zwischen einer sogenannten elektrisch inaktiven Elektrode und der eigentlichen elektrisch aktiven Elektrode auf der Kopfoberfläche.

Die Nachteile beider Verfahren, insbesondere der unipolaren Ableitung, liegen in dem Fehlen einer elektrisch inaktiven Referenzelektrode, die besonders durch Streufelder von den temporobasalen Abschnitten zu Fehldeutungen hinsichtlich der Fokalisierung führen kann.

Die bipolare Ableitung dagegen gibt Potentialfelder und Amplituden nur undeutlich wieder. Pseudofrequenzen können darüberhinaus auftreten, jedoch ermöglicht die bipolare Schaltung eine weitgehend identische Fokalisierung durch die Phasenumkehr.

Die von HJORTH entwickelte Quellenableitung bietet durch die mathematische Erfassung der Potentialfelder der Schädeloberfläche als "Quelle" eine exaktere Abbildung der Signalgewinnung, zurückgehend auf den mathematischen Begriff der "Quelle" nach LAPLACE. Abgeleitet wird das Signal einer Elektrode gegen den gewichteten Mittelwert der Nachbarelektrode. Die erhöhte topographische Abbildung ist durch das Prinzip der Quellenerfassung gegeben: Liegt das Quellensignal unmittelbar im Meßbereich einer Quellenelektrode, so weisen fast alle Potentialgradienten in den radial auf die Meßelektrode angeordneten bipolaren Ableitungen die gleiche Polarität auf, wobei entfernt von der Quelle liegende Signale entsprechend niedrig abgebildet werden.

Liegt ein Quellensignal dagegen außerhalb oder am Rande der zu erfassenden Meßebene, so werden durch Aufhebung positiver und negativer Potentialgradienten die außerhalb einer Meßfläche störenden Einflüsse unterdrückt (Abb. 1). Somit ergibt sich eine wesentlich bessere Signalzuordnung gegenüber der sogenannten elektrisch inaktiven Referenzelektrode. Ein weiterer Abbildungsvorteil liegt in der Konzentrierung von örtlichen Signalaktivitäten auf einen, nämlich der Quelle am engsten benachbarten Kanal: eine wesentliche Voraussetzung zur Optimalisierung der visuellen Auswertung, da der mühselige Vergleich der uni- und bipolaren Ableitung hinsichtlich fokaler Prozesse hierdurch weitgehend aufgehoben wird. Die Erwartungen der mathematischen Modellvorstellungen der Quellenableitung haben sich mittlerweile in der klinisch-

neurophysiologischen Routinediagnostik eingehend bestätigt (1, 3, 6,
9-13).

Die hirncontusionelle Schädigung steht im Gegensatz zur Commotio
cerebri in deutlicher Korrelation zu pathologischen EEG-Veränderungen
und ist nach zeitlicher Restitution der klinisch-neurologischen Symptomatik nur in wenigen Fällen noch nachweisbar. Aufgrund der neurophysiologischen Pathomechanismen findet sich hier vorwiegend eine
Frequenzverminderung als fokale oder seitenbetonte Störung, wobei eine
erhebliche Allgemeinveränderung anfangs eine Maskierung der fokalen
Störungen hervorrufen kann. Der Grad der Allgemeinveränderung wiederum
ist abhängig von der Ausdehnung der Herdveränderung sowie der Schwere
der Schädelhirnverletzung. Im allgemeinen ist die Rückbildungstendenz
der Allgemeinveränderung deutlicher gegenüber der fokalen Betonung.
Gelegentliche Spitzenpotentiale sollten nicht als Ausdruck einer
epileptogenen Störung gesehen werden und sind besonders bei Jugendlichen nachweisbar und zeigen eine schnelle Rückbildungstendenz.

Stimmt im Anfang die EEG-Fokalisierung mit der tatsächlichen Lokalisation des Contusionsherdes überein, so verlagert sich häufig der EEG-
Befund im Bereich der Temporal- oder Parietalregion; dort oft nachweisbar als sogenannte fokale Dysrhythmie. In ca. 25% einer Contusio
cerebri mit allgemein guter Rückbildungstendenz läßt sich eine alpha-
Verminderung in den occipitalen Abgriffen nachweisen, die jedoch nur
aufgrund von EEG-Mehrfachableitungen diagnostiziert werden sollte.

<u>Methodik</u>

Schaltungstechnisch wurde zur Erzielung der Simultanableitung die uni- und bipolare
Ableitung bei ausgewählten, meist fokalen Hirnprozessen, die durch die craniale
Computertomographie objektiviert wurde, der toposelektiven Ableitung gegenübergestellt und in Korrelation gebracht. 24 Patienten wurden mittels Längsschnittunter-
suchungen hirnelektrisch erfaßt, und zwar unter erfolgten Verlaufsuntersuchungen
alle 10 Tage bis zum 3. Monat nach dem Unfallereignis, dann alle 2 Monate. An Früh-
komplikationen ließ sich durch die craniale Computertomographie in 9% der Fälle ein
epidurales Hämatom, in 33% der Fälle ein subdurales Hämatom sowie in 16% eine Contusionsblutung nachweisen. Darüberhinaus zeigten sich allgemeine Veränderungen in
33% der Fälle durch ein lokales Hirnödem und in 9% des Patientengutes durch ein
diffuses Hirnödem.

Einzelne Beispiele wurden durch on-line-Registrierung automatisch frequenzanalysiert,
um somit die Frequenzbänder und Fokalisierung in den konventionellen Schaltungen
gegenüber der Quellenableitung herzustellen. Neben den in Deutschland üblichen
Parametern mit bestimmter Zeitkonstante, oberer Grenzfrequenz, wurden die hirnelektrischen Ableitungen sämtlich mit einem 16-Kanal-Gerät und zusätzlicher EKG-
Registrierung vorgenommen. Die Frequenzanalyse erfolgte in der on-line-Registrierung
mit Analogplotting von 4 Kanälen.

<u>Ergebnisse</u>

Querschnittsmäßig sollen typische Abbildungen sprechend für einzelne
Fallbeispiele wiedergegeben werden. Jedoch entspricht die Einzelabbil-
dung der statistischen Häufigkeit. Die Abb. 2, 3 und 4 geben die
toposelektive Ableitung im Vergleich zur simultanen Schaltung der bi-
und unipolaren Programme bei einem Patienten mit einer Contusio cerebri wieder unter Berücksichtigung der sogenannten fokalen Wanderung.

In Abb. 2 erkennen wir eine schwere Allgemeinveränderung ohne Hinweis
für eine fokale Betonung, die unter der Quellenableitung ebenfalls

nicht zu objektivieren war. In Abb. 3 fielen frontale Betonungen auf
in Übereinstimmung zur computertomographisch erfaßten frontalen Contusionsblutung, wobei unter der Quellenableitung schon eine Fokalisierung sich unter den frontalen Elektroden ausbildete (Abb. 4). Insgesamt imponierten jedoch besonders unter der bipolaren Ableitung mit
Schwerpunkt im fronto-temporalen Bereich polymorphe delta-Wellen.

In Abb. 5 sehen wir das Hirnstrombild eines 24jährigen Patienten mit
einer Contusio cerebri ohne klinisch-neurologisch objektivierbare
Ausfälle. Computertomographisch stellte sich ein li.-temporaler Herd
dar, der als Contusionsblutung interpretiert wurde. 3 Monate nach dem
Unfallereignis traten psychomotorische Anfälle auf mit entsprechenden
Anfallsäquivalenten unter dem Hirnstrombild. In der hirnelektrischen
Ableitung der bipolaren Schaltung gegenüber der toposelektiven Ableitung sehen wir einzelne biphasische hypersynchrone Potentiale mit
langsamer Nachschwankung sowie eine exakte Darstellung des intermittierenden Fokus unter T3-S. Die Frequenzanalyse entspricht der computertomographisch erfaßten Läsion (Abb. 6).

In einem weiteren Beispiel wird die hirnelektrische Aktivität eines
32jährigen Patienten mit schwerem Schädelhirntrauma i.S. eines Stirn-
hirnsyndroms wiedergegeben, auch dort konnte eine Fokuswanderung
beobachtet werden mit entsprechender Stabilisierung unter der toposelektiven Ableitung in Übereinstimmung mit den computertomographischen Befunden (Abb. 7).

In Abb. 8 werden zwei Fallgruppen in ihrer Aussagekraft zur unterschiedlichen EEG-Ableitemethodik dargestellt. 200 Patienten mit der
Diagnose einer Contusio cerebri wurden nicht simultan abgeleitet,
sondern zeitlich, wie es üblich ist, durch Hintereinanderschaltung
der einzelnen Programme in ihrer Amplitude und Phasenlage verglichen.
Darüberhinaus wurden 24 EEG-Ableitungen simultan mit uni- und bipolaren Schaltungen gegenüber der toposelektiven Ableitung verglichen
und ausgewertet. Die Abbildung weist besonders bei der fokalen Betonung auf eine deutliche Fokalisierungstendenz der toposelektiven
Ableitung in Analogie zu den computertomographischen Befunden hin;
dieses konnte besonders durch die simultane Ableitung bestätigt
werden, auch im Hinblick sogenannter fokaler Epilepsiepotentiale.

In Abb. 8 wird die Rückbildungstendenz der fokalen EEG-Veränderungen
im Verlaufe zweier Jahre wiedergegeben. Hieraus ist eindeutig ersichtlich, daß die Quellenableitung eine empfindlichere Methode darstellt
zur Erfassung fokaler Prozesse aufgrund der therapeutischen Voraussetzungen und selbst nach 2 Jahren mehr fokale Betonungen aufweist als
die herkömmlichen konventionellen Schaltungen.

Faßt man die Ergebnisse einer zweijährigen Simultanableitung der
konventionellen Schaltung gegen die Quellenableitung zusammen, so
ergibt sich eine eindeutige Priorität insbesondere bei fokalen Prozessen. Somit stellt die Quellenableitung nach HJORTH eine Signalgewinnung an der Schädeloberfläche dar, die - beruhend auf dem theoretischen Modell nach LAPLACE - eine genauere Eingrenzung einer pathologischen Signalquelle vornimmt. Dabei werden Potentiale und/oder
Potentialgefälle unterdrückt, deren Ursprung außerhalb der zu erfassenden Meßfläche zu suchen ist. Ein wesentlicher Vorteil zur topo-
logischen Zuordnung pathologischer Signale ergibt sich durch die
Konzentration örtlicher Aktivitäten dem der Quelle eng benachbarten
Kanal. Die Unabhängigkeit von Referenzpunkten ist ebenfalls eine
wesentliche Voraussetzung zur Abbildung identischer Signale.

Zusammenfassung

200 Patienten mit einer Contusio cerebri wurden im Zeitraum von 2
Jahren hinsichtlich der Standardableitungen gegenüber einer zeitlich
versetzten toposelektiven Ableitung unter fokalen Gesichtspunkten
untersucht, darüberhinaus 24 Patienten simultan abgeleitet mit der
Diagnose einer Contusio cerebri. Bereits die Erfahrung der im klinischen Alltag gewonnenen Erkenntnisse sowie die jetzt statistisch
erhöhte Aussagefähigkeit ergab insbesondere bei simultaner Ableitung
gegenüber den konventionellen EEG-Programmen für die Quellenableitung
eine eindeutige Verbesserung der Zuordnung fokaler Prozesse in ihrer
Topologie. Hierbei bildeten sich die Signalaktivitäten als örtliche
Größe häufig am unmittelbar benachbarten Kanal ab und stehen, besonders bei rindennahen Prozessen, in deutlicher Übereinstimmung zur
morphologischen Änderung der ZNS-Strukturen.

Literatur

1. Berglund, K., Hjorth, B.: Ein neues Verfahren der EEG-Ableitung. Die Quellenableitung. Elektromedica 1976
2. Gloor, P.: Generalized cortico-reticular epilepsies. Some considerations on the
   pathophysiology of generalized bilaterally synchronous spike and wave discharge.
   Epilepsia 9, 249 (1968)
3. Grass, K., Gottschalk, M.: Verbesserung der optischen EEG-Auswertung durch die
   Quellenableitung. Vorgetragen auf dem Deutschen EEG-Kongreß 1978
4. Hjorth, B.: An on-line transformation of EEG scalp potentials into orthogonal
   source derivations. EEG Cl. Neurophysiol. 39, 526-430 (1975)
5. Hjorth, B.: The localisation of foci in the scalp field. Proc. IVth Houston
   Gothenburg Clinical Neurophysiology Conference, 1975
6. Hjorth, B.: Die Quellenableitung vereinfacht die topographische Bedeutung des
   EEG. Siemens, 1980
7. Hjorth, B.: Multichannel EEG preprocessing. Analogue matrix operations in the
   study of local effect. Pharm. Neuro-Psychopharmakologie, S. 111-117. Stuttgart:
   Thieme
8. Kubicki, S., Hermann, W., Laudahn, G.: Faktor Analysis and EEG Variables. Stuttgart, New York: Fischer 1981
9. Lütcke, A., Mertins, L.: Die Anwendung der toposelektiven Ableitungen ("Quellen-
   ableitungen") für die klinisch-elektroencephalographische Lokalisationsdiagno-
   stik. Vorgetragen auf dem Deutschen EEG-Kongreß 1978
10. Logar, Ch., Martischnig, R., Engel, S., Sager, W.D., Ladurner, G.: Die Wertig-
    keit von EEG und Computertomographie bei ischämischen Insulten. EEGEMG, S. 161-
    166. Stuttgart: Thieme 1979
11. Niebeling, H.G.: Einführung in die Elektroencephalographie, 2. Aufl. Berlin,
    Heidelberg, New York: Springer 1980
12. Sitzer, G., Windgassen, K., Brune, G.G.: Die toposelektive EEG-Ableitung als
    neues Verfahren in der klinisch-neurophysiologischen Diagnostik. Acta Electro-
    medica (zur Publication angenommen)
13. Spehr, W.: Quellenableitung nach Hjorth - eine verbesserte EEG-Ableitetechnik.
    Elektromedica 4/1976

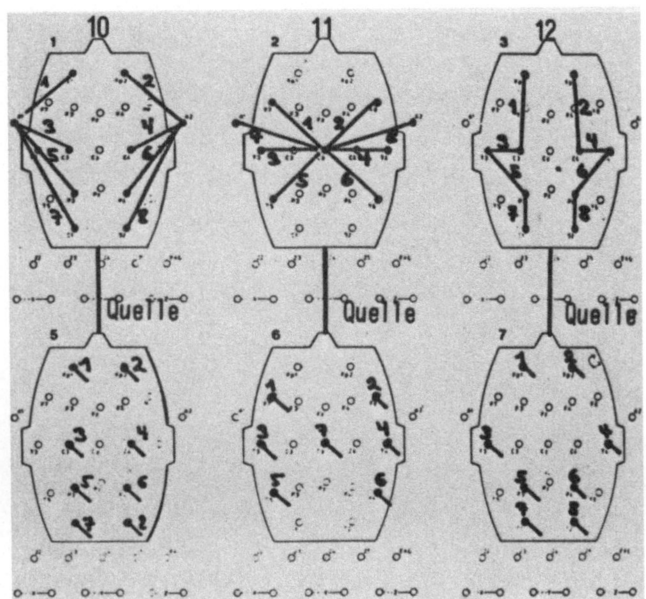

Abb. 1. Uni- und bipolare Programme mit Schaltung der Quellenableitung zur simultanen Erfassung hirnelektrischer Signalgrößen. (Nach Sitzer)

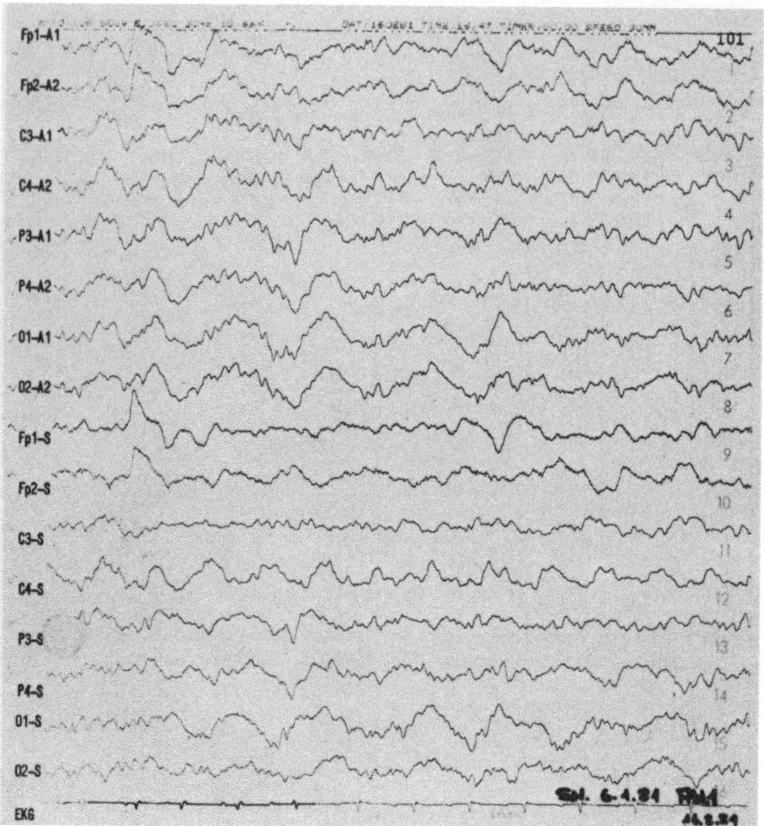

Abb. 2. Schwere Allgemeinveränderungen ohne Herdhinweis

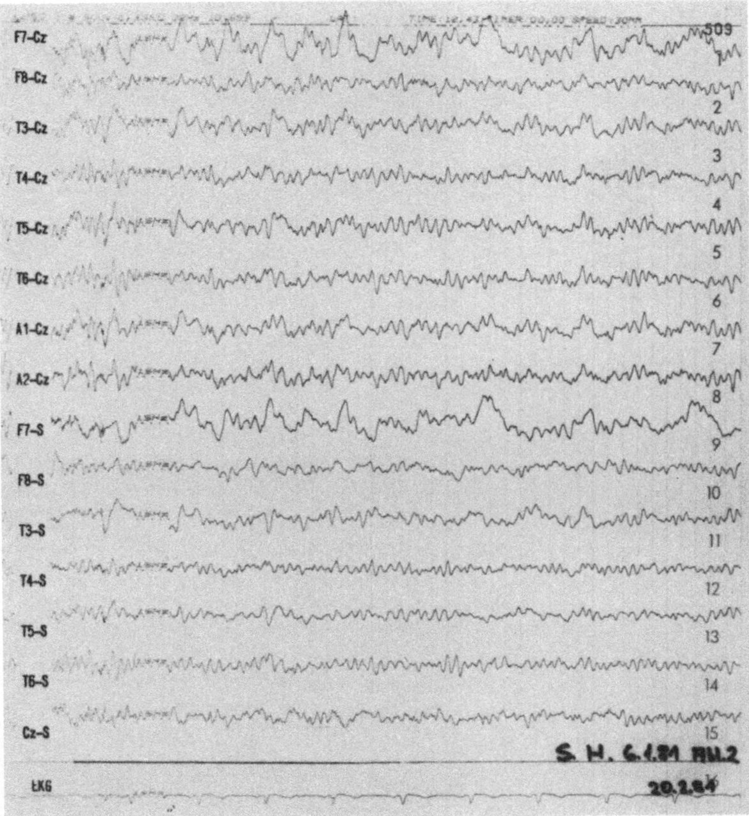

Abb. 3. Frontal betonte Veränderungen bei konventioneller Ableitung

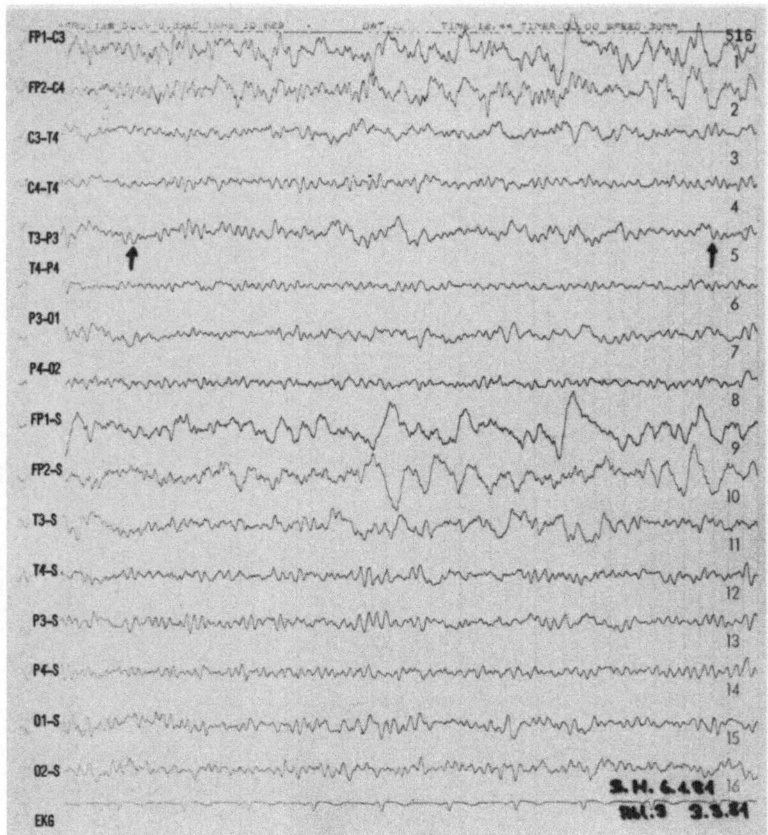

Abb. 4. Fokalisierung der frontalen Veränderungen unter Quellenableitung bei dem gleichen Patienten wie in Abb. 3

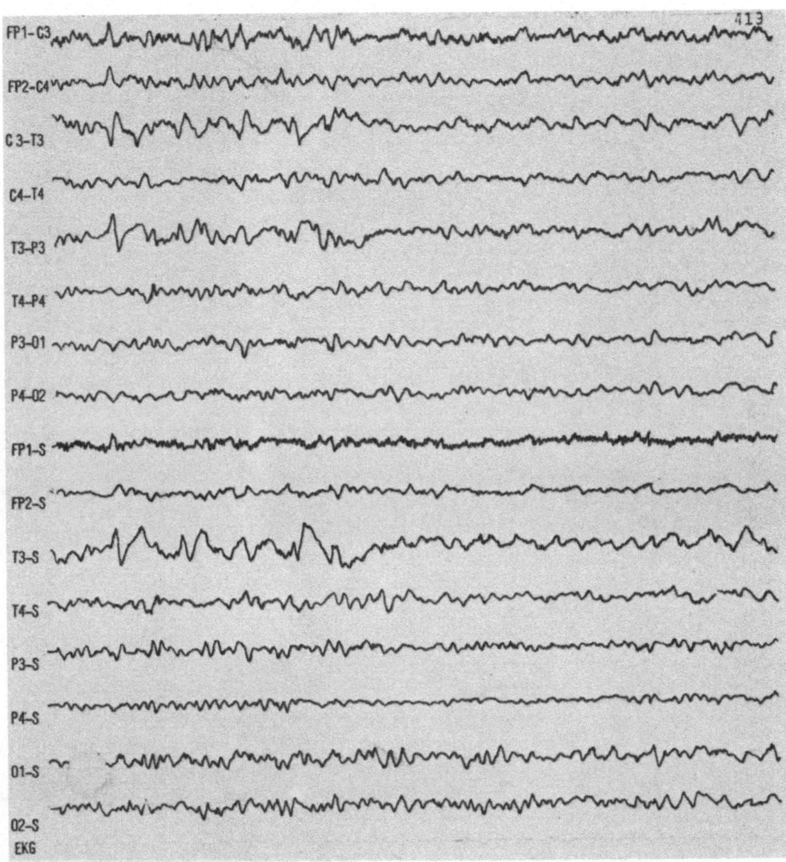

Abb. 5. Links temporaler Fokus bei posttraumatischen psychomotorischen Anfällen

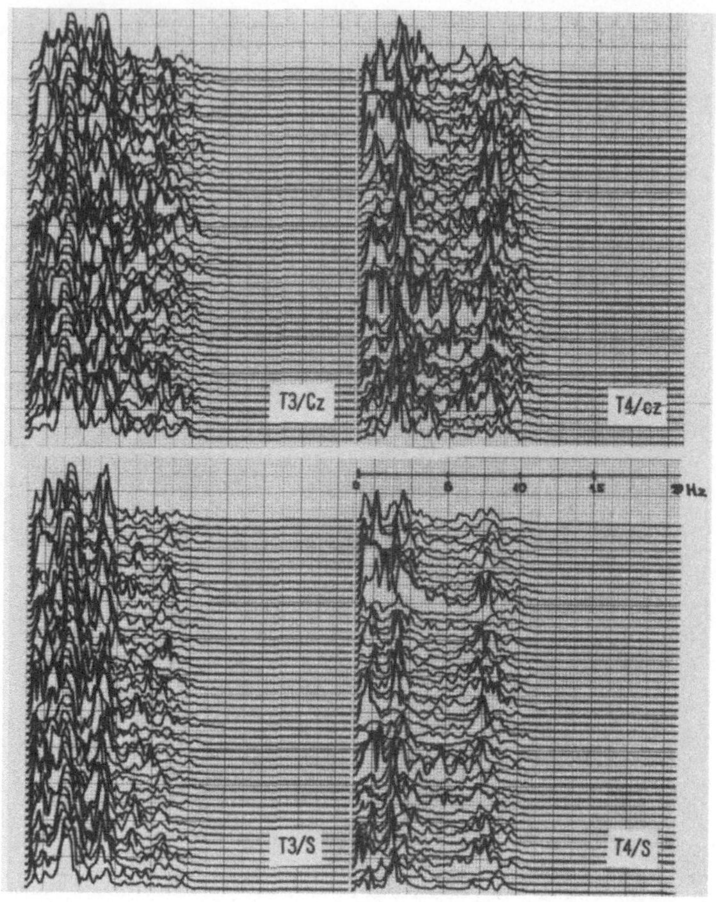

Abb. 6. Frequenzanalyse bei dem gleichen Patienten wie in Abb. 5

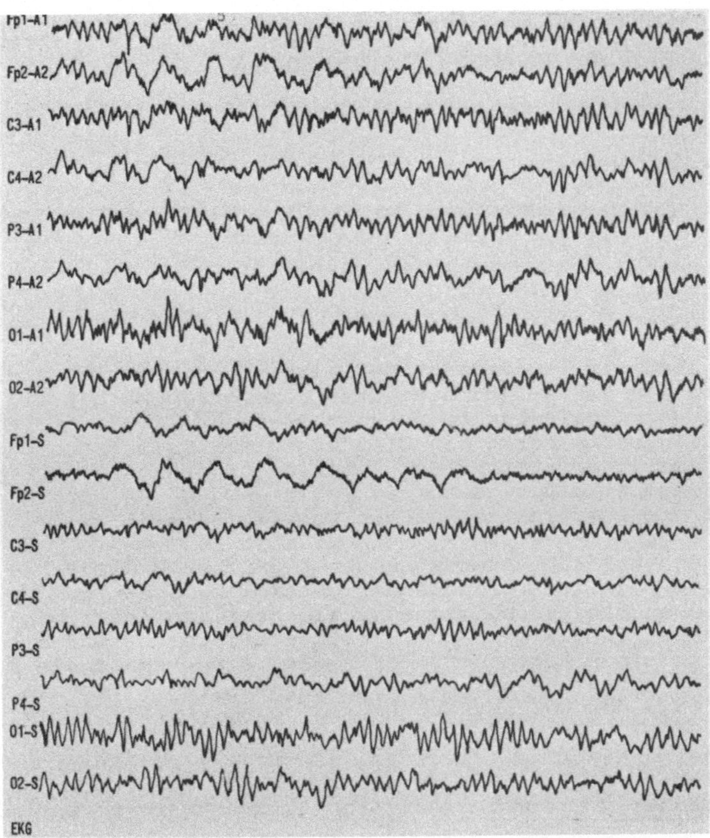

<u>Abb. 7.</u> Stabilisierung eines frontalen Fokus unter der toposelektiven Ableitung bei computertomographisch gesicherter frontaler Kontusion

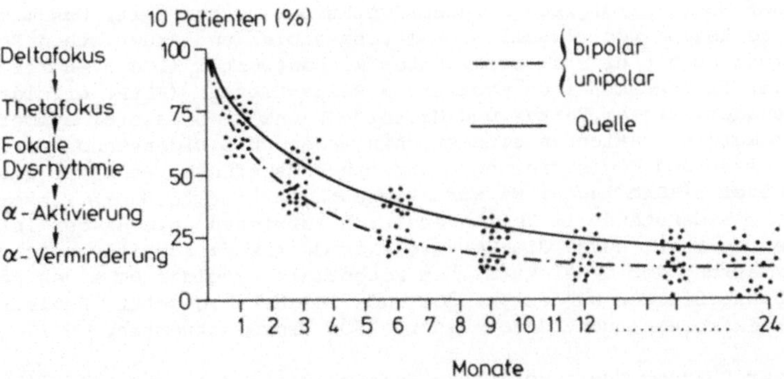

<u>Abb. 8.</u> Rückgang der fokalen EEG-Veränderungen bei der Contusio cerebri im Vergleich der uni-/bipolaren gegenüber den Quellenprogrammen. *Methodik*: 10 Patienten im Zeitraum von 2 Jahren anfangs über 3 Monate jeden Monat hirnelektrisch abgeleitet, danach alle 3 Monate einmal hirnelektrisch kontrolliert

Die diagnostische Wertigkeit der frühen akustisch evozierten Potentiale beim Koma mit Mittelhirnsymptomatik

F.O. MILTNER

Neurochirurgische Klinik und Poliklinik der Universität Würzburg, Kopfklinikum, Josef-Schneider-Straße 11, D-8700 Würzburg

Neben der Renaissance der klinischen Beobachtung zur Verlaufsdokumentation von standardisierten Komaverläufen hat die apparative Komadiagnostik seit kurzem an Raum gewonnen (2, 3, 5). Während die Strukturdiagnostik durch die Einführung der Computertomografie die Akutdiagnostik des Zerebralen Koma wesentlich gebessert hat, liegen in der Diagnostik der gestörten Funktion des verletzten nervösen Zentralorgans erste ermutigende Ansätze vor (4, 5, 7).

Nach unseren Untersuchungen bedarf allerdings die Komplexität des ZNS bei zugleich vorliegender genereller Schädigungsweise eines umfassenderen Untersuchungsgangs. Wie auch von anderen klinischen Studienansätzen her bekannt, darf man sich nicht auf die Erhebung eines einzelnen Parameters verlassen, sondern muß die klinische Ausprägung des Koma, die hirneigene Spontanrhythmik und die Reiz-Antwort-Potentiale des ZNS betrachten und gegebenenfalls multivariat analysieren (5, 9). Sofern dies nicht ohne weiteres durchführbar ist, bleibt nur der analytische Vergleichsansatz zweier hinreichend ähnlicher Kollektive. Dies soll in der vorliegenden Arbeit für die Ergebnisse der frühen akustisch evozierten Reiz-Antwort-Potentiale (FAEP) erfolgen.

Methodik

Die Erfassung der frühen akustisch evozierten Antwortpotentiale (FAEP) wurde über den Einsatz eines Mittelwertrechners der Fa. NICOLET (CA 1000) unter den Bedingungen der Neurochirurgischen Intensivstation durchgeführt. Das mobile Meßsystem gestattet die Abgabe von visuellen, somatosensiblen und akustischen Reizen sowie die Verstärkung auch sehr niedergespannter Reizantworten (100-nV-Bereich). Die Registrierung der frühen akustisch evozierten Reizantworten (FAEP) erfolgte über Stahlnadelelektroden, die am Vertex und Mastoid (V und M) bilateral symmetrisch in den Skalp des komatösen Patienten eingestochen waren. Die Widerstände der Elektroden wurden gemessen und Registrierungen nur dann ausgeführt, wenn die Impedanzen der Elektroden unter 5 kOhm lagen. Es wurde darauf geachtet, daß die Elektrodenpaare möglichst gleiche Widerstände im Seitenvergleich aufwiesen. Wie es der internationalen Konvention entspricht, wurde die Vertexelektrode mit der positiven Polung besetzt. Die Verstärkung der bioelektrischen Potentiale erfolgte um einen Faktor von ca. 10^5. Die Bandpaßfilter wurden bei 300 und 3000 Hertz gesetzt. Registriert wurden bei einer Reizfrequenz von 27/sec bis zu 2500 Einzelantworten.

Zur Reizung des akustischen Systems verwandten wir Klickreize mit alternierender Polung an den konventionellen Kopfhörern, deren Intensität auf 70 Dezibel eingestellt war. Üblicherweise wurde monaural stimuliert, um einen Seitenvergleich zu gewährleisten.

Zur Auswertung wurden die FAEP auf dem Bildschirm dargestellt, vermessen und auf Papierkurven dokumentiert. Besonders bewertet wurde die Inter-Peak-Latenz (IPL) zwischen der 3. und der 5. Welle des akust. Antwortpotentials (FAEP). Diese ent-

spricht bekannterweise der Hirnstammleitzeit des akustischen Systems vom Oliverey-
Komplex zum oberen Hirnstamm (4). Die IPL III-V wurde auch zur Verlaufsstudie der
Ergebnisse im Vergleich von primären und sekundären Hirnstammsyndromen herangezogen.

Ergebnisse

Bei insgesamt 30 Patienten beiderlei Geschlechts wurde nach Schädel-
Hirntrauma beim primären und sekundären Mittelhirnsyndrom in regel-
mäßigen Intervallen über dem Komaverlauf neben der EEG-Spektralver-
laufsanalyse auch das Muster der frühen akustisch evozierten Antwortpotentiale (FAEP) registriert. Zur Abgrenzung erfolgte die Erfassung
der FAEP bei anderen Komaformen mit Hirnstammläsionen wie Bulbärhirnsyndrom, Encephale-isolé-artigen Läsionsmustern und dem Coma dépassé
mit konsekutivem Hirntodnachweis (Abb. 2, 3).

Während bei den immer letal verlaufenden Formen der letztgenannten
Zustandsbilder zumeist noch eine akustische Reaktion der Cochlea
dargestellt wurde, war beim vollausgebildeten Coma dépassé selbst
diese Antwort nicht mehr zu registrieren (Abb. 3).

Zur zahlenmäßigen Auswertung der vergleichenden Betrachtung von pri-
mären und sekundären Mittelhirnsyndromen wurde die Inter-Peak-Latenz
(IPL) von Welle III bis V herangezogen. Die IPL (III-V) ist bei allen
Hirnstammsyndromen gegenüber der Norm (Bereich 99%) verlängert. Die
Verlaufsanalyse gestattet im Vergleich der Hirnstammsyndrome die
Feststellung, daß die primären Hirnstammsyndrome nach Ablauf von 7
Tagen sich am Parameter der IPL auf dem Niveau von 5% signifikant
unterscheiden. Hierbei zeigt sich, daß die Ergebnisse der "Hirnstammleitzeit" für akustische Signale bei den primären Hirnstammsyndromen
deutlich gebessert sind, während die IPL der sekundären Hirnstammsyndrome nur hinsichtlich der größeren Varianz der Ergebnisse eine geringe Tendenz der Besserung zeigen.

Der hier gewählte Untersuchungsgang gestattet die Feststellung, daß
sich die Ergebnisse der Prüfung der frühen akustisch evozierten Ant-
worten (FAEP) den klinischen Komaformen zuordnen lassen (Abb. 1-3).
Während frühere Studien zwar bereits belegten, daß die Erfassung der
FAEP von diagnostischem Wert zur Dokumentation von Hirntod, Tumoren im
Bereich der hinteren Schädelgrube, Entmarkungserkrankungen des ZNS war
und selbstverständlich auch zur Beschreibung von Läsionen des akustischen Systems (Hörschwelle usw.) dienen kann, konnten wir die Bedeutung der FAEP auch für die Komaformen mit Hirnstammläsionen nachweisen
(4, 6, 7).

Besondere Aufmerksamkeit verdient der Ergebnisteil mit der Analyse der
Verlaufskontrolle im Vergleich der primären und sekundären Hirnstammsyndrome. Derartige Untersuchungen lagen bis jetzt noch nicht vor, sie
gestatten aber anhand eines Parameters auch eine Verlaufsdokumentation.
Ob hieraus auch prognostische Schlüsse zu ziehen sind, kann zur Zeit
noch nicht beantwortet werden. Sicher ist nur, daß bereits nach 7tägi-
gem Verlauf die FAEP und damit die IPL der Gruppe mit primären Hirnstammsyndromen deutlich gebessert sind und damit von den IPL der
sekundären Hirnstammsyndrome signifikant different sind. Gemeinsame
Untersuchungen, die die Korrelation der Ergebnisse der FAEP mit den
Resultaten der frühen somatosensorisch-evozierten Potentiale sowie den
Verläufen der hirneigenen 90-min-Rhythmik prüfen, werden uns weiteren
Aufschluß geben.

Zusammenfassung

Bei insgesamt 30 Patienten wurden im Verlauf des posttraumatischen
Koma mit Hirnstammsymptomatik akustisch evozierte Hirnstammpoten-
tialuntersuchungen durchgeführt. Dies gelang auch unter den Bedingungen der Neurochirurgischen Intensivstation. In der frühen Phase nach
dem SHT wurden hochgradig deformierte Hirnstammpotentiale (FAEP)
registriert, die zudem eine erhebliche Variabilität aufwiesen. Später
fanden sich besser ausgeprägte Potentialverläufe, die allerdings noch
deutlich hinsichtlich der Peaklatenzen von der Norm abwichen. Bei
apallischen Patienten war bislang eine weitere Normalisierung nicht zu
beobachten. Im Gegensatz dazu zeigt sich bei Patienten mit einer
raschen Reintegration der cerebralen Ultradianrhythmik auch eine
weitere Normalisierung der FAEP. Somit erweist sich, daß mit der
Prüfung der FAEP ein weiterer klinisch relevanter Parameter zur cerebralen Komadiagnostik hinzugewonnen wurde.

Literatur

1. Allen, A.R., Starr, A.: Auditory brain stem potentials in monkey (M. mulatta) and
   in man. Electroencephalogr. Clin. Neurophysiol. <u>45</u> (1), 53-63 (1978)
2. Frowein, R.A.: Classification of coma. Act. Neurochir. <u>34</u>, 5-10 (1976)
3. Gerstenbrand, F., Lücking, C.H.: Die akuten traumatischen Hirnschäden. Arch.
   Psychiat. Nervenkr. <u>213</u>, 264-281 (1970)
4. Maurer, K., Leitner, H., Schaefer, E., Hopf, H.C.: Frühe akustische evozierte
   Potentiale, ausgelöst durch einen sinusförmigen Reiz. Dtsch. med. Wschr. <u>104</u>,
   546-550 (1979)
5. Miltner, F.O., Halves, E., Bushe, K.A.: Prognostic aspects of electroclinical and
   neuroendocrine data in severe brain injury. Act. Neurochir. <u>28</u>, 43-49 (1979)
6. Picton, T.W., Woods, D.E., Proulx, G.B.: Human auditory sustained potentials.
   I. The nature of the response. Electroencephalogr. Clin. Neurophysiol. <u>45 (2)</u>,
   186-197 (1978)
7. Starr, A., Achor, J.: Auditory brainstem responses in neurological disease. Arch.
   Neurol. Chicago <u>32</u>, 761-768 (1975)
8. Stockard, J.J., Stockard, J.E., Sharbrough, F.W.: Nonpathologic factors influenc-
   ing brainstem auditory evoked potentials. Am. J. EEG Technol. <u>18</u>, 177-290 (1978)
9. Trojaborg, N., Jörgensen, E.O.: Evoked cortical potentials in patients with "iso-
   electric" EEGs. Electroencephalogr. Clin. Neurophysiol. <u>35</u>, 301-309 (1973)

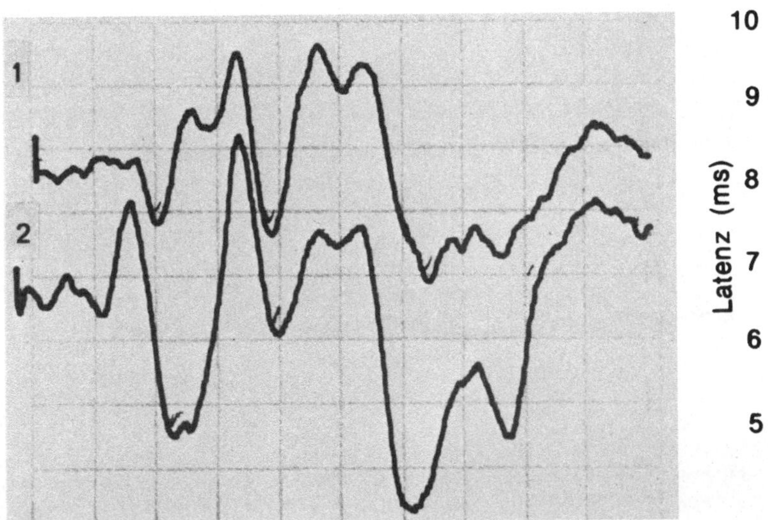

Abb. 1. Registrierung einer weitgehend normalisierten frühen akustisch evozierten Reizantwort (FAEP) beim Patienten mit primärem Hirnstammsyndrom nach 10 Tagen Komaverlauf. *1* = FAEP links Vertex (+) - Mastoid; *2* = FAEP rechts Vertex (+) - Mastoid. Reizung des rechten Ohres

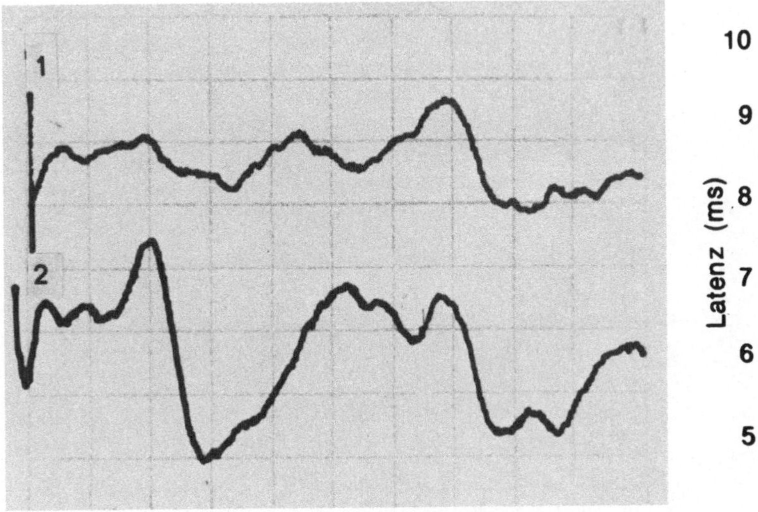

Abb. 2. Registrierung einer deutlich pathologisch veränderten frühen akustisch evozierten Reizantwort (FAEP) beim Patienten mit sekundärem Hirnstammsyndrom 7 Tage nach dem ZNS-Trauma. *1* = FAEP links Vertex (+) - Mastoid; *2* = FAEP rechts Vertex (+) - Mastoid. Reizung des rechten Ohres

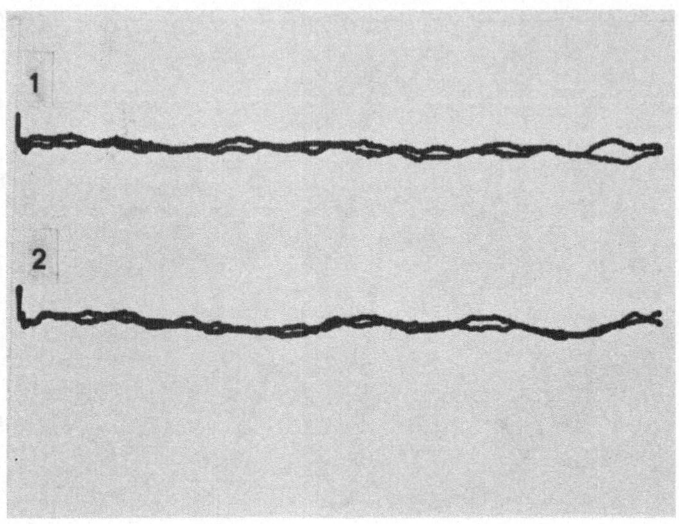

Abb. 3. Registrierung eines leeren akustisch evozierten Antwortpotentials beim Patienten im Koma dépassé. *1* = FAEP-Spur links Vertex (+) - Mastoid; *2* = FAEP-Spur rechts Vertex (+) - Mastoid. Reizung des rechten Ohres. *Beachte*: Weder eine neurogene noch eine cochleäre Reaktion ist dargestellt

Operative Maßnahmen beim akuten Mittelhirnsyndrom nach Trauma

P. GRUSS

Neurochirurgische Abteilung, Krankenhaus Barmherzige Brüder, D-8400 Regensburg

Einleitung

Das Mittelhirnsyndrom nach Trauma hat besondere Bedeutung, weil es
Syndrom der schwersten Hirnschädigung ist, die nicht nur überlebt
werden kann, sondern im günstigen Fall auch reversibel ist. Das Krankheitsbild ist gekennzeichnet durch tiefe Bewußtlosigkeit, vegetative
Dysregulation und charakteristische motorische Störungen, Strecksynergismen (BRIHAYE et al., 1978). Es kann sofort nach Trauma auftreten
als primäres Mittelhirnsyndrom oder nach einem mehr oder weniger
langen Intervall, etwa durch Entstehen von Hämatomen und Hirnerweichun-
gen als sekundäres Mittelhirnsyndrom.

Sekundäres Mittelhirnsyndrom

Je klarer der "Sekundäreffekt" nach dem klinischen Verlauf transparent
wird, um so eher ist das Mittelhirnsyndrom hervorgerufen durch eine
später aufgetretene Noxe ohne primäre Schädigung des Zentralorgans. Um
so sicherer ist dann die Indikation zur Operation zu stellen, die
sofort erfolgen muß (Abb. 1). Dies gilt insbesondere, wenn ein traumatisches Mittelhirnsyndrom durch ein Epiduralhämatom hervorgerufen
ist. Ein rascher und typischer klinischer Verlauf erfordert unter
Umständen den Verzicht auf weiterführende Diagnostik.

Nach Kopftrauma und sekundär eingetretener Bewußtlosigkeit, Pupil-
lenstörung, kontralateralem Halbseitenbefund ist die Trepanation am
Ort der Gewalteinwirkung indiziert. Auch beim akuten Subduralhämatom
handelt es sich um eine extracerebrale, sekundär aufgetretene Raumforderung. Aber die Klinik verläuft hier in der Regel nicht so dramatisch wie beim Epiduralhämatom, so daß genaue Diagnostik über Lokalisation und Ausdehnung - seltener über die Blutungsquelle - Auskunft
geben kann.

Der umschriebene traumatische Erweichungsherd, Kontusionsherd, unter-
liegt bestimmten Gesetzen: Über Stadien mit perifokalem Ödem wird er
durch Leistungen der Glia und des Gefäßsystems umgewandelt und über
granulierende Stadien resorbiert, bis er in eine Zyste übergeht (SPATZ,
1936 und 1939). In der Anfangsphase einer solchen Hirnkontusion, die
primär möglicherweise leichtere Symptome verursacht, kann bei entsprechender Ausdehnung und Lokalisation des Prozesses deren Auswirkung auf
das Zentralorgan zu schwersten Störungen führen. Gerade die recht
häufige Temporallappenkontusion, in einem primär funktionell nicht
führenden Hirnareal lokalisiert, im Schläfenlappen anatomisch ein
wenig "isoliert" liegend, kann recht lange die Kompensationsmöglich-
keiten des Zentralorgans beanspruchen (McLAURIN u. HELMER, 1965). Sind
diese dann erschöpft, macht sich die Nachbarschaft der temporalen

Region zum Hirnstamm, zumal zum Mittelhirn, bemerkbar mit entsprechenden Symptomen (TORRES et al., 1972; HAMEL u. KARIMI-NEJAD, 1978):

Eine Schläfenlappenkontusion kann so mit "freiem Intervall" die Vorgänge beim Epiduralhämatom nachahmen, also zum akuten Fall werden (Abb. 2). Zu ihrer Behandlung muß neurochirurgisches Rüstzeug zur Verfügung stehen. Die Wegnahme der nekrotischen Teile des Schläfenlappens, basal orientiert, oft weit median reichend, hat sich in der Art des Vorgehens an der Ausdehnung der traumatischen Erweichung zu orientieren und an der Umgebungsreaktion des Gewebes. Oft ist eine Resektion bis an den Tentoriumsschlitz hin notwendig, der zur besseren Liquorzirkulation gespalten werden kann (Abb. 3).

Primäres Mittelhirnsyndrom

Eine traumatisch induzierte Energiewelle kann an stammgangliennahen Hirngefäßen zu Verletzungen führen, wahrscheinlich durch Abschermechanismen (s. auch LANKSCH et al., 1978), die aufgrund der Anatomie der Gefäße denkbar sind (GOGGIO, 1941). Es entstehen intracerebrale, mehr mittelliniennahe Hämatome (Abb. 4). Ihre Lokalisation und mitvorhandene Gesamthirnschädigung hat meist entsprechend schwere klinische Symptome zur Folge. Einen "Intervallverlauf" wird man hier kaum antreffen. Wenn die Schädigung bis zum Mittelhirnsyndrom fortgeschritten ist, wird sich das Krankheitsbild als primäres Mittelhirnsyndrom zeigen. Beim Vorliegen solcher Befunde sind konservative, therapeutische Möglichkeiten unter entsprechenden Überwachungsparametern auszunutzen. Wenn allerdings der raumfordernde Charakter, auch eines ungünstig lokalisierten Hämatoms, durch objektivierbare Symptome (Abb. 5, 6) deutlich wird, muß die operative Therapie erfolgen. Bei dieser ist schonendes Vorgehen notwendig: Der Zugang durch Hirnoberfläche und Marklager ist möglichst kleinzuhalten, nur Hämatom und erweichtes Gewebe sind zu resezieren.

Wenn bei erheblicher Gesamthirnschädigung sich einzelne traumatische Erweichungsherde als raumfordernd erweisen, durch weitere Einblutungen in den Kontusionsherd und perifokale Ödemreaktion, ist operatives Ausräumen des Trümmerherdes eine notwendige Maßnahme. Da solche Trümmerherde meist am Übergang von der Konvexität zur Hirnbasis, also mehr oberflächlich lokalisiert sind (GRUSS, 1981), kann perifokales Ödemgewebe zum Teil mitentfernt werden. Eine größere Trepanation mit Weglassen des Knochendeckels und plastischer Duraverlängerung kann zusätzlich hilfreich sein, reicht aber als alleinige Maßnahme nicht aus, wie klinische Erfahrungen (GRUSS et al., 1981) zeigen. Experimentell wurde dies an Katzen mit standardisiertem Kältehirntrauma bestätigt: Die Tiere mit Resektion des traumatischen Herdes hatten gegenüber konservativ behandelten und nur trepanierten Tieren die besten Überlebenschancen (GAAB et al., 1979). Die Behandlung generalisierter schwerer Hirntraumen ist in aller Regel konservativ, wobei wir Sedierung, Beatmung, Steroidbehandlung, Wasser- und Elektrolytbilanzierung als wesentliche Maßnahmen ansehen. Bisweilen können sich nach entsprechendem klinischen Verlauf und CT-Befund, unterstützt durch Hirndruck (GAAB u. HAUBITZ, 1981) und EEG-Parameter Indikationen zu sogenannten Dekompressionsoperationen ergeben: Für solche Maßnahmen günstige Bedingungen findet man insbesondere bei jüngeren Menschen, bei denen zunächst eine leidliche Stabilisierung nach Trauma eintrat (1-3 Tage) und es erst dann zu weiterer Verschlechterung sowohl klinisch wie bei den Hirndruckbefunden kommt (Abb. 7). Die Entlastungstrepanation muß dann doppelseitig ausgeführt werden, ausreichend groß, fronto-temporo-parietal. Die Dura ungeöffnet zu lassen ist sinnlos; ihr Verschluß kann mit Muskelperiost geleistet werden (GRUSS et al., 1981).

Zusammenfassung

In der akuten Phase des traumatischen Mittelhirnsyndroms sind operative und konservative Methoden ihrer therapeutischen Wertigkeit entsprechend zum richtigen Zeitpunkt einzusetzen (Abb. 1). Entscheidungs-
grundlagen bieten sorgfältige klinische Verlaufsbeobachtung und Registrierung, CT-Untersuchungen sowie Hirndruck und EEG-Parameter. Nach
der intensivmedizinischen Phase, in der prognostische Aussagen nur im
Ansatz möglich sind (MILTNER, 1981), ist stets lange Nachbehandlung
erforderlich. Trotz der so aufwendigen Therapie des traumatischen
Mittelhirnsyndroms rechtfertigen die Ergebnisse den Einsatz.

Literatur

Brihaye, J., Frowein, R.A., Lindgren, S., Loew, F., Stroobandt, G.: Rep. Meet.
   W.F.N.S. Neuro-Traumat. Com. Brussels, 19-23 Sept. 1976. Acta Neurochir. 40,
   181-186 (1978)
Gaab, M., Knoblich, O.E., Fuhrmeister, U., Pflughaupt, K.W., Dietrich, K.: Compari-
   son of the effects of surgical decompression and resection of local edema in the
   therapy of experimental brain edema. Child's Brain 5, 484-498 (1979)
Gaab, M.R., Haubitz, J.: Traumatisches Mittelhirnsyndrom: Primärer/sekundärer Hirn-
   stammschaden. Prognose und intrakranieller Druck. 19. Jahrestg. Dtsch. Ges.
   Hirntraumat. u. Hirnpath. Bad Nauheim 3./4. April 1981
Goggio, A.F.: The mechanism of contre-coup injury. J. Neurol. Psychiatry 4, 11-22
   (1941)
Gruss, P.: Lokalisation von Contre-Coup-Verletzungen des Gehirns bei occipitaler
   Gewalteinwirkung. Aktuelle Traumat. 11, 24-29 (1981)
Gruss, P., Gaab, M., Miltner, F., Soerensen, N.: Zur Reaktionsweise des verletzten
   kindlichen Gehirns - am Beispiel sogenannter Dekompressionsoperationen. Zeitschr.
   Kinderchir. 32, 12-28 (1981)
Hamel, E., Karimi-Nejad, A.: Traumatic intracerebral hematomas. Adv. Neurosurg. 5,
   56-61 (1978)
Lanksch, W., Grumme, Th., Kazner, E.: Schädelhirnverletzungen im Computertomogramm.
   Berlin, Heidelberg, New York: Springer 1978
Mc Laurin, R.L., Helmer, F.: The syndrome of temporal-lobe contusion. J. Neurosurg.
   23, 296-304 (1965)
Miltner, F.O.: Diagnostischer Wert der frühen akustisch evozierten Potentiale beim
   traumatischen Mittelhirnsyndrom. 19. Jahrestg. Dtsch. Ges. Hirntraumat. u. Hirn-
   path. Bad Nauheim 3./4. April 1981
Spatz, H.: Pathologische Anatomie der gedeckten Hirnverletzungen mit besonderer
   Berücksichtigung der Rindencontusion. Arch. Psych. 105, 80-83 (1936)
Spatz, H.: Pathologische Anatomie der Kreislaufstörungen des Gehirns. Zeitschr.
   Neurol. u. Psych. 167, 301-357 (1939)
Torres, H., Mirabile, J., Ferguson, L.: Temporal lobe contusions. Neurochirurgia 15,
   62-69 (1972)

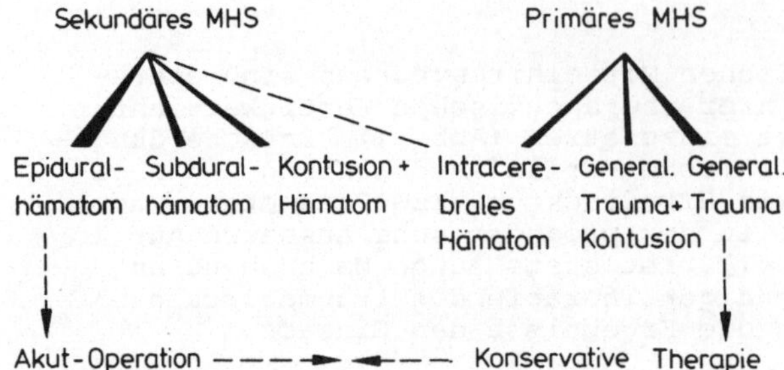

<u>Abb. 1.</u> Schematische Darstellung der häufigsten Ursachen von sekundärem Mittelhirn-syndrom und primärem Mittelhirnsyndrom. In der Regel sind operative und konservative Methoden kombiniert anzuwenden, wobei dem jeweiligen Zeitpunkt (gerade einer Opera-tion) große Bedeutung zukommt

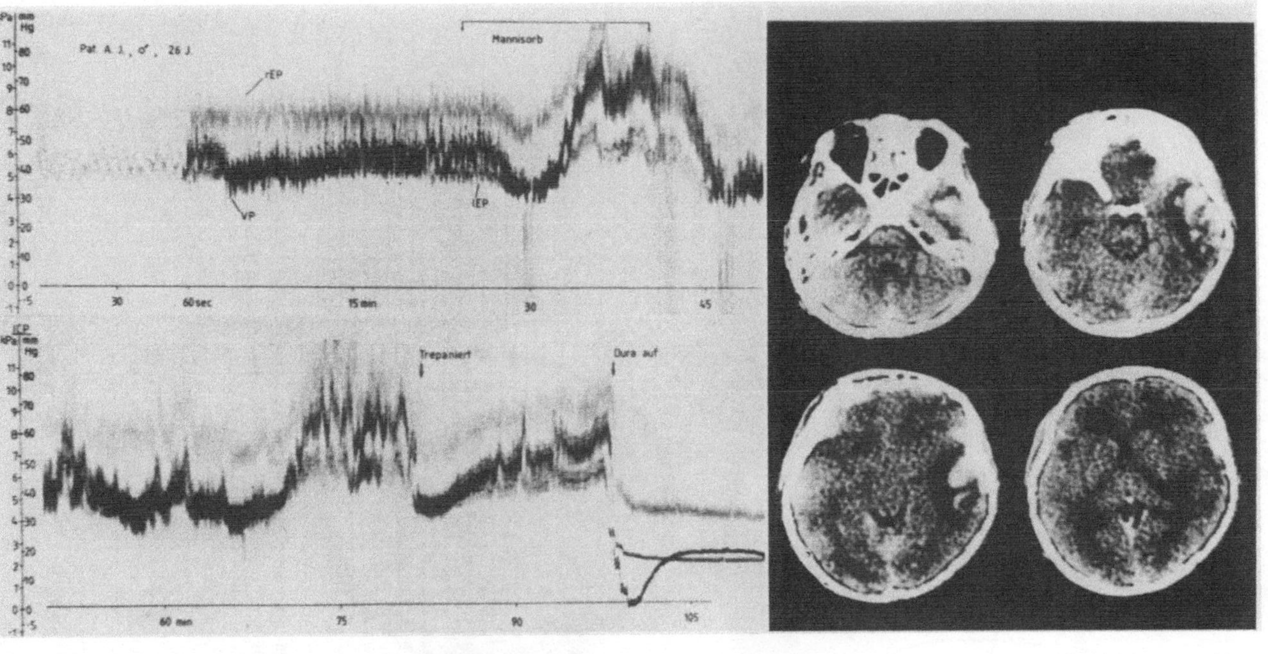

Abb. 2. Temporallappenkontusion mit Einblutung, am 4. Tag nach dem Unfall. Klinisch Verschlechterung mit Zunahme des perifokalen Ödems und der Einblutung im CT rechtes Bild. Anstieg des intracraniellen Druckes, der auf Mannisorb nur mehr kurzfristig absinkt (*obere Kurve*), der dann erst nach Duraeröffnung sich normalisiert (*untere Kurve*)

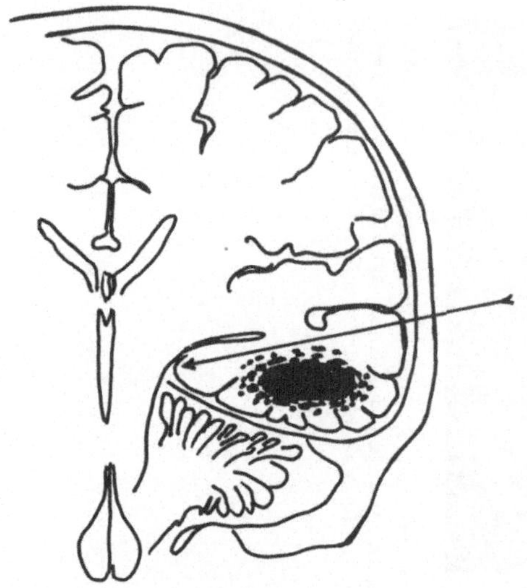

Abb. 3. Schematische Darstellung einer typischen Resektion bei Temporallappen-kontusion, traumatischer Erweichung des Temporallappens, bei der sich die Zerstörung der Hirnsubstanz an der Konvexität zur Basis in typischer Weise darstellt, so daß die Resektion temporobasal orientiert weit zur Mitte geführt werden muß

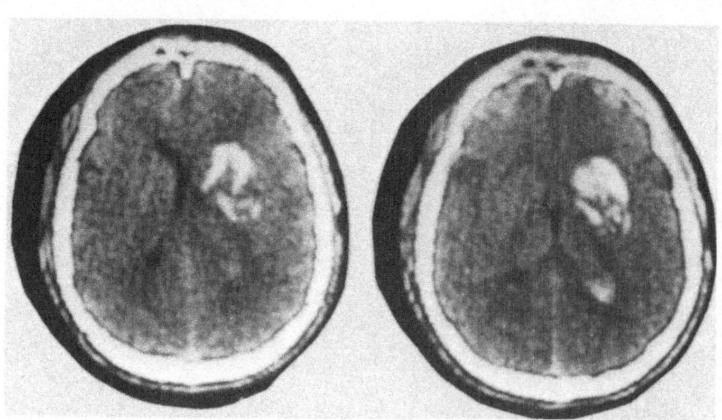

Abb. 4. Mittelliniennahes Hämatom in der Nähe der Stammganglien, deren Gefäße wahrscheinlich durch eine traumatisch induzierte Energiewelle verletzt worden ist

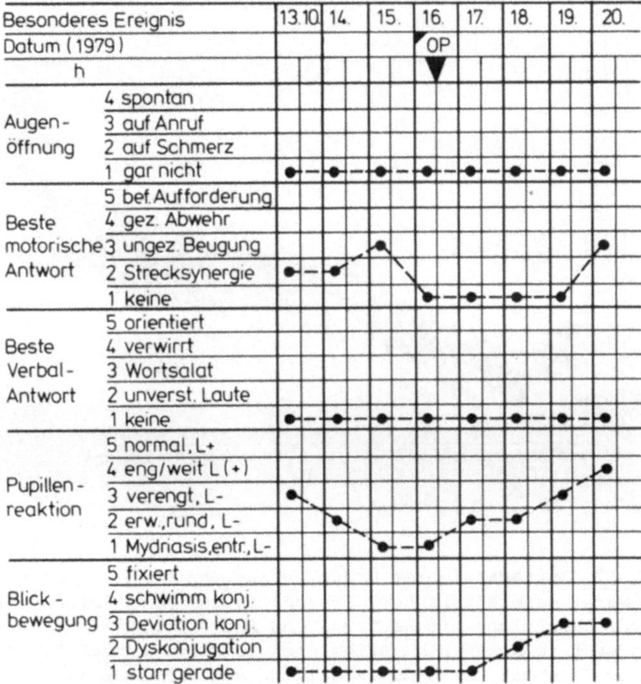

Besonderes Ereignis		13.10.	14.	15.	16.	17.	18.	19.	20.
Datum (1979)					OP				
h									
Augen-öffnung	4 spontan								
	3 auf Anruf								
	2 auf Schmerz								
	1 gar nicht	●	●	●	●	●	●	●	●
Beste motorische Antwort	5 bef. Aufforderung								
	4 gez. Abwehr								
	3 ungez. Beugung			●					●
	2 Strecksynergie	●	●						
	1 keine				●	●	●	●	
Beste Verbal-Antwort	5 orientiert								
	4 verwirrt								
	3 Wortsalat								
	2 unverst. Laute								
	1 keine	●	●	●	●	●	●	●	●
Pupillen-reaktion	5 normal, L+								
	4 eng/weit L (+)								●
	3 verengt, L-	●						●	
	2 erw., rund, L-		●			●	●		
	1 Mydriasis, entr., L-			●	●				
Blick-bewegung	5 fixiert								
	4 schwimm konj.								
	3 Deviation konj.							●	●
	2 Dyskonjugation						●		
	1 starr gerade	●	●	●	●	●			

Abb. 5 (gleicher Fall wie Abb. 4). Klinische Verschlechterung des Patienten mit Mittelhirnsyndrom am 4. posttraumatischen Tag mit motorischer Schlaffheit und Zunahme einer Mydriasis links. Nach Ausräumen des Hämatoms langsame Besserung der verschiedenen klinischen Parameter

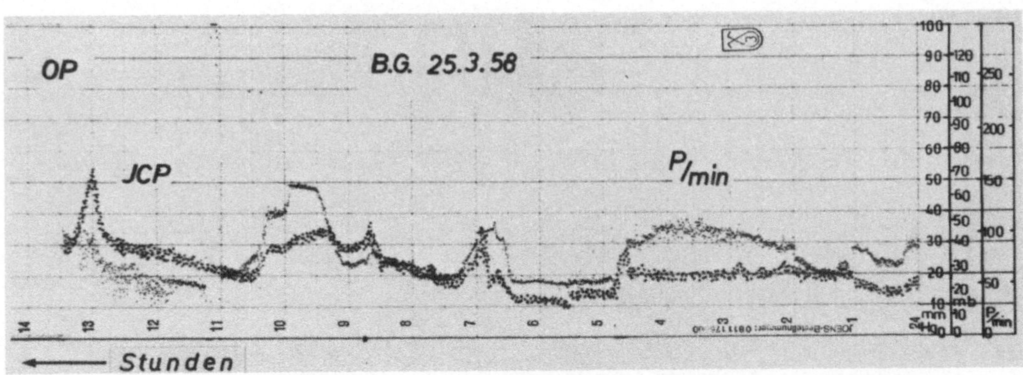

Abb. 6 (gleicher Fall wie Abb. 4 und 5). Intracranieller Druck epidural gemessen (ICP) und Herzfrquenz (P/min.) mit Punktdrucker kontinuierlich aufgezeichnet: Der intracranielle Druck steigt nach Auftreten einiger Wellen in den Stunden vor der operativen Entlastung deutlich an bis über 30 mmHg

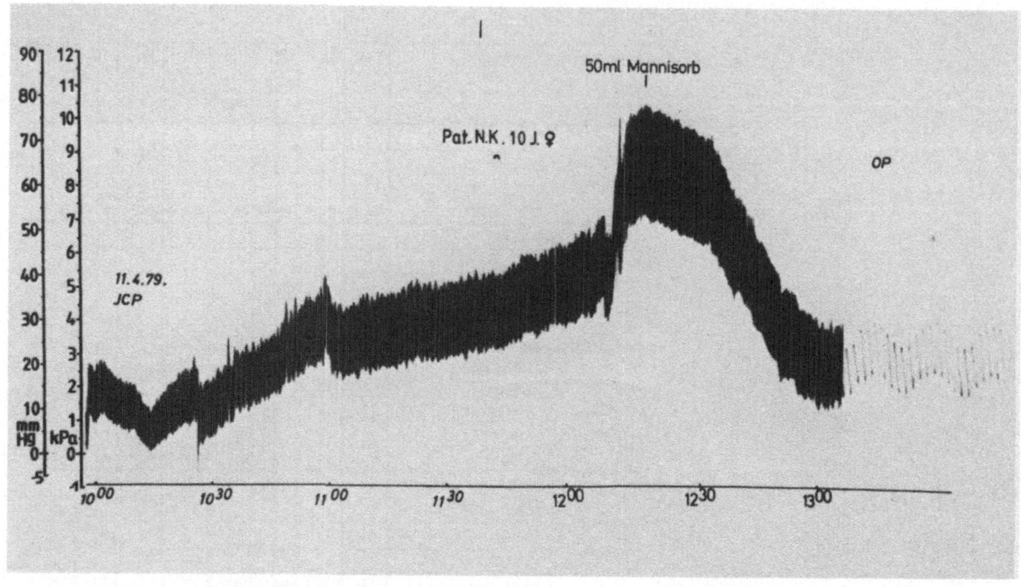

Abb. 7. Intracranieller Druckverlauf (epidural gemessen) bei 10jährigem Kind mit schwerer generalisierter Hirnschädigung, Mittelhirnsyndrom. Nach 3 Tagen konservativer Behandlung mit Beatmung und Sedierung weitere Verschlechterung sowohl klinisch als auch im Hirndruckanstieg über 40 mmHg. Zunächst auf Manisorb noch Druckabfall. Gutes Ergebnis durch doppelseitige sogenannte Entlastungstrepanation fronto-temporo-parietal mit plastischer Duraverlängerung (s. dazu auch GRUSS et al., 1981)

Therapie des posttraumatischen Hydrocephalus

U. Dietrich und M. Schirmer

Neurochirurgische Klinik, Universität Düsseldorf, Moorenstraße 5, D-4000 Düsseldorf 1

Die Erweiterung des Ventrikelsystems ist ein häufig festzustellender
Befund nach schwerem Schädel-Hirn-Trauma. Dabei ist nicht immer zu
klären, ob es sich um eine Hydrocephalie infolge einer Hirnatrophie
oder einer Liquorzirkulationsstörung handelt. Im computertomographischen Bild sprechen eine ballonartige Auftreibung der Ventrikel und
periventrikuläre Aufhellungszonen für eine obstruktiv bedingte Dilatation des Ventrikelsystems, während bei der atrophischen Ventrikelerweiterung auch erweiterte Hirnfurchen zu sehen sind (2, 4).

Da es sich beim posttraumatischen Hydrocephalus um einen dynamischen
Prozeß handelt, ist das Einzelbild nicht so entscheidend wie die
Verlaufsbeobachtung. Nachdem sich die Ventrikel erweitert haben,
stellt sich ein neues Gleichgewicht ein, wobei der Liquordruck zu
hoch, normal oder zu niedrig sein kann (5). Das klinische Bild des
posttraumatischen Hydrocephalus ist unspezifisch und oft nicht von den
Traumafolgen zu unterscheiden (5), so daß man in Zweifelsfällen den
ventrikulären Druck direkt messen muß. Die Indikation zu einer liquorableitenden Operation liegt bei zu hohem Liquordruck sowie bei klinischer Verschlechterung mit progredienter Ventrikelerweiterung vor,
selbst wenn der Druck nicht wesentlich erhöht ist.

Eigene Untersuchungen

Von 1972 bis 1980 wurden in unserer Klinik bei 14 Patienten meist
ventrikulo-atriale oder ventrikulo-peritoneale Shunts angelegt unter
der Diagnose eines operationsbedürftigen posttraumatischen Hydrocephalus. Dabei handelte es sich bei 9 Patienten um Kinder im Alter von 6
bis 12 Jahren (Tabelle 1). Ursächlich bestand in allen Fällen ein
schweres Schädel-Hirn-Trauma, wobei 11 Patienten bewußtlos aufgenommen
wurden. Zum Zeitpunkt der Operation lag bei 8 Patienten keine Änderung
der Symptomatik vor, so daß die verzögerte Erholung im Zusammenhang
mit der Ventrikelerweiterung und einem erhöhten Liquordruck zur Operation führte. Bei 4 Patienten bestand eine Verschlechterung der Bewußtseinslage und in 2 Fällen führte erst das Auftreten einer Stauungspapille zu weiteren Maßnahmen.

Das Intervall zwischen Trauma und Operation lag zwischen 1 Tag und 99
Tagen (Tabelle 2). Dabei wurde das Ventil bei 4 Patienten in den
ersten 9 Tagen angelegt, während der Eingriff in den anderen Fällen
frühestens am 26. Tag erfolgt war. Der Nachweis der Ventrikelerweiterung wurde in den ersten 3 Fällen durch das Pneumencephalogramm er-
bracht. Bei den nächsten 5 Fällen entschloß man sich zur Ventilopera-
tion allein aus der Beurteilung von Liquordruck und Liquormenge aus
einer Ventrikeldrainage. Seit 1977 dient die Computertomographie
allein zum Nachweis des posttraumatischen Hydrocephalus. Bis auf einen
Fall wurden jeweils ventrikulo-peritoneale oder ventrikulo-atriale

Tabelle 1. Posttraumatischer Hydrocephalus: Symptome

Fall	Alter (Jahre)	Bewußtseinsläge	Klinische Indikation
1	9	Bewußtlos	Bewußtseinseintrübung
2	9	Bewußtlos	Verzögerte Erholung
3	20	Somnolent	Bewußtseinseintrübung
4	6	Bewußtlos	Stauungspapille
5	21	Bewußtlos	Hoher Liquorfluß
6	9	Bewußtlos	Hoher Liquorfluß
7	12	Bewußtlos	Hoher Liquorfluß
8	6	Soporös	Hoher Liquorfluß
9	9	Bewußtlos	Verzögerte Erholung
10	65	Bewußtlos	Bewußtseinseintrübung
11	10	Bewußtlos	Hoher Liquorfluß
12	8	Bewußtlos	Stauungspapille
13	31	Soporös	Bewußtseinseintrübung
14	54	Bewußtlos	Verzögerte Erholung

Tabelle 2. Posttraumatischer Hydrocephalus: Diagnose

Fall	Intervall (Tage)	Nachweis	Art des Shunts
1	60	Pneumencephalogramm	Ventrikulo-peritoneal
2	32	Pneumencephalogramm	Ventrikulo-peritoneal
3	46	Pneumencephalogramm	Ventrikulo-atrial
4	54	Ventrikelpunktion	Ventrikulo-peritoneal
5	9	Ventrikelpunktion	Ventrikulo-peritoneal
6	6	Ventrikelpunktion	Ventrikulo-peritoneàl
7	1	Ventrikelpunktion	Ventrikulo-peritoneal
8	2	Ventrikelpunktion	Ventrikulo-peritoneal
9	79	Computertomogramm	Ventrikulo-atrial
10	41	Computertomogramm	Ventrikulo-atrial
11	45	Computertomogramm	Ventrikulo-subkutan
12	99	Computertomogramm	Ventrikulo-peritoneal
13	26	Computertomogramm	Ventrikulo-atrial
14	32	Computertomogramm	Ventrikulo-atrial

Shunts angelegt. Dabei bevorzugte man in der frühen posttraumatischen
Phase die Ableitung in das Peritoneum, während zum späteren Zeitpunkt
der Ventrikel-Herz-Katheter überwog.

Im postoperativen Verlauf fand sich bei 6 Patienten eine Besserung
direkt in den ersten Tagen, während in den übrigen Fällen der Krankheitsverlauf sich unabhängig von dem Eingriff entwickelte. Spätere
Untersuchungsergebnisse zwischen 1 Jahr und 8 Jahren nach dem Unfall
liegen bei 8 Patienten vor. Das Ausmaß der Residualschäden war eindeutig von der Schwere des ursprünglichen Traumas und der Dauer der
Bewußtlosigkeit abhängig. So waren z.B. alle 3 Patienten mit gutem
Langzeitergebnis bei Aufnahme hier nicht komatös gewesen. Bei den
überlebenden 4 Patienten der zweiten Gruppe wurde das liegende Ventilsystem wieder entfernt. Während dies in 2 Fällen problemlos blieb,
mußte bei den anderen beiden Patienten wieder ein Ventilsystem einge-

<u>Tabelle 3.</u> Posttraumatischer Hydrocephalus: Verlauf

Fall	Postoperativ	Langzeitergebnis	Ventil
1	Verstorben	–	–
2	Langsame Besserung	Leichte neurologische Ausfälle	Ja
3	Besserung	Gut	Ja
4	Unverändert	Schwerer Defektzustand	Ja
5	Besserung	Schwere neurologische Ausfälle	Nein
6	Verstorben	–	–
7	Unverändert	Leichte neurologische Ausfälle	Ja
8	Besserung	Gut	Nein
9	Unverändert	?	?
10	Besserung	?	?
11	Verstorben	–	–
12	Besserung	Schwere neurologische Ausfälle	Ja
13	Besserung	Gut	Ja
14	Unverändert	?	?

legt werden, nachdem sich hier eine Hirndrucksymptomatik eingestellt
hatte (Tabelle 3). Die Indikation zur liquorableitenden Operation ist
bei der posttraumatischen Ventrikelerweiterung nicht leicht zu stellen.
Auch läßt sich ein Therapieerfolg nicht mit Sicherheit vorhersagen,
was besonders für den kommunizierenden Normaldruckhydrozephalus gilt
(1). Die Spätergebnisse werden mehr von dem ursächlichen Schädel-Hirn-
Trauma als von der Ventrikeldilatation diktiert, wenn auch eine zusätzliche Schädigung durch die Liquordruckerhöhung gerade bei Kindern
vorkommen kann (3). Neben dem echten posttraumatischen Hydrocephalus
infolge Hirnödems bzw. Subarachnoidalblutung gibt es noch eine Reihe
von anderen Ursachen, die zu einer Hydrocephalie führen können: Hämatom in der hinteren Schädelgrube, posttraumatische Meningitis, hypoxi-
scher Hirnschaden oder auch bereits beim Unfall bestehender Hydrocephalus anderer Genese. Es steht somit die optimale Primärversorgung
von Schädelhirnverletzten im Vordergrund, um die posttraumatischen
Folgeerscheinungen so gering wie möglich zu halten.

Literatur

1. Brugger, G.: Der Normalhydrocephalus. Wiener Med. Wschr. <u>129</u>, 325–327 (1979)
2. Heinz, E.R., Ward, A., Drayer, B.P., Dubois, P.J.: Distinction between obstruc-
   tive and atrophic dilatation of ventricles in children. J. Comp. Ass. Tomography
   <u>4</u>, 320–325 (1980)
3. Lange-Cosack, H., Wider, B., Schlesener, H.J., Grumme, T., Kubicki, S.: Spätfolgen nach Schädelhirntraumen im Säuglings- und Kleinkindalter. Neuropädiatrie <u>10</u>,
   105–127 (1979)
4. Mori, K., Handa, H., Murata, T., Nakano, Y.: Periventricular lucency in computed
   tomography of hydrocephalus and cerebral atrophy. J. Comp. Ass. Tomography <u>4</u>,
   204–209 (1980)
5. Zander, E., Foroglou, G.: Post-traumatic hydrocephalus. In: Handbook of clinical
   neurology, Vol. 24, Part II. Vinken, P.J., Bruyn, G.W. (eds.). Amsterdam: North-
   Holland Publishing Company 1968

Zur Problematik des posttraumatischen Hydrocephalus

D. DORSIĆ, H. ALTENBURG, TH. HERTER und J. HIDDING

Neurochirurgische Universitätsklinik der Westfälischen Wilhelms-Universität,
Jungeboldtplatz 1, D-4400 Münster

Die Schädel-Hirn-Verletzungen steigen von Jahr zu Jahr. Die Primärversorgung erfordert eine Teamarbeit in fast allen operativen Bereichen
mit maximalem Einsatz. Häufig überraschen Spätfolgen der Schädel-Hirn-
Traumen, vor allem posttraumatische Liquorzirkulationsstörungen.
Obwohl bereits 1948 von KRAYENBÜHL und LÜTHY ausführlich beschrieben
(8), werden sie häufig als posttraumatische Hirnleistungsschwäche,
posttraumatische Demenz, fehlgedeutet (6, 7).

Bei den posttraumatischen Liquorzirkulationsstörungen handelt es sich
um Störungen von Produktion, Transport und Resorption des Liquors. Bei
weiterhin normaler Produktion des Liquors (27) teilen wir die posttraumatischen Liquorzirkulationsstörungen in Hydrocephalus posttraumaticus occlusus und Hydrocephalus posttraumaticus aresorptivus bzw.
malresorptivus ein. Davon muß man unterscheiden die sogenannte Hydrocephalie (9, 10), die durch die posttraumatische Defektbildung bzw.
Porencephalie (13) nur in pathologisch-anatomischer Sicht eine gewisse
Ähnlichkeit hat, jedoch nicht auf einer Liquorzirkulationsstörung
basiert (20).

Bei weiterhin normaler Produktion und Resorption des Liquors kommt es
bei posttraumatischem Hydrocephalus occlusus zu einem Hydrocephalus
internus, nachdem eine Passagebehinderung am Ausgang des IV. Ventrikels
oder rostral von dieser Stelle zustande kommt. Als Ursache gilt die
posttraumatische Meningitis (1, 27), die besonders zu Verklebungen an
den Engpässen des Liquorweges führt. Weitere ätiologische Faktoren
sind intrakranielle Hämatome (26, 28) und die Hirncontusion (22),
die entweder durch direkten Druck der Blutung bzw. indirekt durch begleitende Hirnschwellung oder Hygrombildung eine Kompression, sogar
die Verlegung des Liquorweges verursachen kann (12).

Bei dem Hydrocephalus posttraumaticus aresorptivus oder malresorptivus
ist die Passage zwar unbehindert, jedoch ist die Resorptionsstelle
durch die Fibrosierung nicht mehr imstande, die Resorptionsrate des
Liquors in Einklang mit der Produktion zu bringen (17).

Ätiologisch spielt am ehesten die Subarachnoidalblutung eine Rolle (3,
29), die sowohl bei gedeckten als auch bei offenen Schädel-Hirn-
Traumen vorkommt, manchmal auch bei banalen Schädel-Hirn-Verletzungen
(8).

Das Blut in den Liquorräumen verursacht nach klinischen und experimentellen Arbeiten
eine chronische subarachnoidale Fibrosis (17). Die Folge ist mangelnde oder fehlende
Resorption des Liquors an den betroffenen Stellen. Es sind auch seltene Fälle von
Hydrocephalus aresorptivus beschrieben nach Sinus- oder/und Brückenvenenthrombosen
(2).

Das klinische Bild ist mannigfaltig. Bis zum Auftreten der ersten
Symptome können mehrere Wochen, auch Monate, verstrichen sein. Je
kürzer die Zeitspanne, desto akuter setzen die Symptome ein, meist
Hirndruckzeichen: Kopfschmerzen, Erbrechen, Müdigkeit bis zur Bewußtseinstrübung, Nackensteifigkeit, beginnende Stauungspapille (8). Bei
chronischen Verläufen, die manchmal mit subakuten Hirndruckkrisen
einhergehen können, zeigt sich das klinische Bild der posttraumatischen Psychose (14) mit Hirnleistungsschwäche bis Demenz, Korsakov-
Syndrom oder akinetischem Mutismus mit Gang- und Koordinationsstörungen, Spastik oder Paraparese der Beine, Harninkontinenz (3, 4, 8, 27).

Diagnostik

Diagnostisch steht an erster Stelle, abgesehen von einer typischen
Anamnese, ein objektiver neurologischer Befund mit kritischer Bewer-
tung aller subjektiver Beschwerden des Patienten. Sehr wichtig ist die
Fundoskopie und der Nachweis einer Stauungspapille.

Als wertvollste Suchmethode dient die craniale Computertomographie
(20), die uns das Ausmaß der hydrocephalen Ventrikelerweiterung verdeutlicht, beim Hydrocephalus occlusus gelegentlich die Engpässe
zeigt. Die craniale Computertomographie gibt nur ein statisches Maß
der Ventrikelgröße und keinen Aufschluß über Liquorzirkulation bzw.
Liquordruck.

Eine endgültige Klärung, ob es sich um einen Hydrocephalus occlusus
oder communicans (mal- bzw. aresorptivus) handelt, gibt uns die Ventrikulographie, die uns Liquorpassagehindernisse zeigt oder ausschließt
(1). Die intracranielle Druckmessung hat einen begrenzten Wert, da
fast jeder Hydrocephalus gelegentlich Phasen von normalem Druck zeigt.
Es gibt ohne Zweifel zahlreiche Fälle mit konstant normalem Druck -
wie beim Normaldruckhydrocephalus (3).

Zusätzlich stehen uns einige relativ einfache Methoden, die uns klinisch Aufschluß über Resorptions- bzw. Sekretionsfunktionsstörungen
geben können, zur Verfügung. Eine ältere Methode nach SCHALTENBRANDT
und WÖRDEHOFF (21) wurde in der letzten Zeit durch den lumbalen Infu-
sionstest erfolgreich ersetzt (24). Einen wesentlichen weiteren Fort-
schritt in der Diagnostik stellt die Einführung von Jod 131 Humanalbu-
min zur Zisternographie bzw. Ventrikulographie dar (15, 16). In neue-
ster Zeit wurde diese Methode sehr erfolgreich mit intralumbaler
Amipaque-Instillation und Messung der Resorption über die Hirnkonvexi-
tät ersetzt (24). Aber auch diese Methoden können keineswegs den
objektiven Befund und die Verlaufsbeobachtung ersetzen (5).

Therapie

In der Therapie des Hydrocephalus posttraumaticus occlusus bieten sich
ventrikulo-atriale, ventrikulo-peritoneale oder ventrikulo-zisternale
Shunts als Methode der Wahl an. Bei Verschlüssen am Ausgang des IV.
Ventrikels führt man in unserer Klinik erfolgreich die suboccipitale
Craniotomie mit Einbringen einer Drainage von Aquäductus Sylvii bis C 2
subarachnoidal durch.

Bei dem Hydrocephalus posttraumaticus aresorptivus bzw. malresorptivus
entfällt die Möglichkeit eines VC-Shunts (Torkildsen-Drainage). Als

Methode der Wahl bleiben VA- und VP-Shunts (7, 8, 27). Bei normalem
intracraniellen Druck ist das klinische Bild für die Operations-
Indikation entscheidend.

Die Verlaufskontrolle basiert auf engmaschigen neurologischen Kontrollen mit palpatorischer Überprüfung der Ventilfunktion, Fundoskopie,
Röntgenkontrollen der Shuntlage und Computertomographie. Eine gelegentliche Drainageinsuffizienz zeigt sich meist unter dem klinischen
Bild des gesteigerten Hirndruckes und erfordert die sofortige Revision.

Fallbeschreibungen

Fall 1

Patient Arthur W., 40 Jahre, wurde am 23.6.1980 nach bifrontalem Kopfdurchschuß in
suizidaler Absicht bei uns eingeliefert. Ein Computertomogramm (Abb. 1) zeigt den
Schußkanal. Die Schädelaufnahmen (Abb. 2) zeigen ausgedehnte fronto-basale Berstungs-
und Impressionsfrakturen. Der Patient war bewußtlos, jedoch stark motorisch unruhig
und zeigte keine neurologischen Seitenhinweise, abgesehen von einer rechtsseitigen
Mydriasis mit erloschener Lichtreaktion. Es wurde ein Opticusabriß vermutet. Rechts-
frontal fand sich eine 4 x 2 cm große Einschußstelle und links-frontal eine zehn-
pfennigstückgroße Ausschußstelle. Die Wunden wurden revidiert, und augenärztlich
wurde die rechtsseitige Amaurosis mit Oculomotoriusläsion bestätigt. Der Patient
wurde am 2.7. in gutem Zustand verlegt. Am 8.8. wurde er wieder aufgenommen, wegen
einer binasalen Liquorfistel, die am 8.9. operativ angegangen wurde. Dabei fand sich
fronto-basal eine ausgedehnte gliöse narbige Höhle, wobei beide Nervi olfactorii bis
zur Unkenntlichkeit zerstört waren. Es wurde eine plastische Deckung mit Duraplastik
durchgeführt. Der Patient hatte in keiner Phase der Erkrankung meningitische Zeichen
gehabt. Im Dezember 1980 zeigte sich im Kontroll-Computertomogramm ein ausgedehnter
Hydrocephalus internus und externus, wobei nicht nur die Vorderhörner und der III.
Ventrikel massiv erweitert waren mit ausgedehnter Defektbildung, sondern auch in den
basalen Schichten erweiterte Basalzisternen gesichtet wurden (Abb. 3).

Nach dem klinischen Bild und der Ätiologie mußte man am ehesten einen Hydrocephalus
malresorptivus posttraumaticus mit Hydrocephalie annehmen.

Fall 2

O. Simone, 13jähriges Mädchen. Sie wurde am 21.3.1980 von einem Lkw angefahren und
war primär bewußtlos mit maximal weiten Pupillen ohne Lichtreaktion. Es wurden
primär Streckkrämpfe beobachtet. Am Unfallort wurde sie intubiert und per Hubschrau-
ber in unsere Neurochirurgische Klinik verlegt. Es fand sich rechts temporo-parietal
ein subdurales Hämatom mit ausgedehnter Hirncontusion im cranialen Computertomogramm, das eine notfallmäßige Craniotomie und Ausräumung des Hämatoms notwendig
machte. Der Knochendeckel wurde erst am 1.4.1980 reimplantiert und die Patientin
konnte am 15.4.1980 beschwerdefrei verlegt werden. 9 Tage später wurde sie notfallmäßig bei uns aufgenommen wegen Verwirrtheit, Apathie, Konzentrationsschwäche und
Desorientiertheit. Neurologisch fanden sich keinerlei Auffälligkeiten, abgesehen von
einer beiderseitigen Stauungspapille von 2-3 Dioptrien. Im craniellen Computertomogramm fand sich ein riesiger Hydrocephalus internus (Abb. 4). Es wurde notfallmäßig
eine ventrikulo-atriale Spitz-Holter-Drainage rechts mit Hochdruckventil angelegt.
Die computertomographischen Kontrollen erbrachten jedoch eine ganz langsame Erholung
bei weiterhin auffälligem objektiven Befund und bestehender Stauungspapille von
2 Dioptrien beiderseits. Die notwendige Revision der Drainagen erbrachte jedoch
keinen suffizienten Erfolg. Man entschloß sich am 16.5.1980 zu einer osteoklasti-
schen suboccipitalen Craniotomie, wobei man keine wesentlichen Hindernisse fand.
Vorsichtshalber wurde eine intraventrikuläre Drainage im IV. Ventrikel vom Aquäductus sylvii bis C 2 angelegt. Die Spitz-Holter-Drainage wurde insofern revidiert, daß

der Herzkatheter mittels Peritonealkatheter ersetzt wurde. Ebenso wurde das Hochdruckventil gegen ein Niederdruckventil ausgetauscht. Eine Kontroll-Computertomographie ergab einen Monat später einen deutlichen Rückgang des Hydrocephalus (Abb. 5). Auch die Stauungspapille wurde nur andeutungsweise gemessen. 11 Tage später mußte das Mädchen erneut notfallmäßig aufgenommen werden mit Kopfschmerzen, Erbrechen, Eintrübung und einem generalisierten Krampfanfall. Außer einer Apathie war das Mädchen neurologisch unauffällig.

Am Nacken zeigte sich ein Liquorkissen kurz vor der Perforation. Am 1.7.1980 entschloß man sich zu einer ventrikulo-atrialen Liquorableitung links nach Hakim-Cordis. 3 Wochen später fand man ein normales Computertomogramm bei subjektivem neurologisch unauffälligem Befund, die Stauungspapillen waren nicht vorhanden und das EEG war normal. In diesem Fall mußte man einen Hydrocephalus posttraumaticus aresorptivus annehmen.

Zusammenfassung

Nach Schädel-Hirn-Traumen aller Schweregrade kann es zum kommunizierenden aresorptiven oder Occlusions-Hydrocephalus kommen. Der Occlusions-Hydrocephalus wird verursacht durch Verklebungen oder Kompression der Liquorwege durch Hämatome oder Hirnschwellung, sowie Verschwartung durch entzündliche Veränderungen, während der posttraumatische aresorptive Hydrocephalus durch die chronische fibroblastische Pachymeningiosis nach Subarachnoidalblutung verursacht ist. Der Hydrocephalus kann jegliche Schweregrade aufweisen, von akuter Symptomatik mit Hirndruckzeichen bis zu chronischer Symptomatik, die sich durch Demenz, Spastik der Beine und Harninkontinenz auszeichnet. Der nicht kommunizierende Hydrocephalus muß durch VA, VP, VC oder intraventrikuläre Drainage im IV. Ventrikel behandelt werden. Die aresorptive Form schließt eine Überbrückung mittels Torkildsen-Drainage aus, sondern erfordert einen VA- oder VP-Shunt, auch dann, wenn die intracranielle Druckmessung einen normalen Wert zeigt, jedoch die craniale Computertomographie, zentrale Ventrikulographie oder Isotopen-Zisternographie sowie die intralumbale Amipaque-Zisternographie eindeutig die Verlegung der Resorptionsliquorstellen zeichnen. An erster Stelle jedoch steht der neurologische objektive Befund, der uns als einziger die Kriterien zur Operations-Indikation geben soll. Nicht nur akute Symptome, sondern auch chronische Symptome eines Hydrocephalus posttraumaticus aresorptivus bessern sich in der Regel durch eine gut funktionierende Drainage, die regelmäßig neurologisch, fundoskopisch, röntgennativ und computertomographisch kontrolliert werden sollte.

Literatur

1. Altenburg, H., Walter, W.: Vergleich ventrikulographischer und computertomographischer Befunde beim postmeningitischen Hydrocephalus internus. München, 9.-11.10.1980, 16. Jahrestagung der Dtsch. Gesellschaft für Neuroradiologie
2. Benini, A., Krayenbühl, H.: Hydrocephalus occultus symptomaticus. Schw. Med. Wschr. 99, 621-630 (1969)
3. Blaylock, M.D., Ludwig, G., Kempe, M.D.: Hydrocephalus associated with subarachnoid haemorrhage. Neurochirurgie 21, 20-28 (1978)
4. Brugger, G.: Der Normaldruckhydrozephalus. Wiener Med. Wschr. 129, 12, 325-327 (1979)
5. Castel, J.P., Dartigues, J.F., Cohadon, F.: Criteria of decision for treatment of posttraumatic hydrocephalus. J. Neurosurg. Sci. 22/3-4, 201-203 (1978)
6. Diemath, H.E.: Die Nachbehandlung Schädelhirnverletzter. Wiener Med. Wschr. 128, 15, 444-446 (1978)
7. Diemath, H.E., Kollar, W.A.F.: Der posttraumatische, aresorptive Hydrozephalus. Diagnose und Therapie. Hefte zur Unfallheilkunde 111, 270-273 (1972)

8. Fischbach, R., Kollar, W.A.: Hydrocephalus aresorptivus als Folgezustand nach posttraumatischer Liquorzirkulationsstörung. Die Med. Welt 24 (N.F.), 205-206 (1973)

9. Fischer, H.: Spätfolgen von Schädel-Hirn-Verletzungen. Akt. Traumatologie 5, 299-303 (1975)

10. Fischer, H.: Spätschäden nach Schädel-Hirn-Traumen. Zeitschrift für Allgemeinmed./Der Landarzt 30, 1561-1564 (1971)

11. Foroglou, G., Zander, E.: Nos expériences avec l'hydrocéphalie interne communicante. Archives suisses de neurologie, neurochirurgie et de psychiatrie. Vol. 115, 2, 291-303 (1974)

12. Fusco, G., Del Gaizo, S., Mita, R. et al.: Chronic post-traumatic subdural hygroma of left posterior fossa with Silvius aquaeduct's stenosis. Rass. Int. Chir. Ter. 57/14, 958-963 (1977)

13. Gardeur, D., Allal, R., Piedelievre, C., Metzger, J.: Computerized tomography in post-traumatic cerebral lesions. J. Radiol. 60/2, 79-86 (1979)

14. Götze, P., Kühne, D.: Zur Problematik schizophrener/schizophrenieähnlicher Psychosen nach Schädel-Hirn-Traumen. Der Nervenarzt 49, 361-365 (1978)

15. Grote, W.: Gehirnpulsationen und Liquordynamik. Acta Neurochirurgica XII, 361-365 (1964)

16. Hemmer, R.: Erfahrungen mit der modernen operativen Hydrozephalus-Behandlung. Archiv für Kinderheilkunde 51, 23-44 (1964)

17. Ishii, S., Suzuki, S., Jülow, J.: Subarachnoid haemorrhage and communicating hydrocephalus. Scanning electron microscopic observations. Acta Neurochirurgica 50, 265-272 (1979)

18. Kretschmer, H.: Neurotraumatologie, S. 111-112. Stuttgart: Thieme 1978

19. Lanksch, W., Grumme, Th., Kazner, E.: Schädel-Hirn-Verletzungen im Computer-Tomogramm. Dtsch. Ärzteblatt 74, 2327-2332 (1977)

20. Mauersberger, W., Lanksch, W., Kazner, E., Grumme, Th.: Computer-Tomographie bei Schädel-Hirn-Verletzungen. Zbl. Chirurgie 103, 501-511

21. Meyer, H.H.: Der Liquor. Untersuchung und Diagnostik, S. 28-29. Berlin, Göttingen, Heidelberg: Springer 1949

22. Mori, K., Handa, H.: Subdural haematoma (effusion) and internal hydrocephalus. Neurochirurgia 20/5, 154-161 (1977)

23. Piepgras, V.: Neuroradiologie, S. 35, 183-190, 224. Stuttgart: Thieme 1977

24. Sprung, Chr., Collmann, H.: Normaldruck-Hydrozephalus: Indikation zur Shunt-operation. diagnostik & intensivtherapie 4, 129-131 (1979)

25. Vijayan, N.: A new post traumatic headache syndrome: clinical and therapeutic observations. Headache 17/1, 19-22 (1977)

26. Weber, M., Barroche, G., Briquel, F., Genton, P.: Stenosis of the aquaeduct of Sylvius after hypoglycorrachia meningitis. Ann. Med. Nancy 17/1, 59-62 (1978)

27. Wise, B.L., Ballard, R.: Hydrocephalus secondary to intracranial hemorrhage in premature infants. Childs Brain 2/4, 234-241 (1976)

28. Wüllenweber, R.: Schädel-Hirn-Verletzungen: Akutdiagnostik und Therapie-Folgezustände. Krankenhausarzt 53, 833-837 (1980)

29. Yasargil, M.G., Yonekawa, Y., Zumstein, B., Stahl, H.J.: Hydrocephalus following spontaneous subarachnoid hemorrhage. J. Neurosurg. 39, 474-479 (1973)

30. Zeidler, V., Kottke, S., Hundeshagen, H.: Hirnszintigraphie. Berlin, Heidelberg, New York: Springer 1975

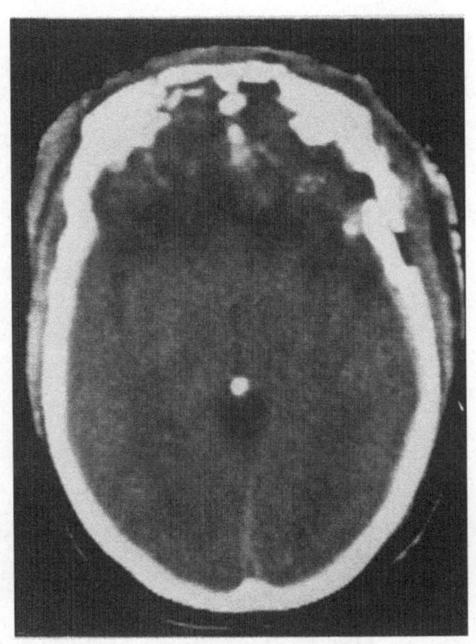

Abb. 1. Craniale Computertomographie eines 40jährigen Patienten nach einem bifronta-
len Kopfdurchschuß in suizidaler Absicht

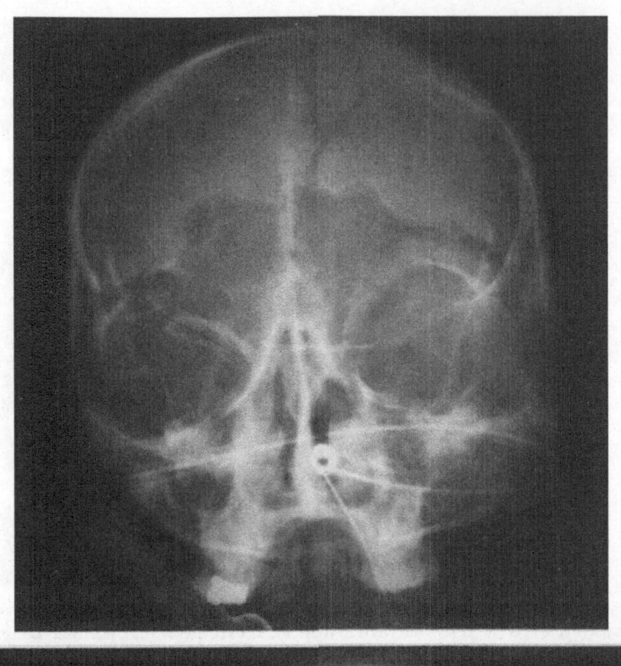
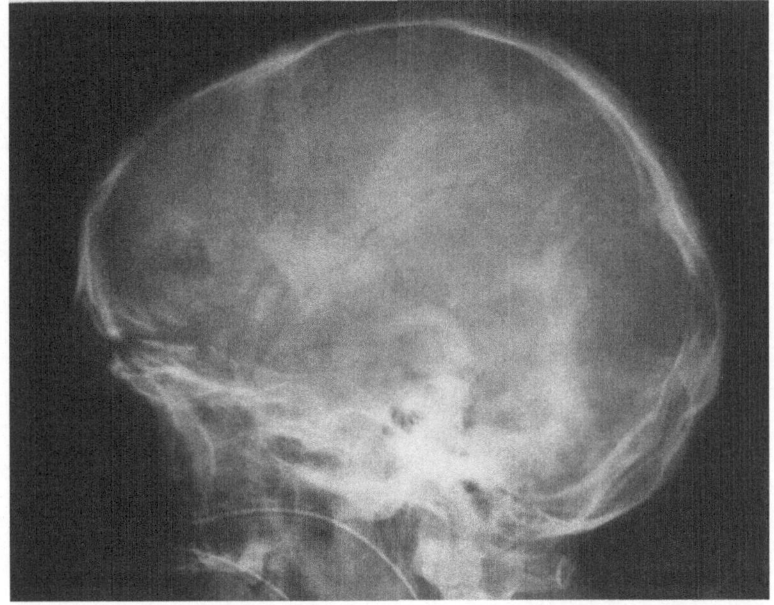

Abb. 2. Schädel-Nativaufnahmen des Patienten (Abb. 1) mit fronto-basalen Berstungs- und Impressionsfrakturen

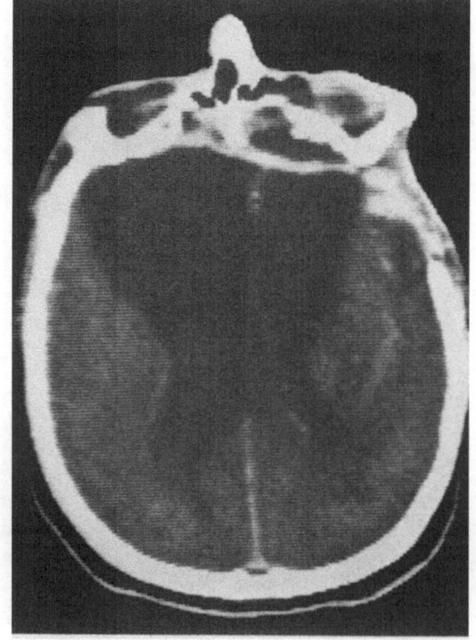

Abb. 3. Der gleiche Patient (Fall 1)
6 Monate nach bifrontalem Kopfdurchschuß und
3 Monate nach der Operation einer binasalen
Liquorfistel. Jetzt Hirnsubstanzdefekt-
bildung mit Hydrocephalus internus

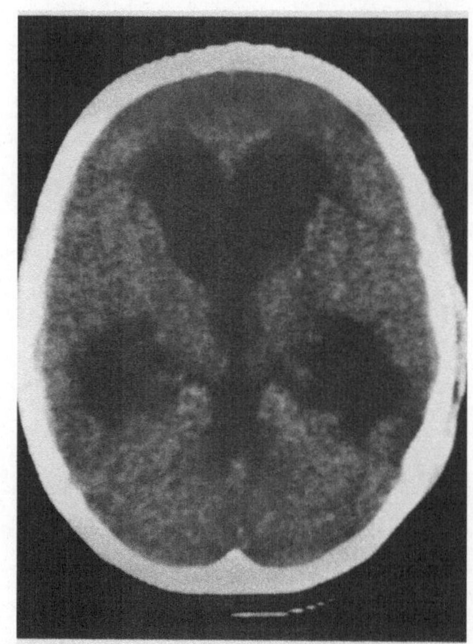

Abb. 4. Craniales Computertomogramm eines
13jährigen Mädchens, 34 Tage nach schwerem
Schädel-Hirn-Trauma mit subduralem Hämatom
rechts temporo-parietal und primärer rascher
Erholung. Jetzt ein riesiger Hydrocephalus
internus

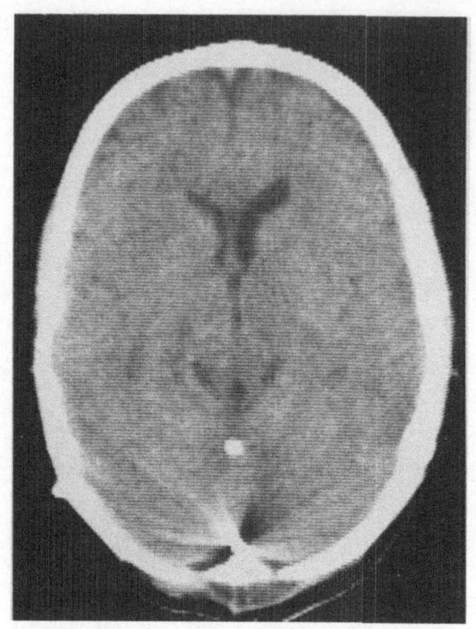

Abb. 5. Kontroll-Computertomographie bei gleichem Fall mit deutlichem Rückgang des Hydrocephalus internus

Thiopentaltherapie bei Patienten im akuten Mittelhirnsyndrom

H.-G. HÖLLERHAGE, A. LUBA, L. VERNER und A. SPRING

Neurochirurgische Klinik der Medizinischen Hochschule Hannover, Karl-Wiechert-Allee 9, D-3000 Hannover 61

Einleitung

Seit den Untersuchungen von WECHSLER et al. (9) ist bekannt, daß Barbiturate den Sauerstoffverbrauch des Gehirns ($CMRO_2$) senken. Ebenso bestätigen Tierversuche, daß das Ausmaß bleibender Läsionen nach experimenteller Unterbindung großer Hirngefäße, meistens der A. cerebri media, durch hochdosierte Barbituratmedikation vermindert wird (5, 6). Diese Befunde führten dazu, Barbiturate beim Menschen bei manifester cerebraler Hypoxie einzusetzen (7). Unter der Vorstellung, durch Senkung der $CMRO_2$ sekundäre Schäden aufgrund ödembedingter Minderperfusion zu verhüten, setzten wir Barbiturate auch bei schweren Schädelhirntraumen ein.

Patienten und Methodik

Wir behandelten im letzten Jahr 21 Patienten mit Thiopental. Dieses Barbiturat wurde wegen seiner kurzen Halbwertszeit und seiner damit guten Steuerbarkeit gewählt. 13 Patienten hatten ein schweres Schädelhirntrauma, 11 davon ein voll ausgebildetes Mittelhirnsyndrom mit tiefer Bewußtlosigkeit, Streckmechanismen der Extremitäten, Pupillenstörungen und Atemstörungen. 1 Patient war bereits areflektorisch, apnoisch und ohne jegliche Motorik, ein weiterer Patient war tief bewußtlos, hatte aber lediglich eine eingeschränkte Pupillomotorik und keine Streckmechanismen.

7 weitere Patienten hatten ein Mittelhirnsyndrom aufgrund anderer Ursache: 1 Mediainfarkt nach Neck dissection und Carotisunterbindung, 1 massive Hirnschwellung mit beginnender Einklemmung nach Angiomexstirpation, 5 Aneurysmen mit Subarachnoidalblutung. 1 weitere Patientin behandelten wir wegen eines drohenden Hirninfarkts nach Aneurysmaoperation. Bei allen Patienten wurde nach Möglichkeit mindestens einmal bis zu dreimal täglich der Thiopentalspiegel bestimmt und das EEG abgeleitet. Als therapeutisch optimal wurde das Erreichen eines Burst-Suppressions-EEG's angestrebt (Abb. 1). Da tierexperimentell der Sauerstoffbedarf des Gehirns eng mit der elektrischen Aktivität korreliert (4), ist bei einem Burst-Suppressions-EEG die $CMRO_2$ bereits deutlich erniedrigt, ohne daß kardiovaskuläre Nebenwirkungen, die zum Absetzen der Therapie zwängen, von uns beobachtet wurden. Mit Erreichen der isoelektrischen Aktivität im EEG kommt es auch bei weiterer Dosiserhöhung nicht zu einer zusätzlichen Verbesserung der protektiven Wirkung, es kann jedoch zu bedrohlichen Kreislaufeffekten kommen.

Aus theoretischen Überlegungen ist es sinnvoll, den therapeutischen Serumspiegel bzw. das Burst-Suppressions-EEG so früh wie möglich zu erreichen, um den Circulus vitiosus: Ödem - Minderperfusion - Hypoxie - Gewebsazidose -Schrankenstörung - Zunahme des Ödems ... zu durchbrechen. Die Gefahr einer zu schnellen Aufsättigung besteht jedoch in erheblichen Kreislaufeffekten. Nach unseren bisherigen Erfahrungen läßt sich der Bereich einer optimalen Serumkonzentration mit entsprechenden EEG-Veränderungen innerhalb von 24 h erreichen. Wir applizierten innerhalb der ersten 2 h 10 mg/kg KG/h und dann als Dauermedikation 5 mg/kg KG/h im Perfusor oder Injektomat. Die Therapie wurde 3-5 Tage fortgesetzt.

Das traumatische Mittelhirnsyndrom...
Herausgegeben von Egon Müller
© Springer-Verlag Berlin · Heidelberg 1982

Tabelle 1. Beziehung zwischen Thiopental-Serumspiegel und Anzahl der Patienten (%)
mit Burst-Suppressions-EEG in der Aufsättigungs- und in der Abklingphase

	mg/l Thiopental					
	0-10	10-20	20-30	30-40	40-50	> 50
Patienten (%) (Aufsättigungsphase) n = 12	0	0	8	25	42	100
Patienten (%) (Abklingphase) n = 12	0	17	25	42		100

Tabelle 2. Endausgang (final outcome) bei mit Thiopental behandelten Patienten mit
einem initialen akuten Mittelhirnsyndrom unterschiedlicher Genese. Kategorien:
1 = vollständig erholt; 2 = geringe Ausfälle, aber beruflich rehabilitiert; 3 = leichtes bis mäßiges Psychosyndrom; 4 = bewußtlos stabilisiert (apallisch); 5 = verstorben

	Kategorie						
	1	2	3	4	5	Gesamt	
Schädel-Hirn- Trauma	4 (36,3)	2 (18,2)	2 (18,2)	0 (0)	3 (27,3)	11 (100)	n (%)
Aneurysma mit Subarachnoidalblutung	0 (0)	0 (0)	2 (40)	0 (0)	3 (60)	5 (100)	n (%)
Sonstige Zirkulations- störungen	1	0	0	0	1	2	n

Ergebnisse

Tabelle 1 zeigt die Korrelation zwischen Thiopental-Serumspiegel und
EEG-Befund. In der Abklingphase waren niedrigere Serumspiegel für ein
Burst-Suppressions-EEG erforderlich als in der Aufsättigungsphase,
wahrscheinlich weil die Serumkonzentration nicht die tatsächliche
Konzentration im ZNS wiedergibt und Thiopental auch im ZNS gespeichert
wird.

Die Ergebnisse der Therapie verdeutlicht Tabelle 2. Von 11 Patienten
mit akutem traumatischen Mittelhirnsyndrom verstarben 3 (= 27,3%),
jedoch alle aus peripherer Ursache. 4 (= 36,3%) erholten sich ohne
Ausfälle, 2 (= 18,2%) hatten geringe Ausfälle, konnten aber beruflich
bzw. schulisch rehabilitiert werden, 2 (= 18,2%) hatten ein leichtes
organisches Psychosyndrom - bei diesen lag der Unfall bei der letzten
Untersuchung erst 1 bzw. 3 Monate zurück.

Diskussion

Obwohl die Anzahl der bisher behandelten Patienten noch klein ist,
sind die Ergebnisse u.E. überzeugend, zumindest sehr ermutigend.
Übereinstimmend wird das Vorhandensein einer akuten Mittelhirnsymptomatik mit Streckmechanismen, Pupillenstörungen und Atemstörungen als
prognostisch sehr ungünstig bewertet. Der Anteil von verstorbenen und
bewußtlos stabilisierten Patienten wird bei den meisten Untersuchungen
mit über 50% angegeben (1, 3, 8). Nach der Glasgow Coma Scale (8)

hatte der beste unserer Patienten einen Index von 6, was einer Prognose
von 54% verstorbener oder vegetativ stabiler (apallischer) Patienten
nach 3 Monaten entspricht. FAUPEL et al. (1) geben nach hochdosierter
Dexamethasonbehandlung eine Verbesserung früherer Ergebnisse an. Sie
schlagen ein Bewertungssystem vor, nach dem das Kollektiv von 34 Patienten, das mit hohen Dosen Dexamethason behandelt wurde, einen Index
von durchschnittlich 123,3 erreichte. Unsere Patienten hatten nach
dieser Skala einen Wert von durchschnittlich 164, waren daher als
prognostisch ungünstiger anzusehen. Dies wird dadurch verständlich,
daß wir nur Patienten mit einem ausgeprägten akuten Mittelhirnsyndrom
mit Thiopental behandelten.

Von den Patienten, die im Rahmen der Doppelblindstudie von FAUPEL et
al. (1) hochdosiert mit Dexamethason behandelt wurden, hatten 14 ein
initiales Mittelhirnsyndrom. Von diesen Patienten verstarben 3, 7 verblieben im vegetativen Stadium. Die übrigen 4 konnten teilweise rehabilitiert werden. In der Kontrollgruppe ohne Dexamethason verstarben
von 16 Patienten 11, 5 wurden teilweise rehabilitiert.

Nach unseren bisherigen Erfahrungen läßt sich der klinische Verlauf
spontaner Subarachnoidalblutungen mit Mittelhirnsymptomatik [Stadium 5
nach HUNT (2)] nicht entscheidend beeinflussen. Über andere Indikationen zur hochdosierten Thiopentaltherapie bei neurochirurgischen Patienten liegen keine ausreichenden Erfahrungen vor.

Schlußfolgerung

Unsere Untersuchungen zeigen, daß Barbiturate einen günstigen Effekt
auf die Prognose des akuten traumatischen Mittelhirnsyndroms haben. Am
sinnvollsten sollte sich die Behandlung nach dem EEG-Befund richten,
da der Serumspiegel allein keinen Aufschluß auf die Konzentration im
ZNS gibt. Den Behandlungsbeginn ausschließlich von einem exzessiv
erhöhten Hirndruck abhängig zu machen, wie es MARSHALL et al. (3)
vorschlagen, ist u.E. nicht empfehlenswert. Wir konnten feststellen,
daß ein Teil der Patienten tief komatös war und Streckkrämpfe hatte,
bei denen erst nach Stunden ein erheblicher Hirndruck auftrat. Ähn-
liches beobachteten auch MARSHALL et al. (3). Bei einer so schweren
Symptomatik halten wir es für günstiger, sofort mit der Therapie zu
beginnen.

Literatur

1. Faupel, G., Reulen, H.J., Müller, D., Schürmann, K.: Dexamethason bei schweren
   Schädel-Hirn-Traumen. Akt. traumatol. 8, 265-281 (1978)
2. Hunt, W.E.: Grading of risk in intracranial aneurysms. In: Recent progress in
   neurological surgery. Sano, K., Ishii, S. (eds.), pp. 169-175. International
   Congress Series. Amsterdam: Excerpta Medica 1974
3. Marshall, L.F., Smith, R.W., Shapiro, H.M.: The outcome with aggressive treatment
   in severe head injuries. Part I. J. Neurosurg. 50, 20-25 (1979); Part II. Acute
   and chronic barbiturate administration in the management of head injury. J.
   Neurosurg. 50, 26-30 (1979)
4. Michenfelder, J.D.: The interdependency of cerebral functional and metabolic
   effects following massive doses of thiopental in the dog. Anesthesiology 41,
   231-236 (1974)
5. Michenfelder, J.D., Milde, J., Sundt, T.: Cerebral protection by barbiturate
   anaesthesia. Use after middle cerebral artery occlusion in Java monkeys. Arch.
   Neurol. 33, 345-350 (1976)
6. Mosely, J.I., Laurent, J.P., Molinari, G.F.: Barbiturate attenuation of the
   clinical course and pathological lesions in a primate stroke model. Neurology 25,
   870-874 (1975)

7. Smith, A.L.: Barbiturate protection in cerebral hypoxia. Anesthesiology <u>47</u>, 285-293 (1977)
8. Teasdale, G., Jennett, B.: Assessment and prognosis of coma after head injury. Acta Neurochir. <u>34</u>, 45-55 (1976)
9. Wechsler, R.L., Dripps, R.D., Kety, S.S.: Blood flow and oxygen consumption of the human brain during anesthesia produced by thiopental. Anesthesiology <u>12</u>, 308-314 (1951)

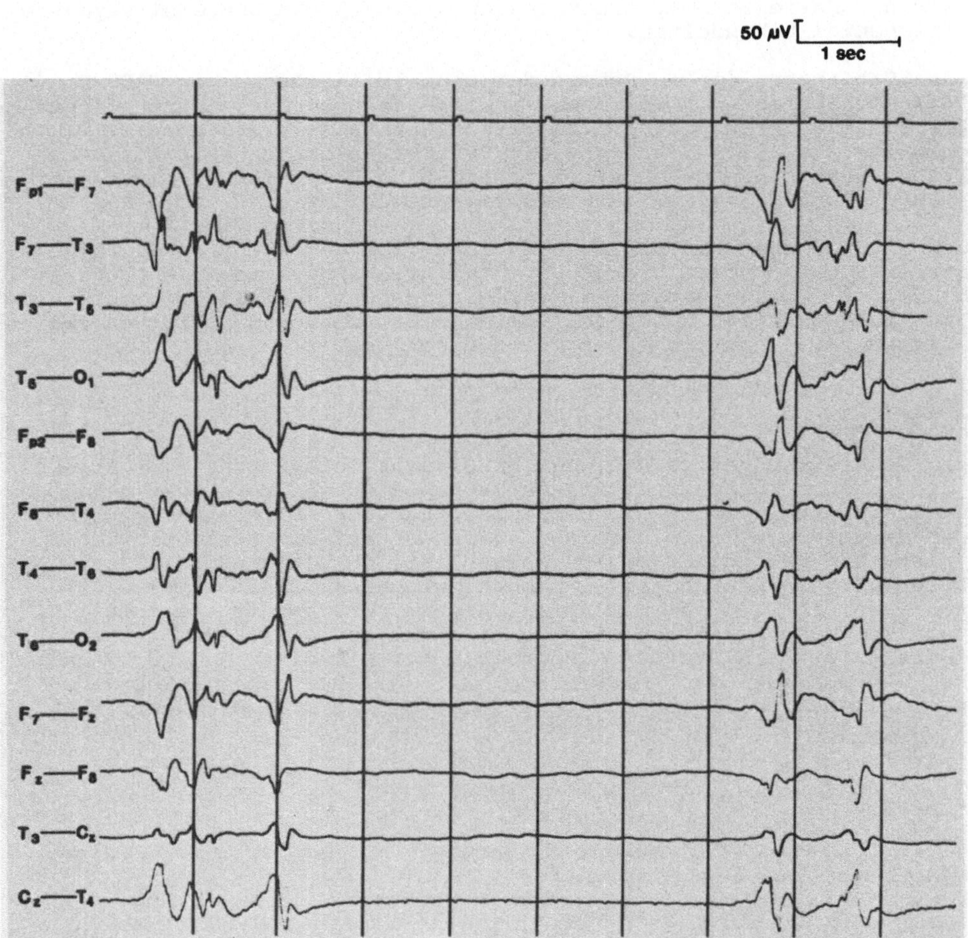

Abb. 1. M.C., weibl., 38 Jahre. Burst-Suppressions-EEG bei hochdosierter Thiopental-therapie. Der Serumspiegel der Patientin beträgt 45 mg/l Thiopental

Etomidat in der Behandlung des Mittelhirnsyndroms bei schwerem Schädelhirntrauma

R. Preger und J. Schulte am Esch

Neurochirurgische Klinik der Universität Bonn, Siegmund-Freud-Straße 25,
D-5300 Bonn 1

JANSSEN et al. (4) stellten 1971 Etomidat, ein carboxyliertes Imidazol-
derivat, als neues i.v. Hypnotikum mit kurzer Halbwertzeit und geringer
Toxizität vor. 1973 berichteten DOENICKE et al. (2) über Hirnfunktion
und Toleranzbreite nach Etomidat, MACREZ et al. 1976 (6) und PATY et
al. 1978 (9) über EEG-Aktionen. Die den intrakraniellen Druck (ICP)
senkende Wirkung entspricht der der Thiobarbiturate (12, 13) und ist
in Abb. 1 tabellarisch im Vergleich wiedergegeben. Eine gegenüber den
Barbituraten geringere cardiovasculäre Beeinträchtigung (5, 12, 13)
durch Etomidat führt in Zusammenhang mit der ICP-Senkung zu einem
stabilen oder leicht gesteigerten cerebralen Perfusionsdruck (CPP). In
diesem Zusammenhang ließen die Berichte von RENOU et al. 1978 (10)
über die stoffwechselsenkende Wirkung des Etomidat günstige Einflüsse
in der Hirnprotektion bei schweren cerebralen Störungen nach Schädelhirntraumen, cerebralen Blutungen und beim Hirnödem erwarten. Anhand
von 4 Kasuistiken geben wir eine Übersicht der Anwendungen und der
Wirkungen des Etomidat auf Symptome des Mittelhirnsyndroms.

Patienten und Methodik

Seit 1978 setzen wir Etomidat in der Therapie schwerer cerebraler Störungen und
Mittelhirnsyndrome ein. Der Schweregrad wurde jeweils nach der Coma-Klassifikation
(BRUSSELS 1976, 1) festgelegt. Alle Patienten erhielten eine nach SAFAR et al. (11)
modifizierte, Gehirn orientierte Basistherapie und es erfolgte die kontinuierliche
Überwachung von Blutdruck (BD), Puls (HR), EKG, Temperatur ($^{\circ}$C) und der Beatmung
durch intermittierende Blutgasanalysen. Zur epiduralen Druckmessung setzten wir
einen Miniaturdruckwandler der Fa. Philips ein. Unsere ersten Erfahrungen sammelten
wir an Patienten, bei denen eine meist supratentorielle Einklemmungssymptomatik eingetreten war, die durch sämtliche bis dahin eingesetzten Maßnahmen nicht mehr
beeinflußbar war. Entsprechend dieser ungünstigen Ausgangslage waren kurative
Wirkungen kaum mehr zu erwarten; wir konnten jedoch zumindestens passagere Reversibilität der Einklemmung bzw. Besserungen der Mittelhirnsymptomatik beobachten.

Etomidat wurde per infusionem zur Hirnprotektion und Vermeidung eines
Einklemmungssyndroms bei Hinweis auf intrakranielle Druckerhöhung oder
entsprechenden CT- oder Operationsbefund eingesetzt. Wir infundierten
über einen Perfusor in Abhängigkeit vom ICP, der neurologischen Symptomatik, dem Ausmaß der vegetativen Dysregulationen sowie Alter des
Patienten 0,3-2,2 mg/min Etomidat bis zu 16 Tagen.

Kasuistik

Fall 1

18jähriger polytraumatischer Patient mit Contusio cerebri, im CT nachweisbaren
vorwiegend links frontalen Contusionsblutungen und Hirnödem. Schon am ersten post-

traumatischen Tag diencephale Störungen mit Diabetes insipidus und mellitus. Eine
linksseitige, laterale Einklemmungssymptomatik erstmals am zweiten posttraumatischen
Tag. Nach mehrfacher Gabe von 40% Sorbit, die ohne wesentlichen Effekt blieb, war
durch eine Etomidatinfusion mit 1,5 mg/min eine Senkung des ICP und eine Rückbildung
der Pupillensymptomatik zu erreichen. Der BD blieb stabil (Abb. 2). Mit 0,5 mg/min
konnte weitere 12 Stunden eine fortlaufende Senkung des ICP erreicht werden. Dennoch
verstarb Patient an irreversibler Einklemmungssymptomatik 6 Tage später.

Fall 2

19jährige Patientin erlitt Polytrauma mit schwerer Contusio cerebri, subduralem und
epiduralem Hämatom rechts frontotemporal. Am 6. posttraumatischen Tag Einklemmungssymptomatik, die anfänglich durch 40% Sorbit reversibel war, dann nur noch durch
Erhöhung der Etomidatgabe auf 2,2 mg/min (Abb. 3a). Nach Senkung des ICP und Rückbildung des Mittelhirnsyndroms mit Verengung der Pupillen und wiederkehrender Lichtreaktion läßt sich mit einer Erhaltungsdosis von anfänglich 1,0, dann 0,7 mg/min ein
stabiler, wenn auch noch zu hoher ICP von ca. 30 mmHg Mitteldruck aufrecht erhalten
(Abb. 3b). Am 13. Tag verstarb Patientin an einem malignen Hirnödem in der Einklemmung.

Auch hier möchten wir auf die stabilen Kreislaufparameter von BD und HR trotz hoher
Etomidatdosierung hinweisen.

Fall 3

10jähriges Mädchen erlitt Polytrauma mit akutem, subduralem Hämatom. Bei der Aufnahme bewußtlos, linke Pupille weit, beide Pupillen ohne Lichtreaktion. Nach der
operativen Hämatomentfernung beide Pupillen eng. Am 3. posttraumatischen Tag durch
epidurale Nachblutung erneut Hirndrucksymptomatik. Mit der Hämatomentfernung wurde
gleichzeitig eine rechts frontale, epidurale Drucksonde implantiert. Im weiteren
Verlauf stellten sich rezidivierende Mittelhirnsymptome ein, mit ICP-Erhöhungen,
Temperaturanstiegen, Strecksynergismen, teilweise Schnappatmung und in der 4. Woche
für einige Tage Arrhythmien. Bei einer Erhaltungsdosis von 0,5 mg/min Etomidat
registrierten wir sowohl vereinzelt Plateauwellen, die durch Dosiserhöhung auf
1,5 mg/min ohne wesentliche Kreislaufdepression eindrucksvoll zu senken waren, als
auch wiederholte Phasen von B-Wellen-Aktivitäten.

Ab der 5. Woche Bewußtseinseintrübung als Hinweis auf Hydrocephalus malresorptivus,
der mit ventriculo-atrialem Shunt behandelt wurde. Weitere 4 Wochen später konnte
das Kind mit leichter spastischer Hemiparese rechts und mäßiger Affektlabilität nach
Hause entlassen werden.

Mit der Etomidattherapie, die wir 14 Tage lang zwischen dem 4. und 19. posttraumatischen Tag durchführten, konnten wir durch wechselnde, verlaufsangepaßte Dosierungen gute Wirkungen auf die Mittelhirnsymptomatik registrieren.

Fall 4

32jährige Patientin erlitt unter Geburt im Kreißsaal aus unbekannter Quelle eine
spontane, links fronto-temporo-parietale, intracerebrale Blutung. Nach der Entbin-
dung wurde die Patientin zu uns verlegt. Sie war erweckbar, rechts hemiparetisch und
aphasisch. Eine Bewußtseinseintrübung machte einige Stunden später die Hämatoment-
leerung notwendig. Die implantierte Drucksonde zeigte die Wirkung von Etomidat auf
den intrakraniellen Druck (Abb. 4). Ein erster ICP-Anstieg gegen 23 Uhr konnte durch
Erhöhung der Etomidatinfusion von 1,0 auf 1,5 mg/min und gleichzeitiger Sorbitgabe
ausgeglichen werden. 10 Stunden später leiteten therapieresistente ICP- und Tempera-
turerhöhungen und eine linksseitige Anisocorie, die durch Etomidat vorübergehend
wieder rückgängig zu machen war, die CT-Diagnostik und Operation eines Hämatomrezi-
divs ein.

Eine synoptische Darstellung der Zeitdauer der ICP-Anstiege über 20 mmHg, der höch-
sten Körpertemperatur des Tages und der Komaklassifikation (1) zeigt eine deutliche
Korrelation zur therapeutisch notwendigen Etomidat-Tagesmenge (Abb. 5). Ab 15. Tag
nach der Erstoperation waren ICP, Temperatur und Bewußtseinslage normalisiert,
Strecksynergismen traten nicht mehr auf. Die Patientin befindet sich zur Zeit in
neurologischer Rehabilitation.

Diskussion

Die nachgewiesene hirnprotektive Wirksamkeit der Barbiturate (3, 7, 8)
hat wegen der cardiovasculären und pulmonalen Begleitkomplikationen
verhindert, diese Medikamente generell in die Therapie einzuführen.
Etomidat bietet sich bei gleichermaßen günstigen Wirkungen, aber
geringeren cardiovasculären Wirkungen, für die Therapie an. Wir de-
monstrierten in 4 Beispielen Grenzen und Möglichkeiten der hirnprotek-
tiven Etomidattherapie, als eine aufgrund der pharmakokinetischen
Eigenschaften mit einer kurzen biologischen Halbwertzeit gut steuer-
bare mehrtägige bis mehrwöchige Infusionsbehandlung. Bei frühzeitiger
Anwendung (vor der Entwicklung einer kompletten Einklemmungssymptomatik) können auch bei schwersten cerebralen Notfallsituationen günstige
Krankheitsverläufe beobachtet werden. Einen hohen Stellenwert in der
Therapie nimmt die rasche intrakranielle Drucksenkung (12, 13) durch
Verringerung des intrakraniellen Blutvolumens durch direkte vasokon-
striktorische Wirkung (10) ein, die auch mit niedrigen Erhaltungsdosen
aufrecht erhalten werden kann, im Zusammenhang mit der Verminderung
des cerebralen Sauerstoffbedarfs (10). Wir konnten auch zeigen, daß
die klinischen Symptome des Mittelhirnsyndroms wie Pupillenreaktionen,
Strecksynergismen und cerebral induzierte Hyperthermien günstig zu
beeinflussen sind. Selbst in den angegebenen hohen Dosierungen sahen
wir keine kritischen Blutdruckabfälle, die zu einer CPP-Senkung geführt hätten.

Zusammenfassung

In 4 Kasuistiken wird die Infusionstherapie mit Etomidat über eine
Zeitdauer bis zu 16 Tagen in Dosierungen von 0,3 bis 2,2 mg/min beschrieben. Es werden die Einflüsse auf die intrakranielle Drucksenkung
im Zusammenhang mit Wirkungen auf das cardiovaskuläre System, die
Symptome des Mittelhirnsyndroms und den klinischen Verlauf demonstriert
und diskutiert. Etomidat bietet sich aufgrund seiner beschriebenen
günstigen Wirkungen für die hirnprotektive Therapie schwerer cerebraler Störungen nach Schädelhirntrauma, intrakraniellem Hämatom bzw.
beim Hirnödem an.

Literatur

1. Brihaye, J., Frowein, R.A., Lindgren, S., Loew, F., Stroobandt, G.: Report on
   the meeting of the W.F.N.S. neuro-traumatology. Committee, Brussels, 19-23
   September 1976. Acta neurochir. 40, 181-186 (1978)
2. Doenicke, A., Krugler, J., Penzel, G., Laub, M., Kalmar, L., Killian, I., Be-
   zecny, H.: Hirnfunktion und Toleranzbreite nach Etomidate, einem neuen barbi-
   turatfreien i.v. Hypnoticum. Anaesthesist 22, 357 (1973)
3. Hoff, J., Smith, A.: Experimental and clinical use of barbiturates in focal
   cerebral ischemia. In: Microsurgery for Stroke. Schmiedek, P. (ed.), pp. 57-66.
   New York, Heidelberg, Berlin: Springer 1977
4. Janssen, P.A.J., Niemegeers, C.J.E., Schellekens, K.H.L., Lenaerts, F.M.: Etomi-
   date(R-(+)-1-(methyl-benzyl)imidazole-5-carboxylate) (R 16659) - a potent, short
   acting and relatively atoxic intravenous hypnotic agent in rats. Arzneim. Forsch.
   21, 1234 (1971)

5. Kettler, D., Sonntag, H., Donath, U., Regensburger, D., Schenk, H.D.: Hämodyna-
   mik, Myocardmechanik, Sauerstoffbedarf und Sauerstoffversorgung des menschlichen
   Herzens unter Narkoseeinleitung mit Etomidate. In: Anaesthesiologie und Wieder-
   belebung, Bd. 93, S. 160. Berlin, Heidelberg, New York: Springer 1975
6. Macrez, P., Paty, J., Renou, A.M., Sabathié, M.: Etude d'un nouvel agent anesthé-
   sique: l'Etomidate (R 26490). Aspects électroencéphalographiques particuliers.
   Ann. Anesth. Franc. XVII, 1207 (1976)
7. Michenfelder, J.D., Milde, J.H., Sundt, T.M. Jr.: Cerebral protection by barbiturate anaesthesia. Arch. Neurol. 33, 345 (1976)
8. Molinari, G.F., Lightfoote II, W.E., Fein, J.M.: Evidence for barbiturate protection in focal cerebral ischemia: a hypothesis for mechanism and clinical
   utility. In: Microvascular anastomoses for cerebral ischemia. Fein, J.M., Reich-
   man, O.H. (eds.), p. 86. New York, Heidelberg, Berlin: Springer 1978
9. Paty, J., Macrez, P., Renou, A.M., Brenot, P., Gross, C., Faure, J.M.A.: Aspects
   électro-physiologiques de l'action de l'Etomidate chez l'homme. Ann. Anesth.
   Franc. XIX, 3, 191 (1978)
10. Renou, A.M., Vernhiet, J., Macrez, P., Constant, P., Billerey, J., Khadaroo,
    M.Y., Caillé, J.: Cerebral blood flow and metabolism during etomidate anaesthe-
    sia in man. Br. J. Anaesth. 50, 1047 (1978)
11. Safar, P., Nemoto, E.: Brain Resuscitation. Acta Anaesth. Scand. 70, 60-74
    (1978)
12. Schulte am Esch, J., Pfeifer, G., Thiemig, I.: Der Einfluß von Etomidate und
    Thiopental auf den gesteigerten intracraniellen Druck. Anaesthesist 27, 71
    (1978)
13. Schulte am Esch, J., Thiemig, I., Entzian, W.: Wirkungen von Etomidat und Thio-
    pental auf den stickoxydulbedingten intracraniellen Druckanstieg. Anaesthesist
    29, 525 (1980)

	ETOMIDATE	THIOPENTAL
MABP	(↓)	↓
CI	(↓)	↓
DP/DT_{MAX}	(↓)	↓
CBF	↓	↓
ICP	↓	↓
CPP ($\overline{BP}$ - $\overline{ICP}$)	– ↑	↓
CMR- O_2	↓	↓

Abb. 1. Gegenüberstellung der Wirkungen des Etomidat und des Thiopental auf cardiovaskuläre (MABP mittlerer arterieller Blutdruck, CI Cardiac index, DP/DT_{max} Kontrak-
tilität), cerebrovaskuläre (CBF cerebrale Durchblutung, CPP cerebraler Perfusionsdruck) Parameter, intrakraniellen Druck (ICP) und cerbrale Sauerstoffaufnahme
(CMR-O_2). Es finden sich deutlich geringere Einflüsse auf die cardiovaskulären
Parameter bei der Etomidattherapie, der cerebrale Perfusionsdruck bleibt stabil bzw.
ist leicht gesteigert

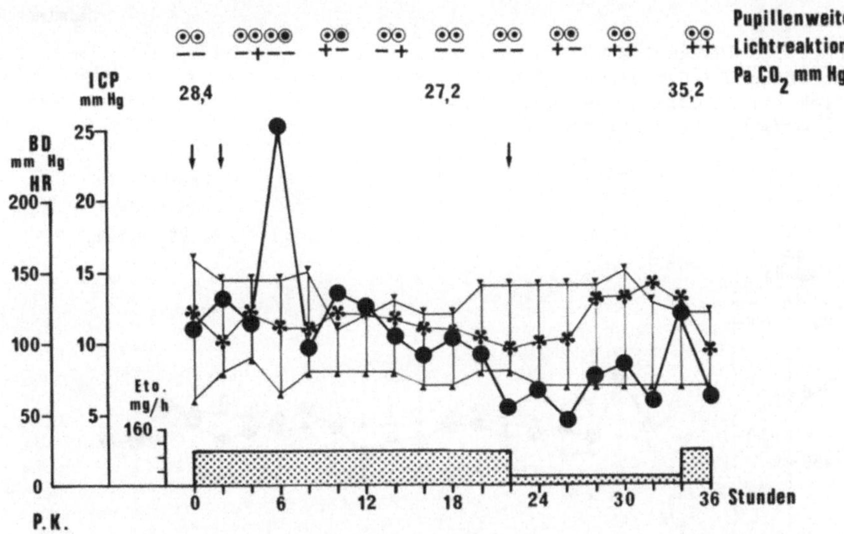

Abb. 2. 36stündige Verlaufskontrolle von Fall 1 mit Registrierung von HR, BD, ICP,
Pupillenreaktionen und Pa CO_2 unter ICP-senkender Therapie mit 40% Sorbit (*Pfeil*)
und Etomidatinfusionen. ICP-Erhöhung und links laterale Einklemmungssymptomatik
lassen sich durch Sorbit nicht, durch Etomidat günstig beeinflussen. Mit einer
Erhaltungsdosis von 0,5 mg/min ist die ICP-Senkung über 12 Stunden zu erreichen

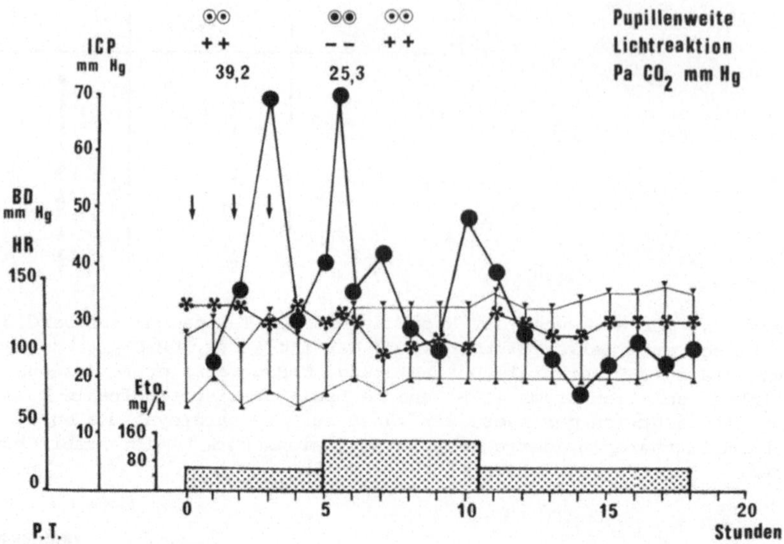

Abb. 3. a 18stündige Verlaufskontrolle der gleichen Parameter wie Abb. 2 bei Fall 2.
Die erste ICP-Steigerung kann noch durch 40% Sorbit gesenkt werden, ein Rebound-
effekt mit Einklemmungssymptomatik ist dann nur noch durch Etomidaterhöhung auf
2,2 mg/min zu beeinflussen

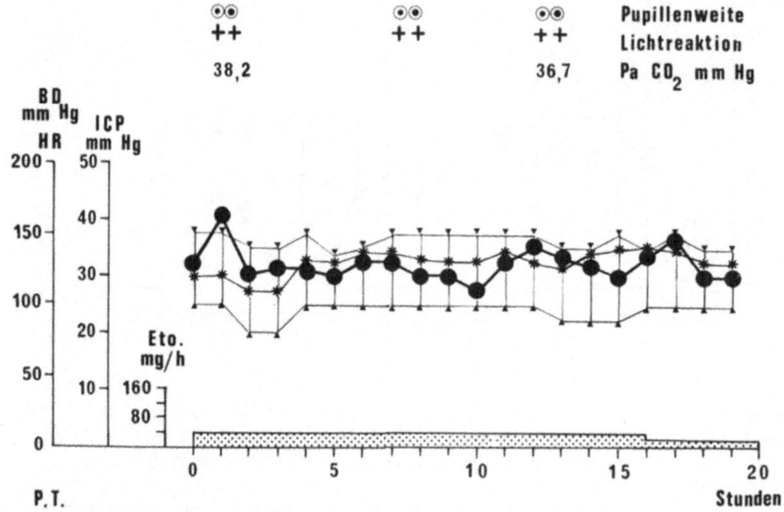

Abb. 3. b Fortsetzung der Verlaufskontrolle von Fall 2 (Abb. 3a). Trotz Dosisminde-
rung des Etomidat auf 1,0, dann 0,7 mg/min, bleibt der ICP über 20 Stunden leicht
gesteigert stabil bei ca. 30 mmHg

150

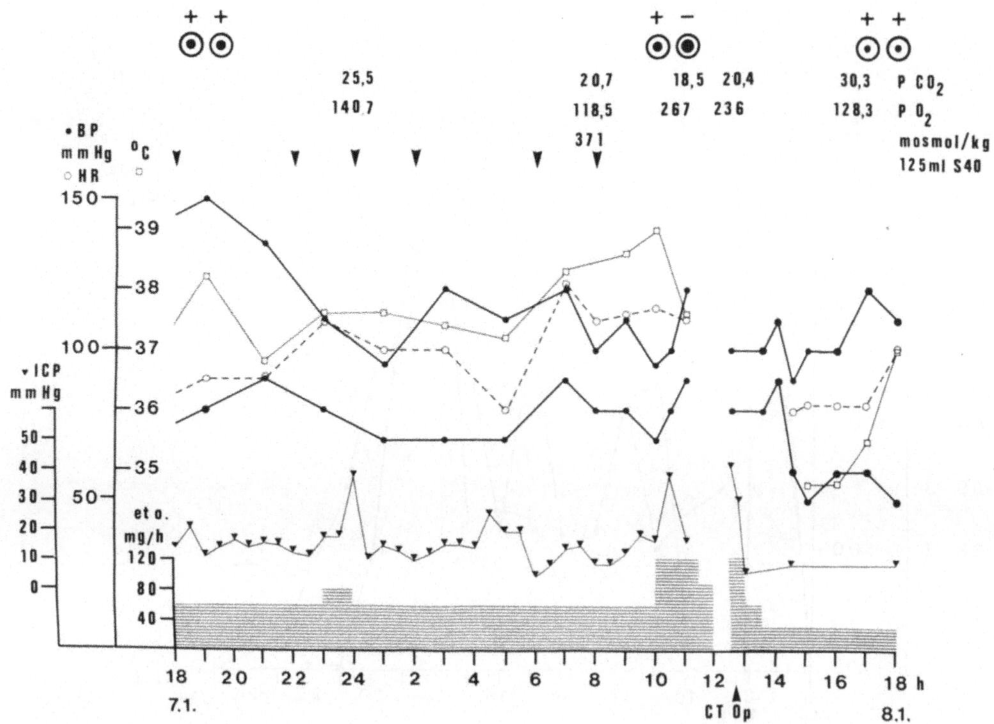

Abb. 4. Fall 4. 1. postoperativer Tag (s. Text) nach Entleerung eines intracerebralen Hämatoms. Entwicklung einer Einklemmungssymptomatik durch linkshirnige Nachblutung. Die ICP-Werte entsprechen den registrierten Mitteldrucken

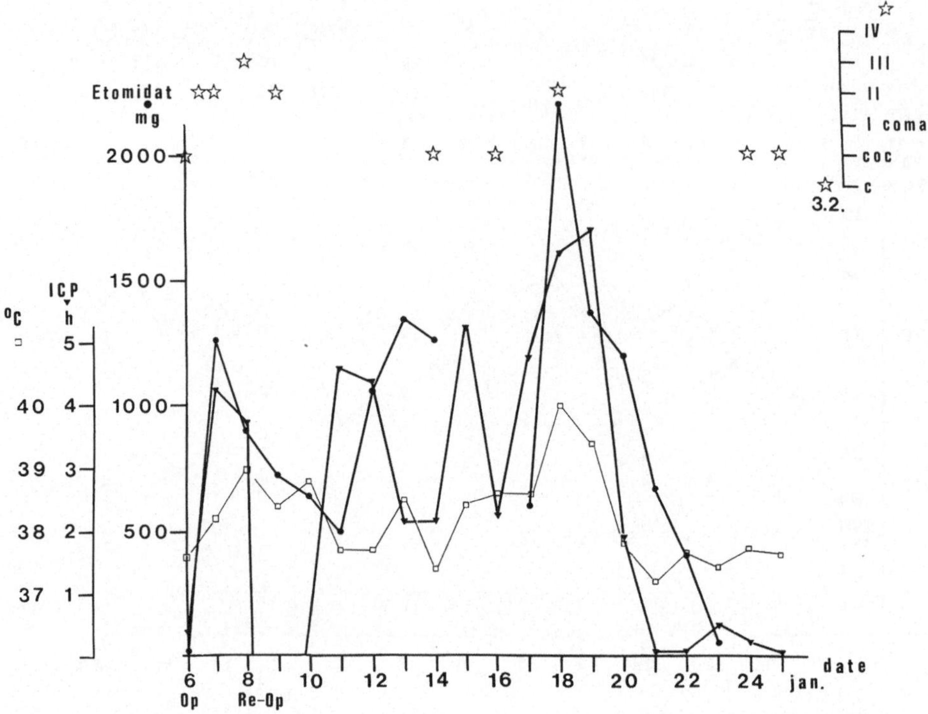

Abb. 5. Synoptische Darstellung von Tagesdosierung Etomidat, Zeitdauer des ICP-Mitteldruckes über 20 mmHg in Stunden, höchste Körpertemperatur des Tages und Koma-klassifikation (1). *c* = wach (consciousness); *coc* = Bewußtseinstrübung (clouding of *c*)

Dexamethason beim traumatischen Mittelhirnsyndrom

G. FAUPEL

Abteilung Hirntraumatologie (postakut), Rehabilitations-Krankenhaus,
D-7516 Karlsbad-Langensteinbach

Nach bisheriger Untersuchung war nachgewiesen, daß
1. hohe Dexamethason-Dosis bei frühzeitiger Gabe günstigen Einfluß auf
   Letalität und Überlebensqualität schwer Schädel-Hirn-Verletzter
   ausübt;
2. aber unter anderem eine größere Anzahl bewußtlos stabilisierter
   Patienten resultiert (1-5, 7, 9).

Nach Aufschlüsselung aller Ergebnisse zeigte sich, daß mit hoher
Dexamethason-Gabe verbunden sind:
- ein dosisabhängiger Effekt;
- geringere Letalität aller Altersklassen (bei allen Diagnosen, bei
  früher Gabe);
- geringere Letalität der Mehrfachverletzten;
- Besserung individueller neurologischer Verläufe und aller neurologischen Einzelsymptome;
- Vermehrung vitaler Komplikationen um höchstens 6-8%, zum Teil sogar
  Reduzierung;
- Reduktion aller klassischen Haupttodesursachen (sekundäres Mittelhirnsyndrom, primäres Mittelhirnsyndrom, Nachblutung, schwere Wund-
  infektion, pulmonal, kardial);
- Verkürzung der Liegedauer;
- längere Überlebenszeit (der Verstorbenen).

Bei der jetzigen Überprüfung sollten die Fälle mit Mittelhirnsyndrom
(MHS), ihre Prognose und Beeinflußbarkeit durch Dexamethason, gesondert
geprüft werden.

Bereits die Aufschlüsselung nach angiographischen Befunden, d.h.
Mittellinienverlagerungen mit oder ohne Arteria cerebri-posterior-
Depression, zeigt, daß bei den Plazebo-Fällen von 7 Patienten 5 verstarben, bei der hohen Dexamethason-Dosis von 4 Fällen keiner (Tabelle 1)!

Eine zerebrale Angiographie sofort nach der Aufnahme wurde bei 71 von
95 Patienten durchgeführt. Diese Verletzten wurden entsprechend ihrem
Angiographie-Ergebnis in drei Stufen eingeteilt. In der ersten Gruppe
zeigte weder die Arteria cerebri-anterior noch die Arteria cerebri-
posterior irgendeine pathologische Verlagerung. In der zweiten Gruppe
wurden Mittellinien-Verlagerungen bis zu 30 mm gemessen. Patienten mit
einer Mittellinien-Verlagerung der Arteria cerebri-anterior und einer
gleichzeitigen signifikanten Depression der proximalen Arteria cerebri-
posterior als Anzeichen einer tentoriellen Einklemmung wurden einer
Gruppe drei zugeteilt. Obwohl in der hoch-dosierten Gruppe relativ weniger Patienten mit Grad 2 und 3 der soeben geschilderten Klassifizierung sind als in der Plazebo-Gruppe, starben weniger Patienten dieser
beiden letzten Stufen in der Gruppe mit hoher Dosis. Das Ergebnis ist
fast signifikant auf einem 95%-Niveau.

Tabelle 1. Angiographische Befunde und Letalität (Letalität in Klammern)

| | Plazebo | Dexamethason | | |
		Niedrige Dosis	Hohe Dosis	Gesamt
A. cerebri ant. + post. (nicht verlagert)	5 (2%)	4 (1%)	6 (3%)	15
Mittellinienverlagerung (bis 30 mm)	12 (7%)	15 (4%)	10 (3%)	37
Mittellinienverlagerung + Post.-Depression	7 (5%)[a]	8 (4%)[a]	4 (0%)[a]	19
	24	27	20	71

[a] Hier fast p < 5%!

Tabelle 2. Haupttodesursachen in den einzelnen Behandlungsgruppen. Gesamtsumme größer als 16 + 10 + 6 = 32 Verstorbene, da in 2 Fällen keine eindeutig überwiegende Todesursache feststellbar war

| Haupttodesursachen | Plazebo | Dexamethason | | Zusammen | Gesamt |
		Niedrige Dosis	Hohe Dosis		
Zerebral — Sekundäre MHS	7 (44%)	6 (55%)	1 (14%)	7 (39%)	14 (41%)
Zerebral — Primäre MHS	4 (25%)	2 (18%)	2 (29%)	4 (21%)	8 (23%)
Zerebral — Postoperative Blutung	0	1 (9%)	0	1 (6%)	1 (3%)
Zerebral — Schwere Infektion	0	0	1 (14%)	1 (6%)	1 (3%)
Nicht zerebrale — Pulmonal	3 (19%)	1 (9%)	1 (14%)	2 (11%)	5 (15%)
Nicht zerebrale — Kardial	2 (12%)	1 (9%)	2 (29%)	3 (17%)	5 (15%)
Nicht zerebrale — Renal	0	0	0	0	0
Gesamt	16 (100%)	11 (100%)	7 (100%)	18 (100%)	34 (100%)

Weiter war interessant, daß bei den Haupttodesursachen die primären MHS in beiden Gruppen, d.h. Plazebo wie hohe Dosis, etwa gleich hoch vertreten waren; demgegenüber war das sekundäre MHS bei der Plazebo-Gruppe (mit 44%) um 30% häufiger als bei der Hohen-Dosis-Gruppe (mit 14%) vertreten (Tabelle 2). Die Reduzierung zerebraler Todesursachen durch die Behandlung mit hoch-dosiertem Dexamethason wird in erster Linie durch eine Abnahme des sekundären MHS hervorgerufen. 7 von 28 Patienten starben an Hirnschwellung und sekundärer Mittelhirn-Kompression in der Plazebo-Gruppe, 6 von 33 in der niedrig-dosierten und 1 von 34 in der hoch-dosierten Gruppe. Dies bedeutet, daß der sekundäre Mittelhirnschaden in den 3 Gruppen zu 44%, 55% bzw. 14% am Anteil der Toten vertreten ist.

Diese beiden letzten Feststellungen beweisen, daß bei tentorieller Einklemmung mit hochdosiertem Dexamethason eine Reduzierung der Letalität erzielt werden kann. Patienten mit einer primären Mittelhirnschädigung weisen einen ungünstigeren neurologischen Verlauf und eine höhere Letalität auf als Patienten ohne initiales MHS.

Das primäre Mittelhirnsyndrom kann offenbar durch Dexamethason nicht
so wesentlich beeinflußt werden, sofern sich dies aus den geringen
Zahlen überhaupt beurteilen läßt. Dennoch war die Letalität der Patienten mit primärem MHS unter der hohen Dosis von Dexamethason deutlich
geringer: 3 von 14 Patienten (was bei größerer Zahl 21% entsprechen
könnte) starben hier gegenüber 11 von 16 Patienten (bei größerer Zahl
69%) unter üblicher, d.h. Plazebo-Behandlung.

Wenn also die hohe Dexamethason-Dosis bei dem MHS eine Verbesserung
der Überlebensrate erbringt, muß man sich die Frage nach dem Endausgang, d.h. der Qualität des Überlebens, stellen.

Es zeigt sich, daß die Bewußtlosigkeitsdauer bei den MHS-Fällen unter
hoher Dexamethason-Dosis fast doppelt so hoch ist wie bei den Plazebo-
Fällen. Trotzdem ist die Erholung nicht schlechter, selbst wenn man
die Fälle mit dem Erholungsgrad 10 und 9, evtl. auch 8, einmal sub-
trahiert.

Deutlich wird, daß offenbar viele Fälle der Plazebo-Gruppe, die gestorben sind, nach hoher Dexamethason-Behandlung zu einem knappen Über-
lebensgrad ("9" bzw. "8" nach PATTEN) kommen. Von 16 Fällen der Plazebo-Gruppe mit MHS sind 11 gestorben; von 14 Fällen der hohen Dexamethason-Gruppe mit MHS sind 10 gestorben bzw. kamen zum Erholungsgrad "9"
und "8". Diese beiden Resultate entsprechen sich ziemlich genau.
Betrachtet man die übrigen überlebenden MHS-Fälle, so dürfte das
Endergebnis fast identisch sein. Ein wenig mag eine Rolle spielen, daß
das Alter der Hohen-Dosis-Fälle 10 Jahre geringer ist.

Ein sehr wichtiges zusätzliches Moment ist die Bewußtlosigkeit. Hier
zeigt sich das zuvor Gesagte noch einmal sehr deutlich: Von den MHS
haben nur solche Fälle (von einer einzigen Ausnahme abgesehen) eine
günstige Prognose (Erholungsgrad "6" und günstiger nach PATTEN), wenn
die Bewußtlosigkeit nicht mehr als 5-6 Tage dauert. Geht die Coma-
Dauer über diesen Zeitpunkt hinaus, sterben die Patienten oder haben
eine sehr schlechte Prognose.

Hiermit kommt man zu einem sehr wichtigen Ergebnis, welches uns vielleicht aus der Erfahrung geläufig, aber noch kaum durch Zahlen belegt
ist:

1. Patienten mit primärem MHS haben primär eine schlechtere Prognose.
2. Wenn die Coma-Dauer bei diesen Patienten mehr als 5-6 Tage beträgt,
   ist nach den hier vorgelegten Ergebnissen mit keiner ausreichenden
   Erholung zu rechnen.

Betrachtet man die einzelnen neurologischen Symptome in ihrem Längs-
schnitt an den Tagen unserer Untersuchung jeweils für sich (Abb. 1),
so läßt sich ein Verlaufstrend wiederum am besten anhand der Mittel-
wert-Differenz aus der Summe der jeweiligen Symptom-Noten jeder therapeutischen Gruppe beurteilen.

Festzustellen ist, daß ausnahmslos alle Symptome, allerdings mit
unterschiedlicher Ausprägung, unter Dexamethason eine Besserung erfahren. Selbst zwischen Plazebo und niedriger Dexamethason-Dosis wird
überall eine, wenn auch manchmal nur diskrete, relative Besserung
verzeichnet zwischen 1. und 11. Tag. Auch zwischen der niedrigen und
hohen Dexamethason-Dosis tritt ein positiver Wirkungsunterschied
zutage.

Die stärksten Unterschiede zwischen Plazebo und hoher Dosis von Dexamethason finden sich bei der Streckstarre, nahezu ebenso stark bei der
Lähmung, etwas schwächer beim Bewußtsein, noch schwächer beim Corneal-

Tabelle 3. Einfluß einer initialen Mittelhirn-Symptomatik (MHS) auf Endausgang
(final outcome) und Letalität. Zur Definition der 5 Kategorien der Invalidität
s. 2.4 (3). (In Klammern die prozentuale Letalität)

		\multicolumn{6}{c}{Kategorien der Invalidität}		
		1	2	3	4	5	Gesamt	
Plazebo	MHS fehlt	0	5	1	1	5	12 (42%)	
	MHS vorhanden	1	3	1	0	11	16 (69%)	(57%)
Hohe Dosis	MHS fehlt	5	4	3	5	3	20 (15%)	
	MHS vorhanden	0	3	1	7	3	14 (21%)	(18%)
							95 (34%)	(34%)

reflex und beim Babinski. Die Atmung, deutlicher noch der zerebrale
Anfall, wären nach dieser Voraussetzung von noch geringerem Vorher-
sagewert für den Verlauf des Ödems unter Dexamethason. Am Ende dieser
Werte-Skala würden gleichermaßen Pupillenweite und Lichtreaktion
rangieren, da diese, übrigens in gleichem Umfang zwischen Plazebo und
hoher Dosis, die geringste Differenz in der neurologischen Wertung
aufweisen.

Von klinischer Bedeutung ist die Frage, ob ein primäres MHS sich durch
die Steroid-Verabreichung beeinflussen läßt.

Aus Tabelle 3 geht hervor, daß in der Plazebo- und der hochdosierten
Steroid-Gruppe Patienten mit einer Mittelhirn-Schädigung einen ungün-
stigeren neurologischen Verlauf zeigten und eine höhere Mortalität
aufwiesen als Patienten ohne initiales MHS. Nach der hohen Steroid-
Dosis wiesen aber beide (Patienten mit und ohne MHS) eine fast gleiche
Besserung ihres Zustandes auf.

Aus Tabelle 3 kann weiter abgeleitet werden, daß Patienten mit MHS bei
der Aufnahme im allgemeinen einen qualitativ schlechteren Endausgang
aufwiesen. Keiner dieser Patienten erreichte eine vollständige Erholung. Diese Patienten machten einen Großteil derjenigen aus, die
schwerst-geschädigt und bewußtlos stabilisiert blieben.

In der Abb. 2 sind alle Patienten der Plazebo-Gruppe sowie der hochdosierten Steroid-Gruppe enthalten, wobei auf der Ordinate die zunehmende Verschlechterung des neurologischen Ausgangsbefundes und auf der
Abszisse das Intervall zwischen Trauma und Aufnahme bzw. erster Injektion von Dexamethason aufgetragen ist. Weiter sind in der Abbildung
unterhalb der markierten Grenzlinie die Symptomenkombinationen angegeben, die nach der großen Erfahrung der Gruppe um FROWEIN nicht oder
nur mit äußerst geringer Wahrscheinlichkeit überlebt werden (6). Bei
der eigenen Untersuchung verstarben gleichfalls alle Patienten der
Plazebo-Gruppe, die unterhalb dieser Grenzlinie lagen (8 Patienten).
Im Gegensatz überlebten von der hochdosierten Dexamethason-Gruppe
6 von 7 Patienten. Von den 3 Patienten, welche Dexamethason früh, d.h.
innerhalb der ersten 6 Stunden, erhielten, erreichten 2 einen Endzustand, der als Übergang von leichtem zu schwerem neurologischem Defizit eingestuft werden kann. Von den Patienten mit verzögerter Dexamethason-Behandlung blieben 2 Patienten apallisch, ein 3. hatte als
Endzustand ein schweres neurologisches Defizit.

Diese Zusammenstellung dokumentiert, daß mit der hochdosierten Dexamethason-Behandlung einige Patienten überlebten, die sonst nach geltender Erfahrung möglicherweise verstorben wären.

Es ist sehr wahrscheinlich, daß mit sehr früher Gabe des Steroids ebenso wie mit kontinuierlich hoher Dosierung (initial 100 mg i.v., dann 2stündlich 8 mg i.v.) bei fortdauernder Bewußtlosigkeit über 5-7 Tage (dann in 3 Tagen abgebaut), eine weitere Verbesserung, z.B. durch Verhinderung einer sekundären Mittelhirn-Kompression, erreicht werden kann. Selbstverständlich gehören auch alle anderen Möglichkeiten neurochirurgischer Intensivtherapie ausgeschöpft: Hyperventilation, Osmotherapie, intrakranielle Drucküberwachung seien nur unter anderem genannt.

Literatur

1. Faupel, G., Reulen, H.J., Müller, D., Schürmann, K.: Double-blind study on the effects of steroids on severe closed head injury. In: Dynamics of brain edema. Pappius, H.M., Feindel, W. (eds.). Berlin, Heidelberg, New York: Springer 1976
2. Faupel, G., Reulen, H. J., Müller, D., Schürmann, K.: Clinical double-blind study on the effects of dexamethasone on severe closed head injuries. In: Advances in neurosurgery. Wüllenweber, R., Brock, M., Hamer, J., Klinger, M., Spoerri, O. (eds.), Vol. 4. Berlin, Heidelberg, New York: Springer 1977
3. Faupel, G., Reulen, H.J., Müller, D., Schürmann, K.: Dexamethason bei schweren Schädel-Hirn-Traumen. Akt. traumatol. $\underline{8}$, 265-281
4. Faupel, G., Reulen, H.J., Müller, D., Schürmann, K.: Dexamethasone in severe head injuries. Neurosurg. Rev. $\underline{2}$, 105-111 (1979)
5. Faupel, G., Reulen, H.J., Müller, D., Schürmann, K.: Erfahrungen und Vorschläge zur Früh-Prognose gedeckter Schädel-Hirn-Verletzungen, insbesondere traumatischer intrakranieller Hämatome. Nervenarzt $\underline{51}$, 91-95 (1980)
6. Frowein, R.A., Steinmann, H.W., Haar K. auf der, Terhaag, D., Karimi-Nejad, A.: Limits to classification and prognosis of severe head injury. In: Advances in neurosurgery, Vol. 5. Frowein, R.A., Wilcke, O., Karimi-Nejad, A., Brock, M., Klinger, M. (eds.). Berlin, Heidelberg, New York: Springer 1978
7. Gobiet, W.: Die Behandlung des akuten traumatischen Hirnödems. Notfallmed. $\underline{2}$, 98-103 (1976)
8. Patten, B.M., Mendel, J., Braun, B., Curtin, W., Carter, S.: Double blind study on the effects of dexamethasone on acute stroke. In: Steroids and brain edema. Reulen, H.J., Schürmann, K. (eds.). Berlin, Heidelberg, New York: Springer 1972
9. Reulen, H.J., Faupel, G.: Behandlung des traumatischen Hirnödems mit hochdosiertem Dexamethason. In: Neurotraumatologie. Derzeitige Schwerpunkte. Wieck, H.H. (Hrsg.). Stuttgart, New York: Thieme 1980

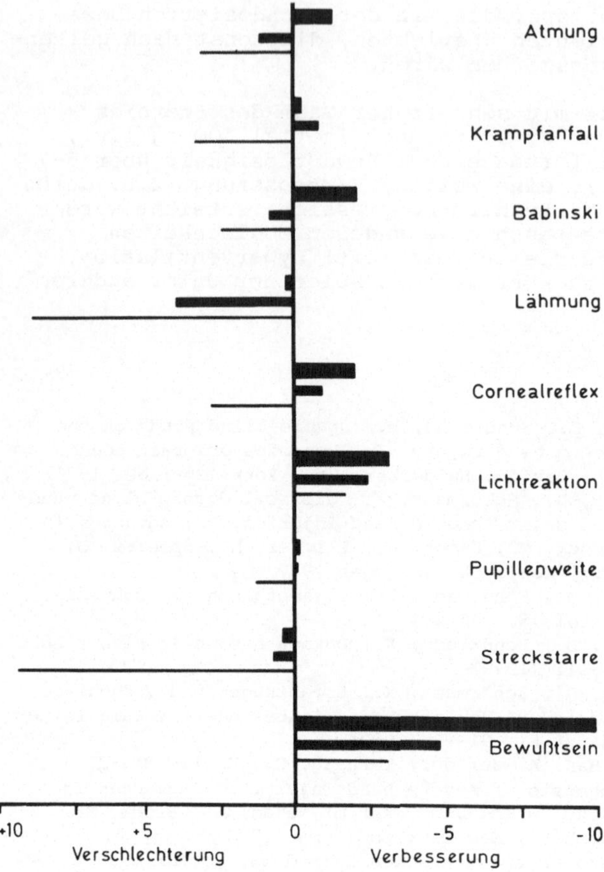

Abb. 1. Verlaufstrend der untersuchten Einzelsymptome, angesehen als Differenz der Mittelwerte zwischen dem 1. und 11. Tag. Schmale, mittlere bzw. breite Balken stehen für Plazebo, niedrige bzw. hohe Dosis

Aufn. Unters. u. 1. Inj. Std. n. Unf.	1 - 2 h	2 - 3 h	3 - 6 h	6 - 12 h	12 - 24 h	> 24 h
A_1						
$A_2 - A_4$	○	○□	○			
$A_2 - A_4$ +Anisokorie u. /o. Parese	●		■	□	○	□□
B	○	○○	○□		○	○
B + Anisokorie u. /o. Parese	○●	○	○○□	○○○■	○○□□□	●
B + zerebrale Anfälle						
B + Streckstarre	○■	○□	■■■■	○●●□■		□
B + muskul. Hypotonie = B_3				■		
B + Atemstörg. + Lichtreakt. Vorh.	○○●	○■	■	○■	○■	○■
B + Mydriasis + Lichtstarre bds.	■		■			
B + Mydriasis bds. + z. Atemstillst.						
Entl. Zustand:						

○ Hohe Dosis lebt   ● Hohe Dosis tot
□ Placebo lebt   ■ Placebo tot

<u>Abb. 2.</u> Zusammenhang zwischen Comatiefe und Prognose bei schwer Schädelhirnverletz-
ten mit und ohne Dexamethason-Behandlung. (Näheres s. Text)

Zur Behandlung des traumatischen Mittelhirnsyndroms durch die hyperbare Oxygenierung

H. WASSMANN, K.-H. HOLBACH und J. SCHULTE AM ESCH

Institut für Anästhesiologie, Neurochirurgische Klinik der Universität Bonn,
Siegmund-Freud-Straße 25, D-5300 Bonn 1

Einleitung

Umfassende histologische Untersuchungen des Hirnstammes bei Patienten
mit traumatischen Mittel-Hirn-Schädigungen durch PETERS (10) ergaben,
daß primär traumatische Läsionen, wie Arterien-und Venenrisse im
Mittelhirn nicht oder nur ganz kurz überlebt werden. In allen Fällen,
die länger überlebten und in welchen es zu einem inkompletten oder
kompletten akuten Mittelhirnsyndrom (MHS) mit tiefer Bewußtlosigkeit,
Streckkrämpfen, Tonussteigerung der Streckmuskulatur auch zwischen den
Krampfphasen und vegetativen Regulationsstörungen gekommen war, wären
stets sekundäre traumatische Veränderungen feststellbar. Die sekundären Hirnstammalterationen waren bedingt durch eine deszendierende
transtentorielle Herniation, der intrakranielle Hämatome und ein
posttraumatisches Hirnödem zugrunde lagen. Die Folge der Mittelhirneinklemmung war vorwiegend eine Verlegung der aus dem Mittelhirn und
der oralen Brücke drainierenden Venen sowie eine Kompression der das
Mittelhirn versorgenden Arterien, was zwangsläufig eine Durchblutungsstörung und damit eine hypoxische Hypoxidose des Mittelhirns verursacht. Dieser Sauerstoffmangelzustand des Gewebes löst den Circulus
vitiosus: Sauerstoffmangel - Hirnödem - verstärkter Sauerstoffmangel -
irreversible hypoxische Gewebsveränderungen - aus und führt fast immer
zu den für den Krankheitsverlauf entscheidenden sekundär hypoxischen
Gewebsschäden. Daher ist es gerade beim Auftreten des MHS eine der
wichtigsten Aufgaben, für eine Verbesserung der Oxygenierung des
Hirngewebes zu sorgen.

Eine Erhöhung der arteriellen Sauerstoffkonzentration läßt sich durch
die Atmung von reinem Sauerstoff, inbesondere aber durch die hyperbare
Oxygenierung (HO) erreichen, worunter man die Inhalation von Sauerstoff
unter hyperbaren Bedingungen versteht. Die Anwendung der HO erfolgt in
unserer Klinik seit über 10 Jahren und hat vor allem bei den postapo-
plektischen ischämisch hypoxischen Hirngewebszuständen einen günstigen
Effekt gezeigt (4, 5, 12). Ein positiver Effekt der HO nicht nur beim
Patienten mit Hirninfarkt, sondern auch bei Hirnverletzungen wird von
anderen Autoren beschrieben (1, 3, 9). Es erschien daher sinnvoll, in
einer Studie die Wirksamkeit der HO bei Fällen mit traumatischem MHS
zu untersuchen und die Krankheitsverläufe einer hiermit behandelten
Patientengruppe mit den Behandlungsergebnissen der bisherigen konventionellen Intensivmaßnahmen zu vergleichen.

Methodik und Patientengut

100 Patienten, die nach einer Schädel-Hirn-Verletzung mit den Zeichen eines Mittelhirnsyndroms in unsere Klinik stationär aufgenommen wurden und 48 Stunden das Trauma
überlebten, wurden in die Studie aufgenommen. Es handelt sich um 71 männliche und
29 weibliche Patienten im Alter von 3 bis 65 Jahren mit einem Durchschnittsalter von

Tabelle 1. Klinische Symptome von 100 Patienten (in %) mit traumatischem Mittelhirn-syndrom

100	Komatös
93	Weite und/oder starre Pupille
87	Hyperthermie
83	Streckkrämpfe
83	Tachykardie
81	Ateminsuffizienz
53	Hypertonie
46	Pathologische Reflexe
24	Hypotonie
16	Bradykardie
6	Hypothermie

22,6 Jahren. Alle Patienten waren bei der Aufnahmeuntersuchung komatös und zeigten die Zeichen einer Mittel-Hirn-Schädigung (Tabelle 1). Zusätzlich zu der bei allen Patienten angewandten konventionellen Intensivtherapie mit Intubation, Hyperventilationsbeatmung, Herz-Kreislauf-, Temperatur-, Elektrolyt-, Wasserhaushalt-, Säure-basenhaushalt- und Ernährungsüberwachung und -regulation sowie der Anwendung von dehydrierenden Medikamenten wurden 50 dieser Patienten (Gruppe II) zusätzlich an durchschnittlich zehn aufeinanderfolgenden Tagen einer hyperbaren Oxygenierung unterzogen. Hierbei atmet der in einer Spezialkammer befindliche Patient reinen Sauerstoff (F IO_2 = 1,0) aus einer Atemmaske bei einem Umgebungsdruck von 1,5 Atmosphären absolut (ATA) über eine Expositionsdauer von 30 Minuten.

Vorausgehende neurologische, EEG-analytische und Hirnstoffwechsel-Untersuchungen haben einen solchen Behandlungsmodus bei schweren Verletzungen des Hirns als effektiv erwiesen (5, 6). Die HO wurde in den meisten Fällen zwischen dem 2. und 10. Behandlungstag begonnen. Bei einigen Patienten war es möglich, während der HO eine EEG-analytische Untersuchung (11) sowie eine fortlaufende Hirndruckmessung (26) durchzuführen.

Ergebnisse

Ein Beispielfall zeigt den HO-Verlauf (Abb. 1) bei einem 8jährigen Jungen, (Patientennummer 386/78) am 10. Tage nach erlittenem schweren Schädel-Hirn-Trauma mit deutlichem MHS bei fortbestehender tiefer Bewußtlosigkeit mit insuffizienter Spontanatmung, Schluckstörungen und Streckkrämpfen. Computer-tomographisch fanden sich die Zeichen eines beidseitigen diffusen Hirnödems. EEG-analytisch bestand als Ausgangsbefund eine deutlich vermehrte Theta- und Deltaaktivität. Der intrakranielle Druck war auf 24 mmHg erhöht; blutgasanalytisch fand sich ein arterieller pO_2 von 80 mmHg bei Luftatmung (F IO_2 = 0,21) und ein arterieller pCO_2 von 33 mmHg. Unter einem erhöhten inspiratorischen Luftdruck von 1,5 ATA kam es im EEG lediglich zu einem diskreten Anstieg der elektrischen Hirnaktivität in allen Bereichen. Der intrakranielle Druck veränderte sich nicht signifikant, der arterielle pO_2 stieg diskret an auf 100 mmHg. Während der inspiratorischen Sauerstoff--Druckphase (F IO_2 = 1,0) nach 30minütiger Atmung bei 1,5 ATA jedoch kam es zu einem signifikanten Anstieg der Alpha-, Beta- und auch gering der Theta-Aktivität im EEG bei Abfall der Delta-Tätigkeit. Gleichzeitig sank der intrakranielle Druck deutlich ab auf 13 mmHg bei Erhöhung des arteriellen pO_2 auf 720 mmHg bei unverändertem pCO_2 und unveränderten Atmungs- und Kreislaufverhältnissen. Bei Abschluß der hyperbaren Oxygenierung, d.h. nach dem Wechsel von Sauerstoff- auf Luftatmung unter normobaren Bedingungen, kam es EEG-analytisch zum

Absinken der Beta-Aktivität auf den Ausgangswert. Die Tätigkeit in den
übrigen EEG-Bereichen fiel auf Werte diskret über den Ausgangswerten
gelegen ab. Der intrakranielle Druck stieg wieder deutlich an, der
arterielle pO_2 fiel auf 100 mmHg ab, bei unverändertem arteriellen
pCO_2. Es zeigte sich somit während der hyperbaren Oxygenierung des
hypoxischen Hirngewebszustandes eine Besserung der elektrischen Hirnaktivität bei Absinken des intrakraniellen Druckes. Dieser junge
Patient konnte nach einem Monat bei noch bestehenden neurologischen
Ausfällen - wie Sprachstörungen, Schluckstörungen, leichte spastische
armbetonte Tetraparese, hirnorganische Leistungsminderung - mit Besse-
rungstendenz in ein Rehabilitationszentrum verlegt werden.

Der Gesamtüberblick über den Verlauf beider Patientengruppen mit
posttraumatischem MHS zeigt bei der Auswertung der Überlebenszeit, daß
in der konventionell behandelten Patientengruppe I in dem Zeitraum vom
2. bis 7. Tage nach dem Trauma eine deutlich höhere Anzahl von Patienten verstirbt. In dieser Gruppe leben am 7. Tage nur noch 26 Patienten,
wohingegen in Gruppe II, die zusätzlich einer HO unterzogen wurde,
noch 47 Patienten überleben. Danach verlaufen die Überlebenszeitkurven
beider Gruppen parallel. Die nach Altersklassen geordneten Überlebens-
quoten zeigen, daß bei Patienten bis zum 30. Lebensjahr in Gruppe I
25% überleben, während in Gruppe II mit zusätzlicher HO 67% überleben.
In der Altersgruppe vom 31. bis 65. Lebensjahr wird der Unterschied
geringer: es überleben in Gruppe I 27% das Trauma und in Gruppe II
46%.

Der Vergleich der Behandlungsergebnisse im Hinblick auf die Qualität
des Überlebens bei Beendigung unserer stationären Behandlung ergab
(Tabelle 2), daß in Gruppe I bei den 13 Überlebenden in keinem Fall
ein apallisches Syndrom vorlag. In Gruppe II mit 30 überlebenden
Patienten bestand jedoch ein solches Bild in 7 Fällen (23%). Eine
Defektheilung mit deutlichen neurologischen Ausfallserscheinungen und
hirnorganischer Leistungsminderung lag in Gruppe I bei 10 Patienten
(77%) vor und in Gruppe II bei 7 Patienten (23%). Eine nahezu vollständige Erholung ohne wesentliche neurologische Ausfälle zeigten in
Gruppe I 3 Patienten (23%) und in Gruppe II 16 Patienten (54%).

Diskussion

Auch wenn es sich bei der vorliegenden Vergleichsuntersuchung aufgrund
verständlicher Umstände nicht um eine einwandfreie randomisierte
Studie handelt, läßt doch der Vergleich der Überlebenszeit zwischen
beiden Gruppen, insbesondere in der ersten Woche nach dem Trauma,

Tabelle 2. Behandlungsergebnisse bei 100 Patienten mit traumatischem Mittelhirnsyndrom

Gruppe I: 50 Patienten ohne HO	Am 7. posttraumatischen Tag: 26 überlebende Patienten	Es überleben das Trauma 13 Patienten
		- mit apallischem Syndrom 0
		- Defektheilung 10
		- Wiederherstellung 3
Gruppe II: 50 Patienten mit HO	Am 7. posttraumatischen Tag: 47 überlebende Patienten	Es überleben das Trauma 30 Patienten
		- mit apallischem Syndrom 7
		- Defektheilung 7
		- Wiederherstellung 16

einen deutlichen Unterschied erkennen mit einer erheblich geringeren
Mortalität in der zusätzlich der HO unterzogenen Patienten-Gruppe II.
Es muß angenommen werden, daß gerade in dieser frühen Phase nach einem
schweren Schädel-Hirn-Trauma, in der das Hirnödem am stärksten auftritt, verbunden mit einer Verschlechterung der Hirnsauerstoffversorgung und des Hirnstoffwechsels bis hin zu sekundären irreversiblen
hypoxischen Gewebsschäden, die hyperbare Oxygenierung diesen Zustand
positiv beeinflussen kann. Untersuchungen (12, 13) stellten fest, daß
der Anstieg des arteriellen Sauerstoffdruckes unter der HO durch
Vasokonstriktion im gesunden Hirngewebe mit konsequenter verbesserter
Perfusion und Oxygenierung der verletzten ödematösen Hirngewebsregion
zu einer Hirndrucksenkung führt, wie dies auch unser Beispielfall
erkennen ließ. Hierbei wurde ebenfalls deutlich, daß es während der
HO zu einer Steigerung der cerebralen Energiegewinnung kommt, die
ihren Ausdruck in der EEG-analytisch dokumentierten Zunahme der elektrischen Hirnaktivität findet und aus einer Zunahme des oxydativen
Glucoseabbaus bei Abnahme des anoxydativen Hirnstoffwechsels herrührt
(5). Die verbesserte Hirnstoffwechsellage mag eine Voraussetzung für
resorptive Abheilungs- und Aufbauvorgänge im Hirngewebe sein, so daß
in der mit HO behandelten Gruppe II eine große Anzahl von Patienten
das MHS überlebte bis hin zu einer weitgehenden Erholung und Wiederherstellung. Daß der Anteil der überlebenden Patienten in Gruppe II in
der Altersgruppe bis zum 30. Lebensjahr besonders hoch lag, weist auf
eine geringere Empfindlichkeit des Hirngewebes gegenüber einem Sauerstoffmangel bei höherer Reversibilität des MHS hin. Die Ergebnisse
lassen daher insbesondere bei jüngeren Patienten einen Behandlungs-
versuch mit der HO sinnvoll erscheinen, da hierdurch die Hypoxidose
des Mittelhirns günstig beeinflußt werden kann und der Entstehung
einer irreversiblen Mittelhirnschädigung gegebenenfalls vorgebeugt
werden kann durch verbesserte Hirnsauerstoffversorgung, durch Senkung
des Hirndrucks und damit durch verbesserte Perfusion des geschädigten
Hirngewebes. Der Versuch erscheint uns selbst dann sinnvoll, wenn die
Vermutung bestätigt würde, daß es hierdurch in einigen Fällen statt zu
einem frühen Exitus letalis zur Ausbildung eines apallischen Syndroms
kommen sollte.

Literatur

1. Fasano, V.A., Broggi, G., Urcinoh, R., DeNunno, T., Lombard, G.F.: Clinical
   applications of hyperbaric oxygen coma. In: De Wets Proc. 3rd Int. Congr. Neurol.
   Surg. Excerpta med. (Aust.) 110, 502-505 (1966)
2. Gieles, A.C.M., Somers, G.H.J.: Miniaturdruckwandler mit Siliziummembrane.
   Philips Techn. Rdsch. 33, 15-22 (1973)
3. Heymann, A., Saltzman, H.A., Whalen, R.E.: Use of hyperbaric oxygenation in the
   treatment of cerebral ischemia and infarction. Circulation 33; Suppl. 2, 20-27
   (1966)
4. Holbach, K.-H., Wassmann, H., Hohelüchter, K.L.: Reversibility of the chronic
   post-stroke state. Stroke 7, 296-300 (1976)
5. Holbach, K.-H., Caroli, A., Wassmann, H.: Cerebral energy metabolism in patients
   with brain lesions at normo- and hyperbaric oxygen pressures. J. Neurol. 217,
   17-30 (1977)
6. Holbach, K.-H., Wassmann, H., Caroli, A.: Correlation between electroencephalo-
   graphical and rCBF changes during hyperbaric oxygenation. In: Hyperbaric me-
   dicine. Smith, G. (ed.), pp. 112-117. Aberdeen: University Press 1979
7. Miller, J.D., Ledingham, I. McA.: Reduction of increased intracranial pressure.
   Arch. Neurol. (Chicago) 24, 210-215 (1971)
8. Miller, J.D.: The effects of hyperbaric oxygen at 2 and 3 atmospheres absolute
   und intravenous Mannitol on experimentally increased intracranial pressure.
   Europ. Neurol. 10, 1-11 (1973)

9. Mogami, H., Hayakawa, T., Kanai, N., Kuroda, R., Yamada, R., Ikeda, T., Katsu-
   rada, K., Sugimoto, T.: Clinical application of hyperbaric oxygenation in the
   treatment of acute cerebral damage. J. Neurosurg. 31, 636-643 (1969)
10. Peters, G.: Die Bedeutung der primär und sekundär traumatischen Hirnveränderun-
   gen für das klinische Syndrom. Acta neurochir. (Wien) 23, 187-198 (1970)
11. Wassmann, H., Holbach, K.-H., Bertsch, P.: Die Anwendung der EEG-Intervall-
   Amplituden-Analyse bei der Behandlung von Hirnarterienverschlüssen mit der
   hyperbaren Oxygenation (HO). In: Quantitative analysis of the EEG. Matejcek, M.,
   Schenk, G.K. (eds.), pp. 395-406. Konstanz: AEG-Telefunken EDP-Division 1975
12. Wassmann, H., Holbach, K.-H.: EEG-analytical follow-up study of stroke patients
   under hyperbaric oxygen treatment. In: Advances in neurosurgery, Wüllenweber, R.
   et al. (eds.), Vol. 4, pp. 237-242. Berlin, Heidelberg, New York: Springer 1977

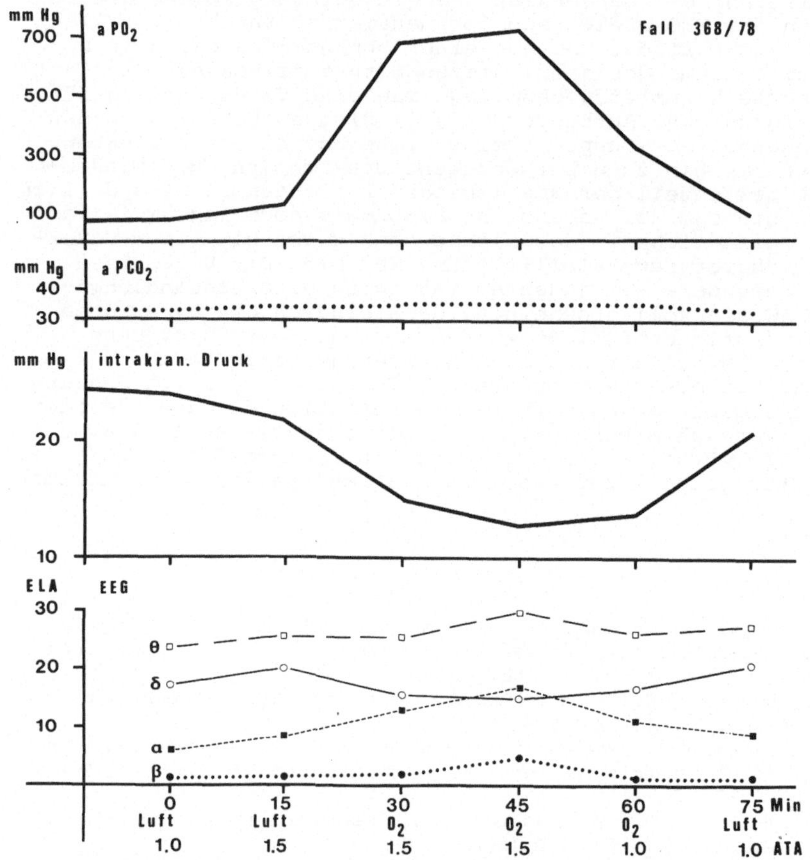

Abb. 1. Behandlungsverlauf bei einem 8jährigen Jungen während eines posttraumatischen Mittel-Hirn-Syndroms unter der hyperbaren Oxygenierung. Dargestellt ist die
kontinuierliche Messung des arteriellen Sauerstoffdruckes (aPO$_2$), des arteriellen
CO$_2$-Druckes, des intrakraniellen Druckes und der Veränderungen des elektrischen
Leistungs-Äquivalentwertes (ELA) in den vier EEG-Bereichen

Die langdauernde Anwendung des Cava-Katheters und ihre Komplikationen bei schweren Schädelhirntraumen

K.-F. Druschky, A.M. Härtel, H.-H. Fuchs, K.A. Flügel und M. Klupp
Nervenklinik und Poliklinik der Universität Erlangen-Nürnberg,
Schwabachanlage 6 u. 10, D-8520 Erlangen

Eine Aufgliederung der Patienten unserer neuropsychiatrischen Intensivstation nach Diagnosegruppen ergibt, daß zerebrale Gefäßprozesse mit einem Anteil von 30% den Schwerpunkt bilden. Kranke mit Schädel-Hirn-Traumata stellen mit 18% bereits die nächst größere Gruppe dar. 10% der Patienten weisen eine Meningitis, 8% Hirntumore auf. Die Aufnahme auf der Intensivstation erfolgt zumeist zur Differenzierung und Behandlung schwerster zerebraler Funktionsstörungen. 80-90% der Patienten sind zum Aufnahmezeitpunkt bewußtlos oder bewußtseinsgetrübt (13).

Gerade bei diesen Kranken hat sich der Cava-Katheter als unentbehrliches Hilfsmittel erwiesen. Er dient in erster Linie als dauernder und sicherer venöser Zugang. Weitere Indikationen stellen die längerfristige Zufuhr hypertoner Lösungen, wie sie für die oft über Monate durchgeführte parenterale Ernährung oder entwässernde Maßnahmen zur Behandlung des Hirnödems erforderlich wird, sowie die Messung des zentralen Venendruckes dar (3, 4, 5, 14).

Material und Methodik

Für diese Studie wurden die Krankenblattunterlagen von 341 Patienten aus den Jahren 1973-1980 ausgewertet, bei denen während eines stationären Aufenthaltes auf unserer Intensiv-Therapie-Station ein Cava-Katheter gelegt wurde. In der überwiegenden Mehrzahl erfolgte der Zugang infraclaviculär über die Vena subclavia bzw. anonyma nach AUBANIAC (1).

Nur in Einzelfällen wurde die Vena jugularis interna gewählt. Zusätzlich wurden die Befunde von 106 Patienten einbezogen, bei denen zum Aufnahmezeitpunkt auf der Intensiv-Therapie-Station bereits ein auswärts gelegter Katheter vorhanden war. Als Kathetermodell verwendeten wir zumeist den Intra-CATH der Firma Bard. Die Punktionen erfolgten in Kopf-Tieflage unter Verwendung einer Injektionsspritze bei gleichzeitiger leichter Aspiration. Nach allen Punktionen wurde eine Röntgenkontrolle (15) durchgeführt.

Ergebnisse

Die Altersverteilung der in diese Studie einbezogenen Patienten geht aus Abb. 1 hervor. Kinder unter 10 Jahren wurden in diesem Zeitraum nicht behandelt. Es zeigte sich ein Gipfel im 6. und 7. Lebensjahrzehnt.

Die überwiegende Anzahl der Patienten, nämlich fast 80%, erhielten lediglich einen Katheter. In etwa 10% wurden 2 Katheter gelegt, in weiteren 10% 3 oder mehr Katheter. Die Häufigkeit der Fehlpunktionen entsprach mit knapp 30% den Angaben von BURRI und AHNEFELD (4, 4a).

Als akute Folgezustände bei der Punktion durch Verletzungen der Nachbarorgane traten in 5 Fällen ein Pneumothorax und bei 2 Patienten ein Hämatothorax nach Verletzung der A. subclavia auf. Bei 12 Patienten konnte durch die Thoraxübersichtsaufnahme nach der Punktion ein abweichender Verlauf des Katheters festgestellt werden (Abb. 2). In 20% der Fälle mußte der Katheter etwas zurückgezogen werden, da er bis zum rechten Vorhof reichte. Einmal kam es zu einem Katheterabriß in der Peripherie, jedoch nicht zu einer Katheterembolisation.

Die Liegezeit der Katheter betrug unter Einbeziehung von 422 Subclavia-Kathetern im Mittel 7 Tage, wobei die Extremwerte zwischen wenigen Stunden und 96 Tagen lagen. Während in der Übersicht von HEITMANN und REGLER (9) ca. 98% der Katheter bis zu 14 Tage belassen wurden, lagen auf unserer Intensivstation fast 30% der Subclaviakatheter länger als 14 Tage (Abb. 3). Im Verlauf bildete sich bei 2 Patienten ein Infusionsthorax aus (Abb. 4), obwohl die Position des Katheters im Thoraxübersichtsbild röntgenanatomisch korrekt schien (20).

Septische Temperaturen traten bei 19 der ausgewerteten 422 Katheter auf, in 25 Fällen ließ sich eine Sepsis nachweisen. Diese Diagnose stützte sich entweder auf positive Blutkulturen oder pathologische Befunde. Eine Entzündung der Einstichstelle lag lediglich in 3 Fällen vor. 16 Katheter wurden von den Patienten herausgerissen. Diese Maßnahme ist, ebenfalls wie das Durchbeißen eines Katheters, auf die bei diesen Patienten in den meisten Fällen nachweisbare Bewußtseinstrübung zurückzuführen. Bei der Sektion ließen sich in 4 Fällen Thrombosen nachweisen, ohne daß sie Ursachen für das Ableben dieser Patienten darstellten (Abb. 5). Phlebographische (2, 6) und pathologische (17, 19) Untersuchungen zeigen, daß die Häufigkeit von Thrombosen wesentlich höher liegt.

Die Angaben über septische Komplikationen schwanken in der Literatur zwischen 0,2 und 9%, wobei die Insertionsstelle oder das Katheterlumen die Eintrittspforte darstellen (19). Bakteriologische und mykologische Untersuchungen an 203 Katheterspitzen ergaben in 74 Fällen positive Befunde, wobei sich Klebsiellen, Enterokokken und Staphylococcus aureus nachweisen ließen. An 32 Katheterspitzen fanden sich Candida albicans und andere Candida-Arten. Bei 129 Katheterspitzen konnte kein bakterielles oder mykologisches Wachstum festgestellt werden. Entsprechend den Erfahrungen von DRUSKIN und SIEGEL (6) ließ sich feststellen, daß mit zunehmender Liegedauer die Anzahl der infizierten Katheterspitzen zunahm und Katheter, die länger als 3 Wochen verblieben, nur relativ selten negative bakteriologische Befunde ergaben.

Untersuchungen von 97 Blutkulturen zeigten in 35 Fällen positive Befunde, wobei zumeist Klebsiellen, jedoch auch Staphylococcus aureus, Enterokokken und Serratia nachgewiesen wurden. Neunmal fanden sich Sproßpilze. 62 Blutkulturen waren negativ.

Bei 19 Patienten konnten sowohl in der Blutkultur wie auch an der Katheterspitze die gleichen Keime nachgewiesen werden. In fast allen Fällen war eine meist längerfristige antibiotische Behandlung, in der Hauptsache gegen gramnegative Keime gerichtet, vorausgegangen.

Schlußfolgerung

Berücksichtigt man diese Ergebnisse, so ist davon auszugehen, daß mit einer längeren Liegedauer des Katheters die Kontaminationsrate der Katheterspitze steigt und die Gefahr einer Sepsis größer wird. Septische Temperaturen, als deren Ursache ein Cavakatheter in Betracht

kommt, klingen allerdings nach Entfernen oder Wechseln des Katheters
in den meisten Fällen innerhalb 48-72 Stunden folgenlos ab (18).

Komplikationen, die bei der Punktion eines Cavakatheters auftreten
können, werden durch strenge Indikationsstellung und subtile Technik
eines erfahrenen Arztes zum Teil vermieden. Als einfachster, sicherster
und risikoärmster Zugang bietet sich außerdem, folgt man den Angaben
von BURRI und anderen Autoren (4, 7, 8, 9), die Punktion der Vena jugularis interna an. Komplikationen während der Liegedauer eines Katheters, insbesondere Katheterinfektionen, lassen sich durch eine sorgfältige Katheterpflege herabsetzen (11, 12, 22). Der Cava-Katheter
sollte zum frühest möglichen Zeitpunkt entfernt werden. Bei lokalen
Reizerscheinungen oder beim Auftreten von Temperaturen unklarer Genese
sind ein sofortiger Wechsel und die Entfernung des Katheters notwendig
(10, 16, 18). Trotz der häufigeren Kontamination der Katheterspitzen
halten wir das Belassen der Katheter über längere Zeiträume für vertretbar, wobei Liegezeiten bis zu 140 Tagen beschrieben wurden (2).

Literatur

1. Aubaniac, R.: L'injection intraveineuse sousclaviculaire. Presse Méd. 60, 1456
   (1952)
2. Axelsson, C.K., Efsen, F.: Phlebography in long-term catheterization of the sub-
   clavian vein. A retrospective study in patients with severe gastrointestinal disorders. Scand. J. Gastroenterology 13, 933-938 (1978)
3. Bauer, H.: Gefahren des Vena-subclavia-Katheters. Dtsch. med. Wschr. 101, 672-
   674 (1976)
4. Burri, C.: Komplikationen des Cava-Katheters. Langenbecks Arch. Chir. 347, 525-
   532 (1979)
4a. Burri, C., Ahnefeld, F.W.: Cava-Katheter. Berlin, Heidelberg, New York: Springer
   1978
5. Druskin, M.S., Siegel, P.D.: Bacterial contamination of indwelling intravenous
   polyethylene catheters. J. Amer. med. Ass. 185, 966 (1963)
6. Fassolt, A., Braun, U., Schaefler, O.: Acetyl-Salizylsäure (Colfarit^R) zur Sup-
   pression von Begleitthrombosen bei infraclaviculären Vena-cava-Kathetern.
   Anaesthesist 24, 325-328 (1975)
7. Fischer, J., Lundström, J., Ottander, H.-G.: Central venous cannulation: A radiological determination of catheter positions and immediate intrathoracic complications. Acta anaesth. scand. 21, 45-49 (1977)
8. Heitmann, D., Grimm, H., Grasser, D.: Die Punktion der Vena jugularis interna,
   ein neuer Zugangsweg zur Vena cava superior. Anästh. Inform. 2, 67-71 (1973)
9. Heitmann, D., Regler, G.: Die Vena jugularis interna als Zugangsweg für den
   Cava-Katheter. Klinikarzt 5, 331-334 (1976)
10. Herbst, Ch. A.: Indications, management and complications of percutaneous sub-
   clavian catheters. Arch. Surg. 113, 1421-1425 (1978)
11. Hutschenreuther, H.: Komplikationen der Hohlvenenkatheterisierung. Prakt. Anästh.
   13, 211-218 (1978)
12. Klose, R.: Punktion zentraler Venen beim Erwachsenen. Prakt. Anästh. 13, 81-90
   (1978)
13. Kunst, H., Heitmann, R.: Das Krankengut neurologischer Intensivstationen;
   Schwerpunkte, Unterschiede, Konsequenzen. Intensivmed. 13, 303-314 (1976)
14. Lawin, R.: Praxis der Intensivbehandlung. Stuttgart: Thieme 1975
15. Du Mesnil de Rochemont, W., Heymer, R.: Fehllagen zentraler Venenkatheter. Rönt-
   gen-Bl. 33, 435-444 (1980)
16. Michel, L., McMichan, J.C., Bachy, J.L.: Microbial colonization of indwelling
   central venous catheters: statistical evaluation of potential contaminating
   factors. Am. J. Surg. 137, 745-748 (1979)
17. Müller, K.-M., Blaeser, B.: Tödliche thromboembolische Komplikationen nach zen-
   tralem Venenkatheter. Dtsch. med. Wschr. 101, 411-413 (1976)
18. Rose, H.D.: Venous catheter-associated candidemia. Am. J. Med. Sci. 275, 265-
   269 (1968)

19. Schölmerich, P., Schuster, H.-P., Schönborn, H., Baum, P.P.: Interne Intensiv-
    medizin. Stuttgart: Thieme 1975
20. Scholz, G., Loewe, K.R.: Die Punktion der Vena subclavia und ihre Komplikatio-
    nen aus pathologisch-anatomischer Sicht.
21. Tonczar, L., Coraim, F., Egkher, E., Ilias, W., Strickner, M.: Ist die angio-
    graphische Kontrolle eines Zentralvenenkatheters erforderlich? Anästhesist 26,
    586-588 (1977)
22. Welsch, K.H., Puchstein, Ch.: Der Katheterinfekt nach Vena-subclavia-Punktion.
    Münch. med. Wschr. 120, 1415-1418 (1978)

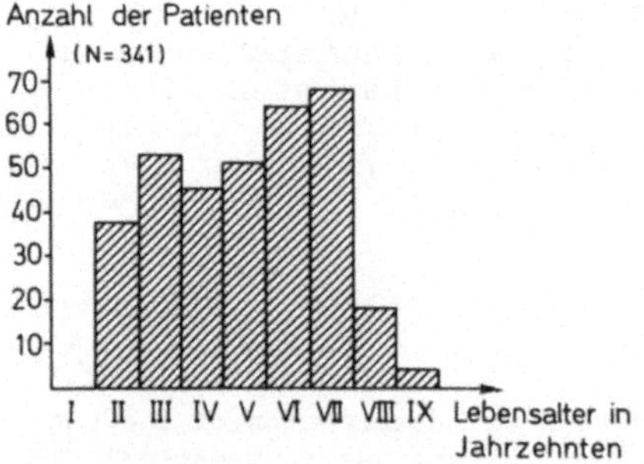

Abb. 1. Altersverteilung der Patienten mit Cava-Katheter

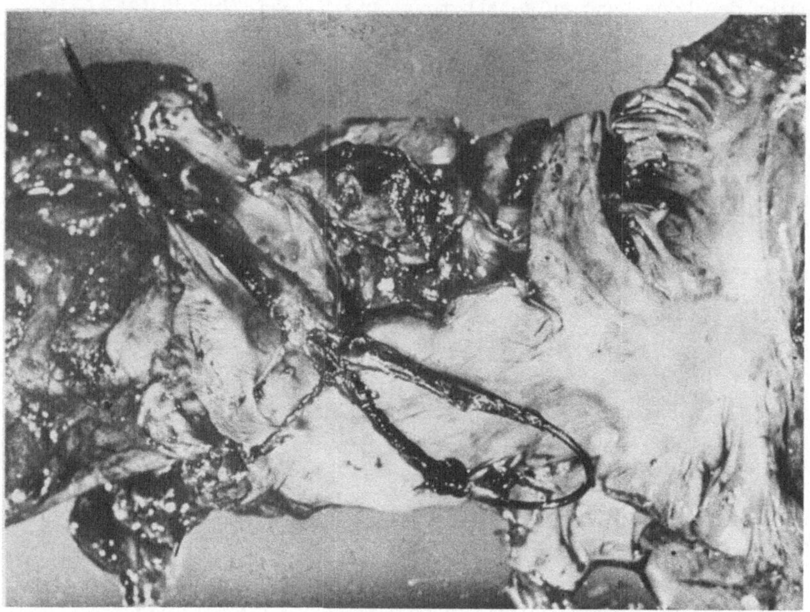

Abb. 2. Sektionspräparat: Schlingenbildung eines Cava-Katheters

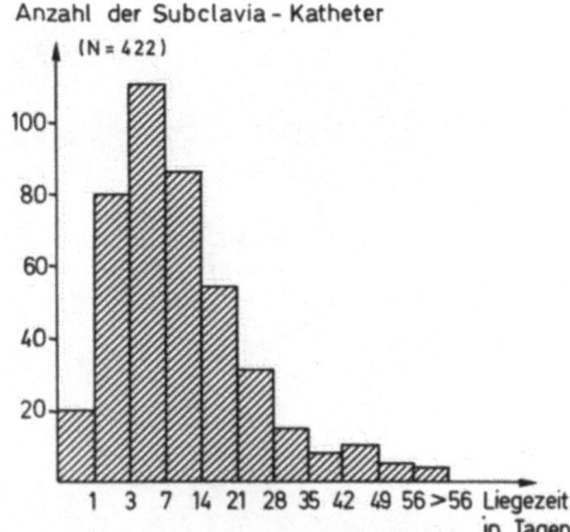

Abb. 3. Liegezeit der Cava-Katheter
(Einzelheiten im Text)

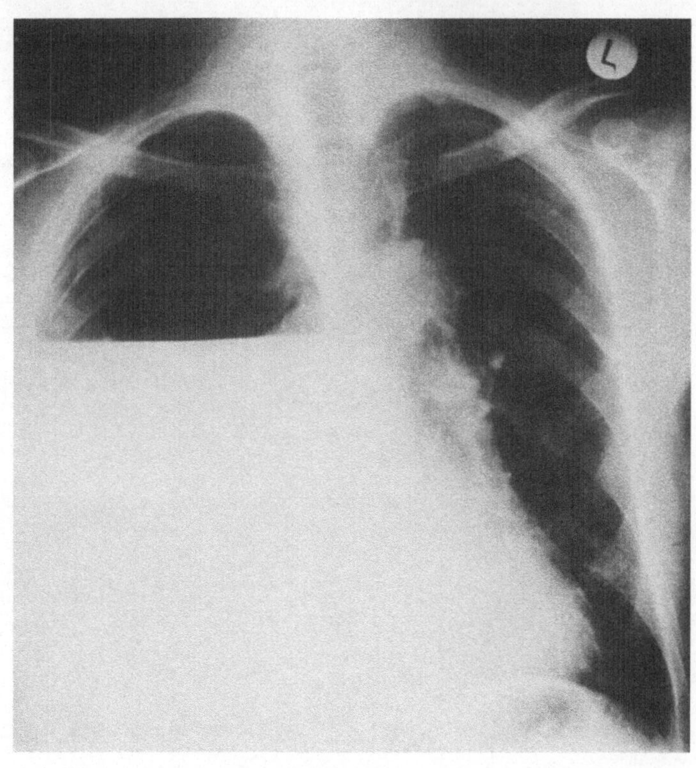

Abb. 4. Infusionsthorax nach rechtsseitiger Subclaviapunktion

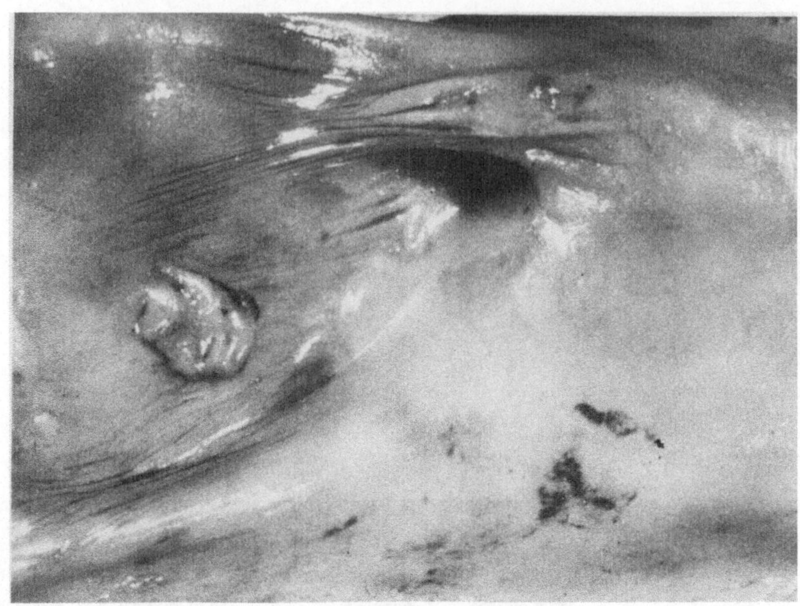

Abb. 5. Sektionspräparat: wandständiger Thrombus nach Cava-Katheter

Probleme der Langzeiternährung bei schweren Schädelhirnverletzungen

H.-H. FUCHS, K. ARNOLD, K.A. FLÜGEL, M. KLUPP und K.-F. DRUSCHKY

Nervenklinik und Poliklinik der Universität Erlangen-Nürnberg,
Schwabachanlage 6 u. 10, D-8520 Erlangen

Einleitung

Es ist sicherlich ungewöhnlich, sich als Neurologe auf einem Kongreß
vor Nervenärzten und Neurochirurgen mit Ernährungsproblemen zu befassen, fällt das Thema "künstliche Ernährung" doch allem Anschein nach
zunächst in das Fachgebiet der Ernährungsphysiologen, Internisten,
Anästhesiologen und Bauch-Chirurgen. Die Einrichtung selbständiger
neurologischer und neurochirurgischer Intensivstationen zwingt uns jedoch dazu, uns auch mit den Fragen der erforderlichen Versorgung des
erkrankten Organismus mit Energie, Bausteinen, Vitaminen und Mineralien
zu befassen, zumal die Eigenheiten auf unserem Fachgebiet sich schon
häufig nicht zuletzt durch einen äußerst protrahierten Verlauf bei unveränderter vitaler Gefährdung der Patienten von denen der angespro-
chenen Nachbardisziplinen unterscheiden.

Indikationen zur "künstlichen Ernährung" neurologischer Patienten

Absolute Indikationen zur "künstlichen Ernährung" stellen hochgradige
Bewußtseinsstörungen, beispielsweise im Rahmen schwerer Schädel-Hirn-
Traumen, dar. Daneben wird sie häufig bei raumfordernden und degenera-
tiven Prozessen im kaudalen Hirnnervenbereich, Polyneuropathien, Störungen der neuromuskulären Überleitung und im Endstadium von Myopathien
erforderlich (Tabelle 1).

Tabelle 1. Indikationen zu "künstlicher Ernährung" bei neurologischen Patienten

---

Hochgradige Bewußtseinsstörungen bei:
- Schädel-Hirn-Traumen
- raumfordernden intrazerebralen Prozessen
- zerebralen Gefäßprozessen
- entzündlichen Erkrankungen des ZNS und seiner Hüllen
- Vergiftungen
- (Status epilepticus)

Schluckstörungen bei:
- raumfordernden Prozessen im Bereich der kaudalen Hirnnerven
- Systemkrankheiten des ZNS (ALS, progr. Bulbärparalyse)
- Polyneuritiden (idiopathisch, Botulismus)
- Myasthenie
- Myopathien (Endstadium)
- Enzephalomyelitis disseminata
- Tetanus

Art der Erkrankung:
- hochgradige Bewußtseinsstörung
- Schlucklähmung

Akuität der Erkrankung

Sekundärkomplikationen:
- Magen-Darm-Atonie
- Enteritiden/Digestionsstörungen
- Colitiden

Ernährungsformen

Die Form der "künstlichen Ernährung" muß sich nach der Art der Erkrankung und ihrer Akuität richten (Tabelle 2). Mit berücksichtigt werden
müssen Sekundärkomplikationen und eventuell schon vorbestehende Nah-
rungsmittelunverträglichkeiten. Die Form der Ernährung sollte in Abhängigkeit vom klinischen Bild so natürlich wie möglich sein. Sicher
gibt es Fälle und Situationen, in denen eine ausschließlich parenterale
oder auch gemischt parenteral/enterale Versorgung unumgänglich ist. In
vielen Fällen ist auch wegen andauernder vitaler Gefährdung des Patienten ein ständiger venöser Zugang erforderlich, der eine parenterale
Ernährung anbietet. Wegen der ständigen Infektionsgefahr und der Möglichkeit iatrogener Schädigungen (siehe Vortrag DRUSCHKY) sollte jedoch sobald als möglich rein enteral ernährt werden. Über Folgeerscheinungen parenteraler Hyperalimentation wird immer wieder berichtet (7).
FINCK et al. veröffentlichten 4 Fälle von Maldigestions- und Malabsörp-
tionssyndromen, bei denen es nach parenteraler Hyperalimentation mit
insbesondere höherprozentigen Kohlenhydratlösungen zu passageren Polyneuropathien mit Hirnnervenbeteiligung durch Hypophosphatämie aufgrund
einer massiven Steigerung der Phosphorylierungsvorgänge kam.

Durch Weiter- und Neuentwicklungen, insbesondere auf dem Gebiet der
chemisch-definierten Diäten in Form von Oligopeptid-Diäten, fiel eine
größere Anzahl an Indikationsstellungen für eine rein parenterale Ernährung weg.

1. Parenterale Ernährung

Eine massive zerebrale Schädigung, beispielsweise bei einem schweren
Schädel-Hirn-Trauma, erfordert wegen der anfänglichen Magen-Darm-Atonie
initial immer eine rein parenterale Ernährung. Erschwerend kommt die
Situation des Postaggressionsstoffwechsels mit Verminderung der Glu-
kosetoleranz, Umstellung in Fett- und Proteinstoffwechsel und Verschiebungen im Elektrolytgleichgewicht hinzu (Tabelle 3).

Die meist ausgeprägte hyperkatabole Stoffwechsellage führt zu negativen
Stickstoffbilanzen (s. Abb. 1), die in den ersten Tagen abhängig von
der Schwere des Krankheitsbildes erfahrungsgemäß 10-30g N betragen können. Die meist durchgeführte Hirnödembekämpfung mit hohen Dexamethason-
Dosen trägt wie alle Glucokortikoide durch Hemmung der Proteinsynthese,
Förderung des Proteinabbaus, Wundheilungsverzögerung und Unterdrückung
der Antikörpersynthese zum hyperkatabolen Effekt bei. Zentrale Regulationsstörungen, vermehrte Muskelarbeit bei psychomotorischer Unruhe
und Hypertonus der quergestreiften Muskulatur können den Kalorienbedarf auf 4000-5000 Kcal/Tag ansteigen lassen. Bei rein parenteraler

Tabelle 3. Postaggressionsstoffwechsel

Glukoseutilisationsstörung:
- Hyperglykämie
- Glukosurie

Gleichgewichtsverschiebung im Fettstoffwechsel:
- vermehrte Lipolyse
- Hyperketonämie

Gleichgewichtsverschiebung im Proteinstoffwechsel:
- Hyperazetonämie
- Harnstoffanstieg
- vermehrter Stickstoffverlust (Katabolie)

Elektrolytgleichgewichtsverschiebung:
- Transmineralisation
- vermehrte K-Ausscheidung
- vermehrte Na- und K-Retention

Ernährung bedeutet dieser Energiebedarf eine Flüssigkeitsbelastung des Kreislaufs, welche häufig nicht vertretbar ist. Der behandelnde Arzt muß sorgfältig zwischen Energiebedarf und Eiweißverlust auf der einen Seite sowie akuter kardialer Dekompensation bzw. hyperkinetischem Herzsyndrom und Osmolarität andererseits abwägen.

In der Regel verwenden wir zur parenteralen Ernährung 24%ige Kohlenhydratinfusionen aus Fruktose, Glukose und Xylit im Verhältnis 2:1:1 gemischt, welche Elektrolyte und Spurenelemente in erforderlichem Maße bei erhöhtem NaCl-Anteil enthalten (Triofusin) (Tabelle 4). Da nach

Tabelle 4. 1000 ml Triofusin 1000 E enthalten

120,0 g Fruktose
 66,0 g Glukose
 60,0 g Xylit
  4,6 g NaCl
  1,8 g KCl
  0,6 g Kaliumdihydrogenphosphat
  0,6 g Magnesiumchlorid
 22,0 g Zinksulfat
  6,0 g Vitamin B_1

Tabelle 5. Parenterale Ernährung

24% Fruktose-Glukose-Xylit (2:1:1)   4 x 500 ml/Tag
(z.B. Triofusin 1000 E)   (evtl. mehr)
10% L-Aminosäuren (z.B. Aminofusin L10) (2x) 500 ml/Tag
1x/Woche 500 ml Fett

Beachte:
Pro 1 g Aminosäuren ca. 30 kcal Energie, bei zuwenig Energie keine Proteinsynthese!
Maximale Laufgeschwindigkeit 10 g AS/Std.!
Optimal 0,5 g KH/kg KG/Std. (ca. 150 ml)!
Maximal 3 g Fruktose/kg KG/Tag (= 2000 ml Triofusin)!
Osmolarität!
Volumenbelastung!

---

heutigem Wissensstand eine parenterale Eisensubstitution sinnlos ist,
muß in diesem Fall darauf verzichtet werden, zumal es für einen begrenzten Zeitraum vertretbar ist. Im kritischen Fall sind Vollblut-
Transfusionen nicht zu umgehen. Im Bypass werden 10%ige L-Aminosäuren
(Aminofusin L 10) verabreicht. 1x/Woche werden 500 ml Fettlösung in-
fundiert (Tabelle 5).

Die Aminosäuren-Zufuhr sollte bei 1 g/kg Körpergewicht/Tag liegen, d.h.
daß ein 75 kg schwerer Patient 750 ml (= 1 1/2 Flaschen) der Amino-
säurenlösung erhalten müßte. Die maximale Laufgeschwindigkeit beträgt
100 ml (= 10 g Aminosäuren = 1,5 N). Um die Proteine dem Energiestoff-
wechsel vorzuenthalten, muß gleichzeitig Kohlenhydrat (mindestens
30 Kcal/1 g Aminosäure) zugeführt werden (bei 10 g [100 ml] Amino-
säuren/Stunde also mindestens 300 Kcal [3CO ml] Kohlenhydrate [24%]/
Stunde). Für die verwendeten Kohlenhydratgemische liegt die optimale
Verwertungsrate bei 0,5 g/kg Körpergewicht/Stunde. Ein 75 kg schwerer
Patient würde demnach mit 150 ml/Stunde optimal versorgt sein (ca. 20 g
Fruktose, 10 g Glukose, 10 g Xylit). Folglich empfiehlt es sich, die
50 ml 10%iger Aminosäuren/Stunde zu verabreichen. Zu beachten ist ferner, daß nicht mehr als 3 g Fruktose/kg Körpergewicht/24 Stunden
(= 225 g Fruktose pro 24 Std. = 1875 ml Triofusin 1000 E) verabreicht
werden. Außer bei schweren zerebralen Schädigungen findet die parenterale Ernährung auf unserem Fachgebiet noch eine begrenzte Indikation
bei komplizierend auftretenden Maldigestions- und Malabsorptionssyn-
dromen. So kann es in seltenen Fällen nach wochen- oder monatelanger
Antibiose zur Besiedelung des Dünndarms durch Enterobakterien mit entzündlichen Veränderungen insbesondere der Jejunalschleimhaut und entsprechenden Resorptionsstörungen kommen.

2. Parenterale und enterale Ernährung

Diese Ernährungsform kommt in der Regel beim Übergang von Infusions-
zu diätetischer Versorgung zur Anwendung. In seltenen Fällen wird eine
zusätzliche parenterale Kalorienzufuhr bei eingeschränkter enteraler
Verträglichkeit erforderlich.

Mit Wiederbeginn der Magen-Darm-Tätigkeit sollte beim Schädel-Hirn-
Trauma schrittweise die parenterale Versorgung ab- und die enterale
aufgebaut werden.

3. Enterale Ernährung

Da normalerweise auf unserem Fachgebiet Maldigestions- und -absorp-
tions-Syndrome selten sind, beschränken sich die Ansprüche an eine
Sondennahrung meist auf eine adäquate Versorgung des Organismus mit
Kalorien, Bausteinen, Elektrolyten und Spurenelementen. Bis auf wenige
Ausnahmen genügt somit eine nährstoff-definierte Diät. Diese sollte in
Abständen von 90-120 Minuten mit Bolusgaben von 150-200 ml verabreicht
werden, nachdem sie kurz davor auf 37° erwärmt wurde. Das Material der
Magensonden sollte aus einem weichen Material wie Silikonkautschuk (Er-
nährungssonde Pfrimmer soft, Nutriflex) bestehen, da bei einer Reihe
unserer Patienten, die die "herkömmlichen" PVC-Sonden appliziert be-
kamen, sondenbedingte Ulcerationen im Nasen-Rachen-Raum, Ösophagus
(Abb. 2) und Magen (Abb. 3) nachgewiesen werden konnten. Durch einen
Mandrin können die "neuen" Sonden, falls überhaupt erforderlich, zusätzlich stabilisiert werden. Durch einen Polyurethan-Überzug der
Sondenspitze werden taktile Reize und Regurgitationen deutlich her-
abgesetzt.

Tabelle 6. Formuladiäten

	Biosorbin MCT	Biosorb	Berodiät	Precitene	Sokoham	Nutri 1000	Survimed	Nutrison
Protein	Milcheiweiß+ Eiklar + Zystein	Milcheiweiß+ Eiklar + Zystein	Sojaprotein+ Aminosäuren	Eiklar- proteine	Milchprotein	Milchprotein	"Oligo- peptide" (nicht de- klariert)	Milchprotein pflanzliches Protein
Kohlen- hydrate	Glukose- oligo- saccharid, hoher Anteil an Mono- u. Disaccharid	Glukose- mono-oligo- -,83%poly- saccharide (6,3% Lact.)	Glukose- oligo- saccharid, aber auch Mono- u. Di- saccharide	Saccharose Glukose- oligo- saccharide	1/3 Stärke 2/3 Laktose	Laktose (50%) Saccharose (40%) Maltodextr. (10%)	Glukose- oligo- saccharide, nur Mono- u. Disaccha- ride	Laktose Maltodextrin
Fett	MCT (80%) Sonnenblu- menöl	Sojaöl (keine MCT)	MCT (38%), Soja- Saffloröl	Keine MCT	Sonnenblu- menöl	Keine MCT, Sojaöl, Kokosöl	Keine MCT Sonnenblu- menöl	Keine MCT Milchfett Pflanzenfett
Protein: KH:Fett	15:50:35	16:48:36	Variabel	18:80:2	16:29:55	13:40:47	14:78:8	17:47:37
Cholesterin- frei	Ja	Ja	Ja	Ja	Ja	Nein	Ja	–
Purinarm	Ja	Ja (purin- frei)	Ja	Ja	Ja	Ja	Ja	Ja
Ess. Fett- säuren	Ausreichend	Ausreichend	Ausreichend	Zu wenig (ca. 1,7 g/d)	Ausreichend	Ausreichend	Ausreichend	Ausreichend
Besonder- heiten	Standard- kost	Na im unte- ren Norm- bereich	Möglichkei- ten z. Va- riation (Baukasten)	Extrem fettarm	Extrem fettreich, hoher Lak- tosegehalt	Fettreich, hoher Lak- tosegehalt	Fettarm	Fettreich
Bei Dauer- applikation zu beachten	Blutzucker,	Evtl. Nach- salzen er- forderlich Blutzucker	Blutzucker	Blutzucker Zufuhr von ess. Fett- säuren	Zu wenig Ei- sen, Ver- dauung (Lak- tose! Osmo- larität!)	Hoher Lak- tosegehalt (Verdau- ungsinsuf- fizienz)	Blutzucker	Blutzucker Laktose

Tabelle 6 zeigt eine kurze Charakterisierung einiger Formuladiäten.
Das von uns am häufigsten verwandte Präparat stellt das Biosorb dar,
welches mit die höchste biologische Wertigkeit des Proteinanteils,
einen sehr geringen Laktosegehalt und ein günstiges Verhältnis zwischen Protein-, Kohlenhydrat- und Fettanteil (unter 40%) aufweist.
Wichtig erscheint der Zusatz von Zystein als der am häufigsten fehlenden Aminosäure. Mittelkettige Triglyceride werden bei unserem Krankengut nur sehr selten benötigt. Die Zusammensetzung ist so gehalten, daß
etwa 2000 Kcal den Tagesbedarf eines Menschen in allen Bereichen dek-
ken. Um eine natriumreduzierte Kost zu ermöglichen, wurde Na dem un-
tersten Normwert der DGE entsprechend zugegeben, was ein gelegent-
liches Nachsalzen erforderlich machen kann. Durch Fertigabfüllung in
500-ml-Flaschen (500 Kcal) und ein spezielles Zuleitungssystem wurde
auch großes Gewicht auf die Praktikabilität gelegt.

Abbildung 4 zeigt die Stickstoffbilanzen einer 26jährigen Patientin mit
einem posttraumatischen apallischen Syndrom vom 92.-106. Krankheitstag.
Die alleinige Ernährung erfolgte mit 2000 Kcal Biosorb, worin bei
80 g Eiweiß 12,8 g N enthalten sind. Die Bilanzen stellen sich noch
nicht optimal dar. Auch nach so langer Zeit kann, wie in diesem Fall,
eine noch höhere Eiweißzufuhr, beispielsweise mittels 2500 Kcal, erforderlich sein, um durchgehend positive Bilanzen zu erzielen, wie im
Fall eines 18jährigen mit ebenfalls posttraumatischem apallischen Syndrom, welcher mit der gleichen Kalorienzahl nach etwa der gleichen
Krankheitsdauer fast durchweg positive Bilanzen aufweist. Die erste
Patientin wird mittlerweile ein volles Jahr künstlich ernährt.

4. Jejunale Ernährung mit chemisch-definierter Diät (Elementardiät)

Diese Ernährungsform kann auf unserem Fachgebiet in Einzelfällen erforderlich sein, beispielsweise bei atonischem Magen, Resorptionsstörungen oder Colitiden. Letztere finden sich relativ häufig nach
langdauernder Breitbandantibiose in Form fibrinös-eitriger, teilweise
hämorrhagischer entzündlicher Veränderungen der Dickdarmschleimhaut.

Durch die Entwicklung im Bereich der Elementardiäten (Vivasorb, Vivo-
nex, Nutrinaut, AKV u.a.) und insbesondere der Oligopeptid-Diäten ge-
wann die jejunale Ernährung an Bedeutung. Die kontinuierliche Verabreichung von Elementardiäten erfolgt entweder über eine direkte Kathe-
ter-Jejunostomie (DUNN et al.) oder eine über den Witzelkanal vorge-
schobene Sonde (STEINHARDT, BRANDL, IWATSCHENKO und EGBERTS) oder eine
spezielle Silikon-Kautschuk-Sonde (DOBBHOFF) mit einem Bolusgewicht an
der Spitze, welche wie eine Magensonde gelegt wird. Nach ca. 6- bis
12stündiger Rechtsseitenlagerung des Patienten wandert die Sonde mit
der Peristaltik nach transpyloral. Hat die Sondenspitze nach Passage
der duodenalen C-Schlinge das Treitzsche Band erreicht, wird sie an der
Nase fixiert.

Eigene Erfahrungen

1. Fragestellung

Mit folgender Untersuchung wollten wir herausfinden, inwieweit sich
eine "künstliche Ernährung" über Zeiträume von mehr als 3 Monaten bei
schweren Schädel-Hirn-Traumen bewährt, welche Komplikationen in welcher Häufigkeit auftreten und in welchem Ausmaße zusätzliche Substitutionen erforderlich sind. Festgestellt wurden die Abweichungen verschiedener, insbesondere laborchemischer Variablen aus dem Normbereich
in Abhängigkeit von Ernährung und Komplikationen.

Tabelle 7. Stichprobenbeschreibung

Patientenzahl 14 -	11 Männer	
	3 Frauen	
Durchschnittsalter	32 Jahre	
	(s 19, min. 15, max. 71)	
Durchschnittliche Dauer der "künstlichen Ernährung"		
	182 Tage	
	(s 49, min. 95, max. 254)	
Verstorben	7 (50%)	
Defekt	5 (35%)	
Restitutio	2 (15%)	

2. *Stichprobenbeschreibung*

Die Untersuchung umfaßt 14 Patienten (11 Männer, 3 Frauen) mit schweren Schädel-Hirn-Traumen und einem Durchschnittsalter von 32 Jahren
(s 18,82; min. 15, max. 71). 7 der Patienten verstarben (50%), bei
5 (35%) kam es zu einer mehr oder weniger ausgeprägten Defektheilung
und bei 2 (15%) zu einer weitgehenden Restitution. Die durchschnittliche Dauer der "künstlichen Ernährung" betrug 182 Tage (s 49,04;
min. 95, max. 254). Der Beobachtungszeitraum erstreckte sich meist
über Perakut- und Rekonvaleszenzphase (Tabelle 7).

3. *Methodik*

Die Ernährung wurde für jeden Patienten täglich dem klinischen Gesamt-
bild entsprechend festgelegt. Sie erfolgte, wie eingangs dargelegt,
entweder rein parenteral mit 24%igen Lösungen aus Monosacchariden und
Polyolen (Triofusin 1000 E, Fruktose : Glukose : Xylit = 2:1:1) sowie
kristallinen 10%igen L-Aminosäuren (Aminofusin L 10), meist jedoch gemischt parenteral/enteral (gastral). Sobald es die klinischen Umstände
zuließen, wurde eine ausschließlich gastrale Sondenernährung mit der
Formuladiät Biosorb durchgeführt.

An laborchemischen Variablen wurden wöchentlich mindestens 1x, immer
am gleichen Wochentag, Elektrolyte, die sogenannten "Leberfermente",
direktes und Gesamtbilirubin, Gesamteiweiß und Eiweißelektrophorese,
rotes und Differentialblutbild, HN, Kreatinin, Harnsäure, die wichtigsten Spurenelemente Eisen, Ca, Mg und anorganischer Phosphor, Lipid-
status und Serumosmolarität bestimmt. Weiterhin wurden erforderliche
Substitutionen und auftretende Komplikationen festgehalten.

4. *Ergebnisse*

Initial wurde angestrebt, den Patienten mindestens 4000 Kcal/Tag zu
verabreichen. Da sich der Beobachtungszeitraum bei der Mehrzahl der
Patienten jedoch meist in die Rekonvaleszenzphase erstreckt, war der
Kalorienbedarf entsprechend rückläufig. Die durchschnittliche Kalorien-
verabreichung wurde mit 2623 Kcal/Tag berechnet, wobei auf die Kohlenhydrate (Triofusin 1000 E) 403 Kcal (s 471, min. 0, max. 1500), die
Aminosäuren (Aminofusin L 10) 293 Kcal (s 471, min. 0, max. 1000) und
die Formuladiät (Biosorb) 1927 Kcal (s 814, min. 0, max. 3600) ent-
fielen. Durch die geschilderten Umstände erklärt sich auch die hohe
Standardabweichung.

Die häufigsten Komplikationen waren Harnwegsinfekte (38x), Septikämien
(24x), Diarrhöen (17x) und Erbrechen (10x). Zusätzlich substituiert
werden mußten in absteigender Häufigkeit Plasma-Protein-Lösungen (24x),
KCl (21x), Eisen (20x) und NaCl 10% (4x). (Die Zahlen in Klammern geben jeweils an, in wieviel Wochen eine bestimmte Substitution bei der
Gesamtgruppe vorgenommen werden mußte oder eine bestimmte Komplikation
auftrat.)

Bei 6 Patienten fand sich insgesamt 18x eine Gesamteiweißerniedrigung,
bei 12 Patienten 89x eine Albuminminderung und bei 11 Kranken 40x ein
Serumeisenmangel.

Traten Hypoferriämien auf, wurde eine durchschnittliche Biosorb-Gabe
von 1522 Kcal (s 572, min. O, max. 2500) errechnet. Gleichzeitige entzündliche Komplikationen fanden sich in 15 Fällen (6x Sepsis, 8x Harn-
wegsinfekt, 1x Endokarditis). Der durchschnittliche Albuminwert betrug
hierbei 50,3 rel.% (s 7,7; min. 34,5, max. 6,2), $Alpha_1$ = 6,5 rel.%,
$Alpha_2$ = 12,6 rel.%. Wurden Hyperalbuminämien festgestellt, wurden bei
einer Gesamtkaloriengabe von 2569 Kcal (s 693, min. 600, max. 4100)
595 Kcal Aminofusin L 10 (s 356, min. O, max. 1000) und 1577 Kcal Biosorb (s 621, min. O, max. 3600) verabreicht. Gleichzeitige entzündliche Komplikationen bestanden in 32 Fällen (11x Septikämie, 17x Harn-
wegsinfekt, 1x Catheter-Abszeß, 3x Endokarditis). Das durchschnittliche
Gesamteiweiß betrug hierbei 6,8 g%, $Alpha_1$ 6,8 rel.% (s 1,9; min. 3,
max. 16), $Alpha_2$ = 13,6 rel.% (s 2,2; min. 9,9, max. 21).

Diskussion

Wie im vorausgegangenen Abschnitt ausgeführt, gehörten Durchfälle zu
den häufigsten Komplikationen. Aus Abb. 5 wird ersichtlich, daß Durchfälle und/oder Erbrechen stets in engem zeitlichen Zusammenhang mit
entzündlichen Komplikationen und entsprechender antibakterieller Therapie standen. Dies wird auch statistischerseits durch einen hoch-
signifikanten Zusammenhang (P = .004, KENDALL'S TAU, PEARSON'S Rang-
korrelationskoeffizienten) zwischen entzündlichen Komplikationen und
dem Auftreten von Diarrhöen belegt. Hingegen ließ sich varianzanaly-
tisch kein statistisch gesicherter Zusammenhang zwischen den Durchfällen und dem verabreichten Biosorb (in Kcal) finden.

Einer genaueren Betrachtung bedarf das relativ häufige Auftreten von
Hyperferriämien und Eiweißmangelsyndromen, insbesondere Hypalbuminämien. Eine eindeutige Häufung der Hypoferriämien findet sich zwischen der 7. und 19. Woche. Diese Befunde gehen mit einer Häufung entzündlicher Komplikationen und dadurch bedingter teilweiser Abwande-
rung des Eisens ins RES, Verminderung des Transferrins im Serum und
Erhöhung der Fe-Turnover einher (HEILMEYER, 1964). Entsprechend fand
sich im 2-Tail-Test ein hochsignifikanter Zusammenhang (P = .009)
zwischen Entzündungen und Serumeisen sowie Hb. Mit durchschnittlich
knapp 1600 Kcal Biosorb (mindestens 2000 Kcal erforderlich) (Tabelle 8)
ist in zahlreichen Einzelfällen sicher eine ungenügende Zufuhr hinzu-
gekommen. Erwartungsgemäß konnte ein hochsignifikanter Zusammenhang
(P = .004) zwischen Serumeisenspiegel und der Menge des verabreichten
Biosorbs nachgewiesen werden.

Hypalbuminämien traten am häufigsten zwischen der 7. und 12. Woche
auf. Bei einer durchschnittlichen Zufuhr von 120 g Eiweiß (60 g Biosorb, 60 g Aminofusin L 10) wäre hier mit einer empfohlenen Menge von
1,2-1,5 g pro kg Körpergewicht pro Tag genüge getan. Den statistischen
Auswertungen nach bestand auch hier ein hochsignifikanter Zusammenhang
(P = .014, 2-Tail) zwischen Hypalbuminämien und entzündlichen Komplika-

<u>Tabelle 8.</u> 100 ml Biosorb enthalten:

Eiweiß	4,0 g
Fett	4,0 g
Kohlenhydrate	11,8 g
Na	4,2 mmol
K	4,2 mmol
Ca	1,3 mmol
Mg	0,8 mmol
Phosphor	1,9 mmol
Chlorid	5,0 mmol
Fe	1,3 mmol
Vitamin A	0,08 mg = 248 I.E.
B_1	0,1 mg
B_2	0,1 mg
B_6	0,1 mg
B_{12}	0,3 ug
C	5,0 mg
D_3	0,5 ug
E	0,8 mg
K_1	50,0 ug
Biotin	20,0 ug
Folsäure	20,0 ug
Nicotinamid	1,0 mg
Fe-II-Sulfat x 7 H_2O	3,8 mg
Osmolarität	250 mosmol/l

tionen, womit letztere zusammen mit nephrotischen Syndromen am häufigsten zu Plasma-Protein-Verlustsyndromen über Magen-Darm-Trakt bzw. Nieren geführt haben dürften.

Zusammenfassung

18 Patienten mit schweren Schädel-Hirn-Traumen wurden länger als 3 Monate (MW 182 Tage, min. 95, max. 254) parenteral und/oder enteral ernährt. Eine multivariable Studie sollte zeigen, inwieweit die jeweils angewandte Ernährungsform und ihre Einzelkomponenten den realistischen klinischen Erfordernissen über so lange Zeiträume gerecht werden, wo sie entsprechend optimiert werden können und welche Störfaktoren auch durch umsichtige Prophylaxe nicht ausgeräumt werden können und eine ständige Kontrolle erfordern, um den dadurch ausgelösten vitalen Bedrohungen der Patienten entgegentreten zu können. Entzündliche Komplikationen mit ihren Begleiterscheinungen bildeten bei diesen Langzeit-Intensiv-Patienten die mit Abstand häufigste Gefahrenquelle und bewirkten immer wieder Hypoferriämien, Eiweißmangelsyndrome und chronisch-persistierende Diarrhöen. In einigen Fällen machten auch die klinischen Umstände eine optimale Zufuhr unmöglich. Die Erfahrungen zeigten, daß die angebotene Ernährungsform auch über diese Zeiträume den Ansprüchen fast ausnahmslos gerecht werden konnte, Auswirkungen von Komplikationen jedoch engmaschige Kontrollen zahlreicher Laborparameter und gezielte Maßnahmen (Substitutionen) erfordern.

Literatur

1. Aita, J.A.: Neurologic manifestations of nutritional deficiencies. In: Neurologic manifestations of general diseases. Aita, J.A. (ed.) Springfield, Ill.: Ch. S. Thomas 1974
2. Berg, G., Matzkies, F.: Verhalten von Aminosäuren und Fettsäuren bei kompletter parenteraler Ernährung mit Kohlenhydraten, Aminosäuren und Fetten. Fortschr. Med. 96, 12 (1978)
3. Billig, A., Bihler, K.: Enterale Sondenlangzeiternährung über 235 Tage. Ein Beitrag zur Diätetik bei Schädelhirntrauma. Der Klinikarzt 2/75, Perimed
4. Bürger, U.: Untersuchungen über die Verwertung parenteral zugeführter Aminosäuren bei gesunden Erwachsenen. Infusionstherapie, Bd. 4, 5 (1977)
5. Fabisiak, D., Podlesch, J.: Untersuchungen zur postoperativen Ernährung kieferchirurgischer Patienten mit einer neuen Rezeptur der Sondennahrung Sokoham[R]. Infusionstherapie 5, 279-282 (1980)
6. Fekl, W., Brandl, M.: Bilanzierte Diät in der Therapie. Perimed 1980
7. Finck, G.-A.: Passagere Polyneuropathie mit Hirnnervenbeteiligung durch Hypophosphatämie. Akt. neurol. 7, 17-18 (1980) u. Nervenarzt 50, 778-782 (1979)
8. Frömming, K.-H., Mehnert, W.: Arzneimittelwirkung und Nahrungsmittelaufnahme. Der informierte Arzt 2, 4-16 (1981)
9. Grünert, A.: Systematik der parenteralen Ernährung. Der Arzt im Krankenhaus 7, 413-416 (1980)
10. Hartmann, L.: Langzeitanwendung der variabel bilanzierten Diät (Bero-Diät[R]) als Sondennahrung bei einem Patienten mit apallischem Syndrom. Akt. Ernährung 12, 35-36 (1977)
11. Heberer, G., Schultis, K., Hofmann, K.: Postaggressionsstoffwechsel. Stuttgart, New York: Schattauer 1976
12. Heberer, G., Schultis, K., Günther, B.: Postaggressionsstoffwechsel II. Stuttgart, New York: Schattauer 1980
13. Leutenegger, A., Bodoky, A., Göschke, H.: Sondenernährung in der Chirurgie. Akt. Ernährung 4, 117-121 (1979)
14. Jürgens, P., Dolif, D., Fondalinski, G.: Vergleichende Ernährungsstudien mit vier L-Aminosäurelösungen bei 25 stoffwechselgesunden Erwachsenen unter den Bedingungen der totalen parenteralen Ernährung. Infusionstherapie 5, 141-154 (1976)
15. Malchow, H., Peters, H., Zöckler, C.E.: Ernährungstherapie in der Gastroenterologie. In: Klinische Ernährung 3. Ahnefeld, F.W., Hohn, E. (Hrsg.). München: Zuckschwerdt
16. Rompel, K., Krämer, W., Clasen, H.: Klinische Erfahrungen mit einer variablen Sondendiät auf einer neurologischen Intensivstation. Infusionstherapie 6, 356-386 (1979)
17. Traut, O.: Erfolgreiche ausschließliche Sondenernährung über 21 Monate bei einem Schädel-Hirn-Trauma mit apallischem Syndrom. Med. Welt 29, 1491-1493 (1978)
18. Steinhardt, H.J., Brandl, M., Iwatschenko, P., Egberts, E.-H.: Kombiniertes chirurgisch-internistisches Vorgehen zum Ernährungsaufbau nach massiver Dünndarmresektion. Internistischer Teil. In: Ernährungstherapie in der Gastroenterologie. Klinische Ernährung 3. Malchow, H., Peters, H., Zöckler, C.E. (Hrsg.), S. 103-131. München: Zuckschwerdt
19. Dunn, E.L., Moore, E.E., Bohus, R.W.: Immediate feeding following massive abdominal trauma - the catheter jejunostomie. Journal of Parenteral and Enteral Nutrition 4, 393-395 (1980)
20. Hörtnagl, H., Hammerle, A.F., Hackl, J.M.: Hypermetabolismus bei Schädel-Hirn-Trauma und Tetanus: Pathophysiologische und neue therapeutische Vorstellungen. Infusionstherapie 6, 312-316 (1980)

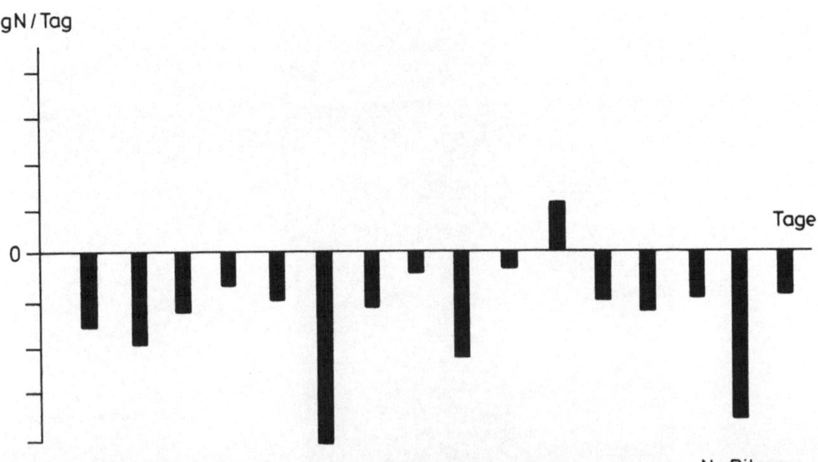

Abb. 1. Negative Stickstoffbilanzen, in den ersten Tagen von der Schwere des Krankheitsbildes abhängig

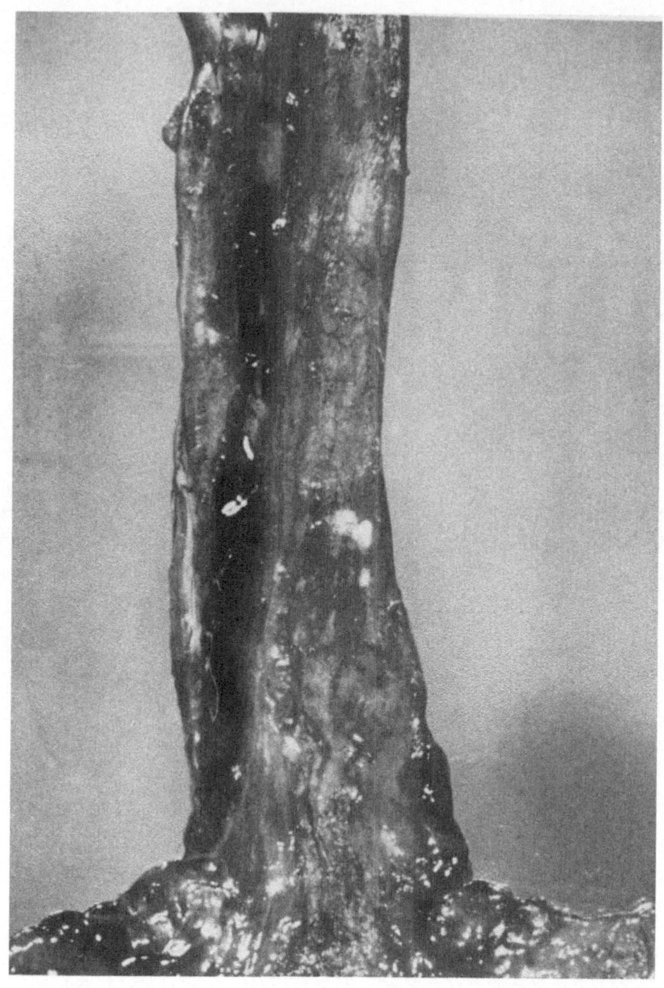

<u>Abb. 2.</u> Sondenbedingtes Druck-Ulkus im Oesophagus (PVC-Material)

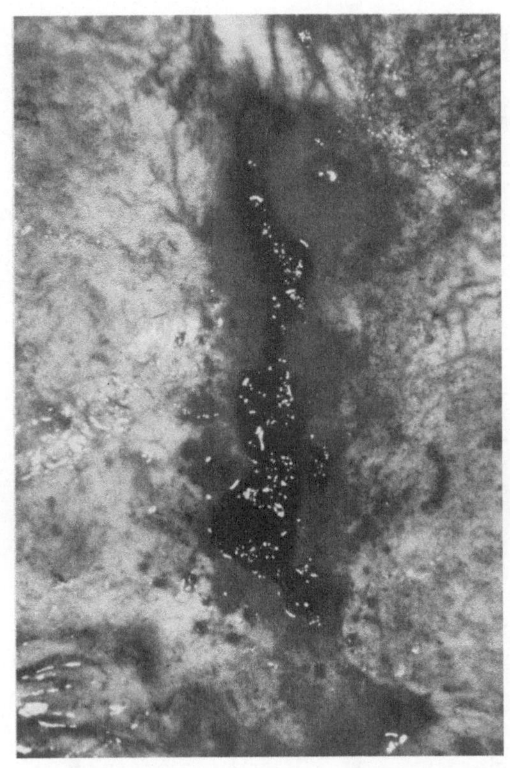

Abb. 3. Sondenbedingtes Druck-Ulkus im
Bereich der großen Magenkurvatur (PVC-
Material)

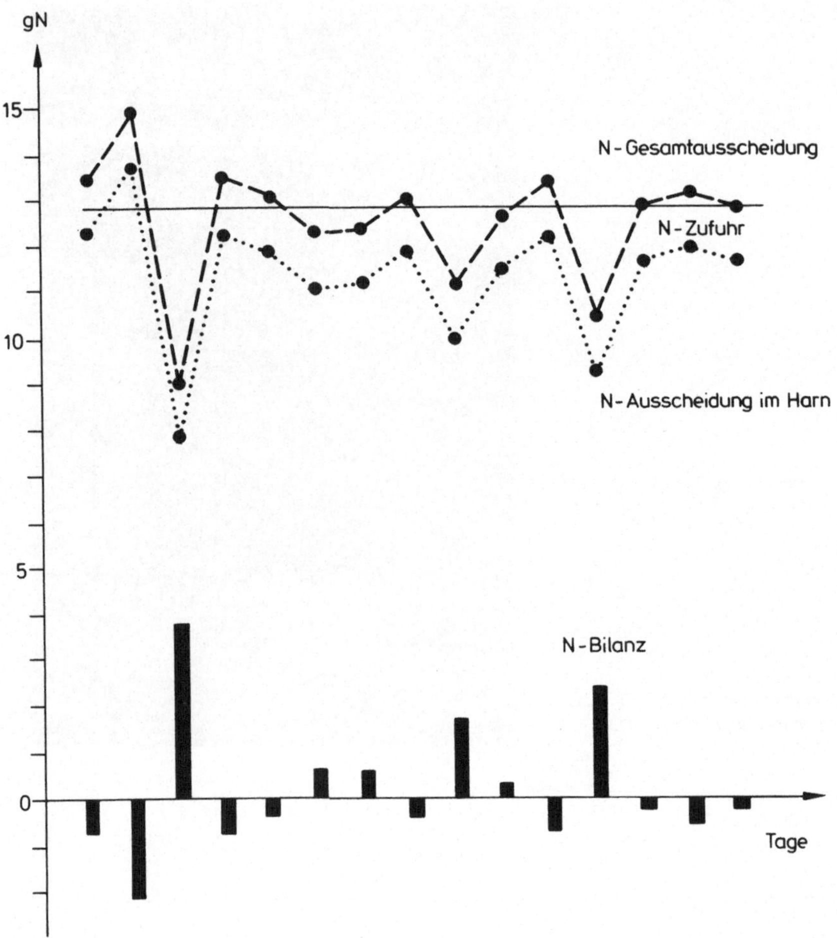

Abb. 4. Stickstoffbilanzen einer 26jährigen Patientin mit einem posttraumatischen apallischen Syndrom. Untersuchungszeitraum vom 92.-106. Krankheitstag; orale Zufuhr: 2000 Kcal Biosorb mit 80 g Eiweiß und 12,8 g N

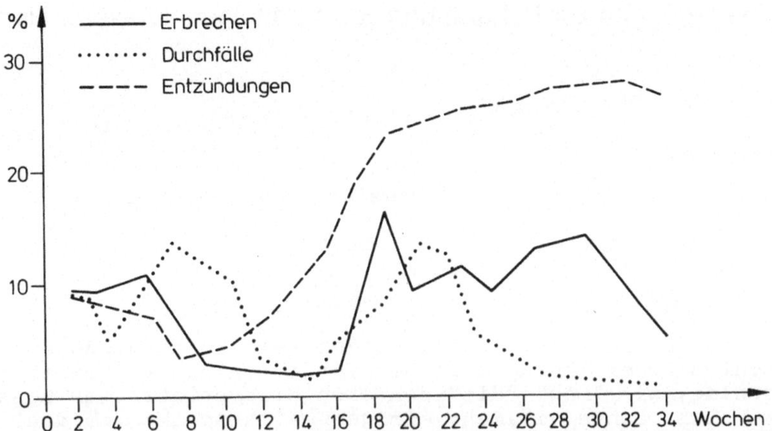

Abb. 5. Häufigkeit von Erbrechen, Durchfällen und entzündlichen Komplikationen

Überlegungen zur Behandlung von Spätfolgen schwerer Hirnverletzungen

W. BLUMENTHAL

Rehabilitationszentrum der Universität Köln, D-5000 Köln

Erwarten Sie bitte in der kurzen Zeit keine abwägende Darlegung unterschiedlicher therapeutischer Verfahren und keinen empirischen Vor-
schlag, wie "man" "die" schweren Hirnverletzungen rehabilitieren sollte. Ich möchte vielmehr einige Gesichtspunkte zu drei Stadien der medizinischen Rehabilitation schwer Hirnverletzter anführen und kurz anhand
unserer Arbeitsweise illustrieren.

1. Prophylaxe von Spätfolgen schon während der Akutbehandlung

Daß Prävention die sicherste (und billigste) Therapie ist, gilt auch
für den Gesamtkomplex der Rehabilitation.

Deshalb hat ja die WHO ihr Programm 1976 auf "disability, prevention
and rehabilitation" (14) ausgerichtet.

Wir beobachten nun in unserem Einzugsbereich über die Jahre hinweg, daß
personell durchaus vergleichbar ausgestattete Einrichtungen - neurochirurgische wie allgemeinchirurgische, internistische und neurologische
- unterschiedlich mit dieser Aufgabe fertig werden, und daß rehabilitative Aspekte in der Akutbehandlung dem wechselnden Personal, besonders
den Ärzten, immer wieder neu nahegebracht werden müssen. So erleben wir
grundsätzlich vermeidbare Begleitschäden wie Kontrakturen, Dekubital-
geschwüre, Marasmus; sie verzögern und verlängern die medizinische Rehabilitation oft erheblich. Oft sind es Kleinigkeiten, die uns die
Arbeit später erleichtern könnten:

a) Die frühe Prophylaxe mit 3 x 5000 E Liquemin s.c./Tag etwa soll
   nicht nur thrombotische Prozesse verhüten, sondern auch die Inzidenz
   der paraartikulären Ossifikationen senken. Nun entstehen diese bei
   etwa 2% der schwer Hirnverletzten allein während der Bewußtlosigkeit
   und zentral nervösen Fehlregulation, bei apallischem Syndrom auch
   über längere Zeit und in etwa 20% der Fälle (10), können aber danach
   noch klinisch zunehmen.

   Klinisch sind sie zunächst von umschriebenen Thrombosen kaum zu unterscheiden; während der Bewußtlosigkeit werden sie nicht oder vorsichtig krankengymnastisch behandelt, nach Aufklaren des Patienten
   bis über die Schmerzgrenze hinaus. Die selten erforderliche Operation empfehlen wir erst nach Rückgang des szintigraphisch nachzuwei-
   senden Knochenumbaues; auch wenn der OP-Termin vor Ablauf eines Jahres nach dem Trauma lag, sahen wir im Gegensatz zu Querschnittläh-
   mungen nach Hirnverletzungen keine Rezidive.

   Die Prophylaxe ist also nur im Akutstadium, wenn überhaupt, möglich.

b) Der Harnblasen-Dauerkatheter läßt sich, auch bei bewußtseinsgetrüb-
   ten Männern, oft durch geklebte Kondomurinale umgehen. Zur Aus-

<u>Tabelle 1.</u> Langfristige erhebliche Leistungsminderungen nach Hirnverletzungen.
Rehabilitationszentrum der Universität zu Köln, 1975-1976. (n = 142)

Leistungsminderung (Behinderung)	Vorkommen (%)
Gesamt:	
- psychisch	94,4
- vegetativ	66,9
- motorisch	51,1
Im Einzelfall:	
- psychisch + vegetativ	36,6
- psychisch + vegetativ + motorisch	26,1
- psychisch + motorisch	23,9
- vegetativ + motorisch	0,7
psychisch	7,7
vegetativ	3,5
motorisch	1,4

scheidungsbilanz und auch bei Frauen halten wir die fachmännisch gelegte (!) suprapubische Ableitung für überlegen wegen der Schonung der Urethrafunktion - oft stellt sich die vermeintlich neurologisch oder psychisch bedingte Inkontinenz nachher als Bougierungseffekt heraus - und wegen der ungestörten Beobachtung einer Spontanmiktion.

c) Nach Langzeitintubationen sehen wir recht oft hartnäckige Phonationsstörungen, zudem stenosierende subglottische Prozesse, offenbar unabhängig von der nachfolgenden Tracheotomie. Derartige Stenosen verzögern enorm die Auflassung des Tracheostomas, die Sprachschulung und das körperliche Training.

d) Vor dem Entschluß zur Rehabilitationsmaßnahme, beim Abschluß der Akutbehandlung, ist eine sorgfältige Einschätzung (assessment) des Rehabilitationspotentials nötig. Dabei werden (Tabelle 1) die geistig-seelischen Störungen, mit über 90% neben den 67% vegetativen die häufigsten und oft ausschlaggebenden Dauerfolgen des Hirntraumas, noch zu oft übersehen, oder zu gering veranschlagt. Spätere seelische Fehlentwicklungen, Leistungsstörungen und Resignation haben hierin zum Teil ihren Ursprung. Sind sie erst einmal verfestigt, können auch sorgfältige Rehabilitationsmaßnahmen nurmehr wenig ausrichten. Leider scheitern rechtzeitige Anschlußheilbehandlungen (BfA: nach körperl. Komplikationen bei Hirntraumen; BfA und LVA: nach Operationen am ZNS, nach Hirngefäßprozessen - jeweils mobilisiert und mit Chancen einer beruflichen Rehabilitation) immer noch an erheblichen Wartezeiten (<u>6</u>).

2. Behandlung in der Frührehabilitation

Sie geht auch, und nicht in letzter Linie, die Einrichtungen der Stufe I - Akutversorgung - an. Zur Regelversorgung brauchte man - und hat nicht - allgemeine rehabilitative Dienste mit speziell fortgebildeten Fachkräften (in erster Linie den engagierten Arzt, Pflegekräfte, Krankengymnasten, wenn möglich Beschäftigungstherapeuten, Sozialarbeiter, evtl. klinischer Psychologe), in Krankenhäusern der Zentral- und Maximalversorgung differenziertere Dienste mit Abteilungscharakter (<u>3</u>). Vielleicht fördern in Zukunft der viel berufene strukturelle Betten-

überhang und der Drang nach Humanisierung der Klinik eine rehabilita-
tionsgünstige Entwicklung, die bei den Kinderkliniken offenbar bereits
eingesetzt hat. Es wäre unrealistisch, von der Gemeinschaft ein voll
ausgebautes Netz medizinischer Rehabilitationseinrichtungen neben den
etablierten Gesundheitsdiensten zu erwarten, etwa für die 20% mit Behinderungen aller Art aus stationärer Behandlung Entlassenen, oder für
die jährlich rund 200.000 stationär behandelten Hirnverletzten oder
auch nur für die rund 20.000 schwer Betroffenen unter ihnen, die besonderer Rehabilitationsmaßnahmen bedürfen, und weiter für das Heer gleich
schwer Behinderter nach vaskulären Hirnprozessen, Tumoren usw. Hier
reichen weder die von den Berufsgenossenschaften hochgerechneten
1000 Akutbetten für Unfallverletzte, noch die 3000 für die Postakutphase aus (und beides ist ja noch lange nicht erreicht).

Also bleibt die Mehrzahl der Hirnverletzten, auch viele mit schweren
Schäden, während des ersten Jahres der möglichen Rückbildung ihrer körperlichen Ausfälle und auch im zweiten und dritten, in denen sich die
seelisch-geistigen Störungen noch erholen können, weitgehend auf die
Behandlung im Rahmen der normalen stationären und ambulanten Kranken-
versorgung angewiesen. Das heißt für jeden Arzt in Klinik und Praxis:
Rehabilitation ist auch *sein* Auftrag. Er sollte auch nicht in den Fehler verfallen und die verfügbare spezialisierte Frührehabilitation den
etwa 28% schwer und schwerst Hirnverletzten mit einer bleibenden MdE
über 40% (12) vorbehalten. Gerade bei den weniger schwer Hirnverletzten
beobachten wir häufig die relativ gut anzugehenden vegetativen, neuro-
tischen und resignativen Fehlentwicklungen und noch am ehesten eine berufliche Wiedereingliederung.

Gleichwohl ist die Situation der schwerst Hirngeschädigten besonders
kritisch.

Die Erholungsphase setzt ja bei ihnen oft verspätet ein, dauert daher
länger als die üblichen zwei Jahre; sie sind in der langen Zwischenzeit
zwar nicht mehr klinisch behandlungsbedürftig, aber von sorgfältiger
Pflege und Aufsicht abhängig, meist noch nicht wieder ausreichend lernfähig, d.h. im eigentlichen Sinne noch nicht rehabilitierbar.

Präventive Gesichtspunkte haben hier vom apallischen Syndrom bis hin
zum schweren mnestisch-affektiven Durchgangssyndrom noch zusätzliches
Gewicht. Rehabilitative Ziele beschränken wir zunächst darauf, auto-
matisierbare frühe Techniken wieder einzuschleifen, wie etwa selbst-
tätige Nahrungszufuhr, Auswertungskontrolle, Fortbewegung, einfache
Verständigung durch Gesten und Sprache, Rhythmisierung des Tagesab-
laufes. Das alles über den Tag häufig wiederholt in kurzen aufeinander
aufbauenden Stimuli wegen der Störungen von Zuwendung, Auffassung und
Ausdauer. Berechnet man den hierfür nötigen Personalaufwand, so wun-
dert es, daß überhaupt einige geeignete Einrichtungen existieren.

Wir haben es uns daher zur Regel gemacht, wenn immer möglich Angehörige
- oft die Eltern - oder andere Hilfskräfte als Laien-Therapeuten schon
in der Klinik für die häusliche Umgebung anzuleiten, und über viele
Monate hin in ambulanten oder mehrtägig stationären Zwischenunter-
suchungen die Entwicklung des Rehabilitationspotentials beim Patienten
zu verfolgen.

Schwerst Hirngeschädigte ohne tragfähige familiäre Bindung ähneln in
ihren Problemen den psychisch Behinderten. Landeskliniken oder Pflege-
und Altersheime sind in aller Regel hier wie dort noch notwendige Übel.
Die weitreichenden Reformvorschläge der Psychiatrie-Enquete sollten
auch den Hirngeschädigten stärker zugute kommen.

Tabelle 2. Diagnosegruppen - Rehabilitationszentrum der Universität zu Köln

	1971	1972	1973	1974	1975	1976	1977	1978
1. Hirntraumen	44	51	51	58	57	90	82	105
	14,7%	16,0%	17,9%	28,3%	21,7%	32,4%	25,7%	30,3%
2. Gefäßprozesse	25	32	38	27	33	44	47	35
	8,3%	10,0%	13,3%	13,2%	12,8%	15,8%	14,7%	10,1%
3. Querschnittlähmungen	20	18	29	17	19	19	28	25
	6,7%	5,7%	10,2%	8,3%	7,3%	6,8%	8,8%	7,2%
4. Andere neurologische	82	78	82	47	76	64	61	79
	27,3%	24,5%	28,8%	22,9%	29,1%	23,0%	19,1%	22,8%
5. Psychosen	75	84	48	32	32	34	47	43
	25,0%	26,3%	16,8%	15,6%	12,4%	12,2%	14,7%	12,4%
6. Andere psych-iatrische	43	46	28	18	34	20	36	39
	14,3%	14,4%	9,8%	8,8%	13,2%	7,2%	11,3%	11,3%
7. Sonstige	11	10	9	6	9	7	18	20
	3,7%	3,1%	3,2%	2,9%	3,5%	2,6%	5,6%	5,8%

3. Langzeitrehabilitation

Wir haben in der Bundesrepublik Deutschland etwa 20 Einrichtungen mit
rund 3000 Bettenplätzen für die medizinisch-vorberufliche Rehabilitation neurologisch Geschädigter; etwa 1/3 der Plätze ist für komplexere
und ausgedehntere Rehabilitationsverfahren bis in den vorberuflichen
Bereich geeignet: Zahl und Qualität der Plätze reichen schon nicht aus,
um die jährlich neu Hinzukommenden in ihrer langen Rekonvaleszenz zu
versorgen. Zudem sind zahlreiche Plätze durch sogenannte Wiederholungs-
kuren belegt, und kurze, mehr oder weniger schematische Heilverfahren
in Einrichtungen weitab vom Lebensbereich der Verletzten widersprechen
wesentlichen Prinzipien der Rehabilitation.

4. Kölner Zentrum

Wie eine kleinere Einrichtung regional, fast "gemeindenah" und eingebunden in einem Klinikum arbeiten kann, sei am Beispiel des Kölner Zen-
trums angedeutet (Abb. 1). In dem Organisationsschema stehen *links* die
möglichen Therapieabschlüsse; für unsere Betrachtung sind die beiden
ersten die wichtigsten: häusliche Integration und schulische oder berufliche Umsetzung bzw. Eingliederung. *Rechts unten* stehen, außer der
Aufzählung der therapeutischen Programme, die wichtigsten Außenberei-
che, denen wir einen erheblichen Teil unserer Zeit widmen.

In der Einrichtung mit 36 Betten und 25-40 zusätzlichen Plätzen zur
ambulanten ganztägigen Therapie betreuen wir jährlich etwa 300 Patienten von 6 bis über 70 Jahren, meist jedoch jüngere Erwachsene, Männer
und Frauen im Verhältnis 2:1. Der Anteil Hirnverletzter (Tabelle 2)
stieg bisher anhaltend auf fast 1/3, die rund 10% Hirngefäßprozesse
nicht eingerechnet. Die Mischung körperlich, psychisch und Mehrfach-
behinderter prägt Atmosphäre und Vorgehen der Einrichtung; wir halten
sie für ausgesprochen förderlich, sowohl was Kenntnisse, Zuwendung und
Realitätssinn des Personals angeht, wie auch für die Entwicklung der
Rehabilitanden.

Unsere Rehabilitationsverfahren dauern ambulant wie stationär durchschnittlich drei Monate; die verschiedenen diagnostischen Gruppen unterscheiden sich hierbei kaum.

Vor der Aufnahme untersuchen wir Patienten grundsätzlich ambulant zur
Einschätzung des aktuellen Rehabilitationspotentials. So wollen wir zu
frühe Belastungen vermeiden und ein strukturiertes häusliches Übungsprogramm mit ambulanten Kontrollen möglich machen. In geeigneten Fällen
setzen wir mit der Frührehabilitation ein und wiederholen die Verfahren, wenn aussichtsreich, mit Intervallen von 3-6 Monaten (mit häus-
lichem Übungsprogramm oder anderem Zwischentraining) bis etwa zum Abschluß des 2. Jahres nach dem Trauma, bei Kindern noch im 3. Jahr und
später. Diese Intervallbehandlung berücksichtigt die nach einiger Zeit
einsetzende Therapiemüdigkeit, verteilt den Mangel an Therapieplätzen
etwas und entspricht, wie wir denken, einigen Grundgedanken der Rehabilitation: Die Entfremdung aus der gewohnten sozialen Umgebung ist kurz
und wird zudem durch regelmäßige Wochenendbeurlaubungen noch verrin-
gert; das zwischenzeitlich angestaute Rehabilitationspotential kann im
kompakten Programm umgesetzt werden, was der Motivation während des
Verfahrens und in den Zwischenphasen zugute kommt.

Nach schweren Hirnverletzungen sind Ausdauer, Antrieb, Konzentrations-
und Merkfähigkeit wie auch die körperliche Mobilität oft so stark und
nachhaltig gestört, daß die Phase der Frührehabilitation mit ihren be-
scheideneren Zielsetzungen über viele Monate reicht und komplexere Verfahren erst gegen Ende des 1. Jahres nach der Verletzung genutzt werden können; auch bei relativ günstiger Weiterentwicklung zeichnet sich
die berufliche Prognose dann nach wiederholten Verfahren erst gegen
Ende des 2. Jahres ab.

Die Leistungsentfaltung verfolgen wir anhand einer andernorts beschriebenen (5, 9) vergleichenden Bewertung in den verschiedenen Therapie-
bereichen. Sie mündet in eine gemeinsame Leistungsbewertung aller Therapeuten (Evaluation), als Grundlage des Eingliederungsvorschlages für
den Behinderten und die Kostenträger. Ihre Verläßlichkeit wird danach
langfristig durch Katamnesen und wiederholte Leistungsbewertungen über-
prüft.

Die Hauptlast der Rehabilitation liegt stets auf den Angehörigen, die
als Co-Therapeuten oftmals, zumindest auf Dauer, allein gelassen und
überbeansprucht sind. Gelegentlich gelingt bei leidlichen Leistungen
eine ehrenamtliche Mitarbeit oder eine stundenweise Beschäftigung beim
Arbeitgeber; hier sind wiederum die berufsgenossenschaftlich Betreuten
im Vorteil.

Es wäre daher durchaus zu überlegen, analog den flankierenden gemeinde-
nahen Diensten und Einrichtungen bei psychisch Behinderten Früh- und
Langzeit-Rehabilitationsmöglichkeiten auch für Hirngeschädigte einzurichten, oder ihnen die für psychisch Behinderte zugänglich zu machen.
Noch etwas sei in Erinnerung gerufen: Die Ausrichtung der Rehabilitation schwer Hirngeschädigter auf medizinisch-soziale Ziele scheint in
jedem Fall gerechtfertigt, auf berufliche unter günstigen Umständen.

So findet man in freilich kleinen Kollektiven nur jeden 5. nach akutem
Hirngefäßprozeß schließlich wieder beruflich eingegliedert (2, 13) und
jeden 4. nach Hirnverletzung mit einer bleibenden MdE über 40% (11).

Bei schweren bleibenden somatopsychischen Behinderungen nach Hirnverletzungen, entsprechend einer MdE zwischen 60 und 100%, haben sich
nach unserer Verlaufsbeobachtung (Tabelle 3) die Chancen der beruflichen Wiedereingliederung in den letzten Jahren drastisch verschlechtert. Sie gelingen allenfalls durch Umsetzung bei noch bestehendem Ar-
beitsverhältnis. Umschulungen wirklich schwer Hirnverletzter sind und
waren immer selten; wir empfehlen sie grundsätzlich kaum einmal, da die

Tabelle 3. Berufliche Rehabilitation Hirnverletzter, Rehabilitationszentrum der Universität zu Köln

MdE %	Arbeitsverhältnis 2 Jahre nach dem Hirntrauma – verglichen mit prätraumatischem								χ^2 (chi)[1]
	Altes oder gleichwertiges	Einfacher	(WFB)	Nein	Altes oder gleichwertiges	Einfacher	(WFB)	Nein	
	n = 48				n = 110				
-20	11	1	–	–	2	1	–	–	0,04 n.s.
>20-40	6	5	–	3	8	7	(2)	5	
>40-60	2	3	–	2	6	10	–	11	0,35 n.s.
>60-80	–	4	(1)	2	–	5	(3)	24	5,57 s
>80-100	–	–	(3)	5	–	–	(1)	25	6,67 ss
Σ	19	13	(4)		16	23	(6)		15,5 ss
	36			12	45			65	
>60-100		4	(4)			5	(4)		9,54 ss
		8		7		9		49	

n = 48: 1967-1969, Katamnese 1971, nach (14); n = 110: 1974-1976, Katamnese 1979; MdE = nach BVG-Richtlinien, $\geq$ 2 Jahre nach Unfall; WFB = geschützte Arbeit in Werkstatt für Behinderte

meist ausgeprägten psychopathologischen Unfallfolgen gerade das Aneignen neuen Wissens in vertretbarer Zeit hindern.

Die alternative Tätigkeit in Werkstätten für Behinderte ist für Hirnverletzte wie andere Gruppen mit differenzierten Bedürfnissen noch unbefriedigend. Erwachsene, Berufserfahrene akzeptieren sie fast nie; die Aussicht, in ihnen weitere Rentenanwartschaft zu sammeln oder zur Vorbereitung auf den allgemeinen Arbeitsmarkt zu arbeiten, auch die Entlastung der Angehörigen sind Motive, die gelegentlich jüngere Hirnverletzte einwilligen lassen.

Unsere Überlegungen zusammenfassend hoffe ich, Ihnen gezeigt zu haben, daß Spätfolgen der Hirnverletzungen von der Prophylaxe über die Frühphase bis zur Langzeitbehandlung alle in der medizinischen Akut- und Normalversorgung Tätigen Aufgaben stellen, die sie nicht den wenigen Rehabilitationseinrichtungen und -diensten überantworten können. Denn:

1. gelangt faktisch nur ein Teil der Hirngeschädigten in spezielle Rehabilitationsverfahren, und dann nicht immer rechtzeitig;
2. ist bedarfdeckender Ausbau von medizinischen Rehabilitationseinrichtungen nicht abzusehen;
3. der für eine medizinisch-soziale Rehabilitation wichtigen Rückbildungszeit (Funktionspsychose) von zwei bis drei Jahren füllen die Rehabilitationsmaßnahmen in der Regel weniger als die Hälfte;
4. erreichen schwer Hirnverletzte bei optimaler Rehabilitation zwar meistens eine befriedigende Verselbständigung und soziale Wiedereingliederung, nurmehr selten aber die berufliche Wiedereingliederung oder eine angemessene Beschäftigung unter geschützten Bedingungen: Daher ist die medizinisch-soziale Wiedereingliederung der Prüfstein der geglückten Rehabilitation überhaupt.

Literatur

1. Arbeitsgruppe: Das hirntraumatisch geschädigte Kind: Zur Rehabilitation hirnverletzter Kinder und Jugendlicher. Bonn, o.J.: Bund Dt. Hirnbeschädigter (1976)
2. Blumenthal, W.: Rehabilitation in der Neurologie. Z. Allg. Med. $\underline{54}$, 795-804 (1978)
3. Blumenthal, W.: Probleme und Möglichkeiten der Rehabilitation im Krankenhaus. In: Rehabilitation als Schlüssel zum Dauerarbeitsplatz. Scholz, J.F. (Hrsg.), S. 537-542. Berlin, Heidelberg, New York: Springer 1979
4. Blumenthal, W., Jochheim, K.-A.: Beitrag zur Klinik der paraartikulären Ossifikationen nach Schädeltraumen. In: Symposium Paraostheoarthropathien (POA). Kommission d. europ. Gemeinschaften (Hrsg.), S. 59-84. Luxemburg: Selbstverlag 1972
5. Blumenthal, W., Koch, M.: Leistungsbewertung und Wiedereingliederung Behinderter. Rehabilitation (Stuttg.) $\underline{20}$, 8-12 (1981)
6. Hahn, H.: Die Rehabilitation von Hirngeschädigten aus der Sicht der deutschen Rentenversicherungsträger. In: Rehabilitation als Schlüssel zum Dauerarbeitsplatz. Scholz, J.F. (Hrsg.), S. 357-366. Berlin, Heidelberg, New York: Springer 1979
7. Hauptverband der gewerbl. Berufsgenossenschaften (Hrsg.): Zur Verbesserung der medizinischen Rehabilitation Unfallverletzter. Hauptverband d. gewerbl. BGen, Bonn 1972
8. Jochheim, K.-A.: Rehabilitation von schädelhirnverletzten Erwachsenen. In: Neurotraumatologie. Derzeitige Schwerpunkte. Wieck, H.H. (Hrsg.), S. 240-243. Stuttgart: Thieme 1980
9. Jochheim, K.-A., Koch, M.: Dokumentierbare Befunde zur Ermittlung des individuellen Rehabilitationspotentials am Beispiel von zerebralen und spinalen Syndromen. In: Multifaktorielle Probleme in der Medizin. Bochnik, H.J., Pittrich, W. (Hrsg.), S. 153-157. Wiesbaden: Akad. Verlagsgesellschaft 1976

10. Mendelson, L., Grosswasser, Z., Najenson, T., Sandbank, U., Solzi, P.: Peri-
    articular new bone formation in patients suffering from severe head injuries.
    Scand. J. Rehab. Med. 5, 141-145 (1975)
11. Pampus, I.: Aussichten der beruflichen Wiedereingliederung schwer Schädelhirn-
    verletzter. In: Die Prognose und Rehabilitation des Schädel-Hirn-Traumas. Faust,
    C., Müller, E. (Hrsg.), S. 83-88. Arbeit u. Gesundheit N.F. 94. Stuttgart:
    Thieme 1980
12. Schmitt, K.-H.: Rehabilitation als Schlüssel zum Dauerarbeitsplatz. In: Rehabi-
    litation als Schlüssel zum Dauerarbeitsplatz. Scholz, J.F. (Hrsg.), S. 366-369.
    Stuttgart: Thieme 1979
13. Wahle, H.: Eingrenzende Faktoren bei der beruflichen Rehabilitation von Patien-
    ten mit Hemiplegien schweren Grades. Med. Sachverst. 75, 110-113 (1979)
14. World Health Organization: WHO Policy and programme for disability, prevention
    and rehabilitation. WHO, Genf: SHS 75.1, 1976

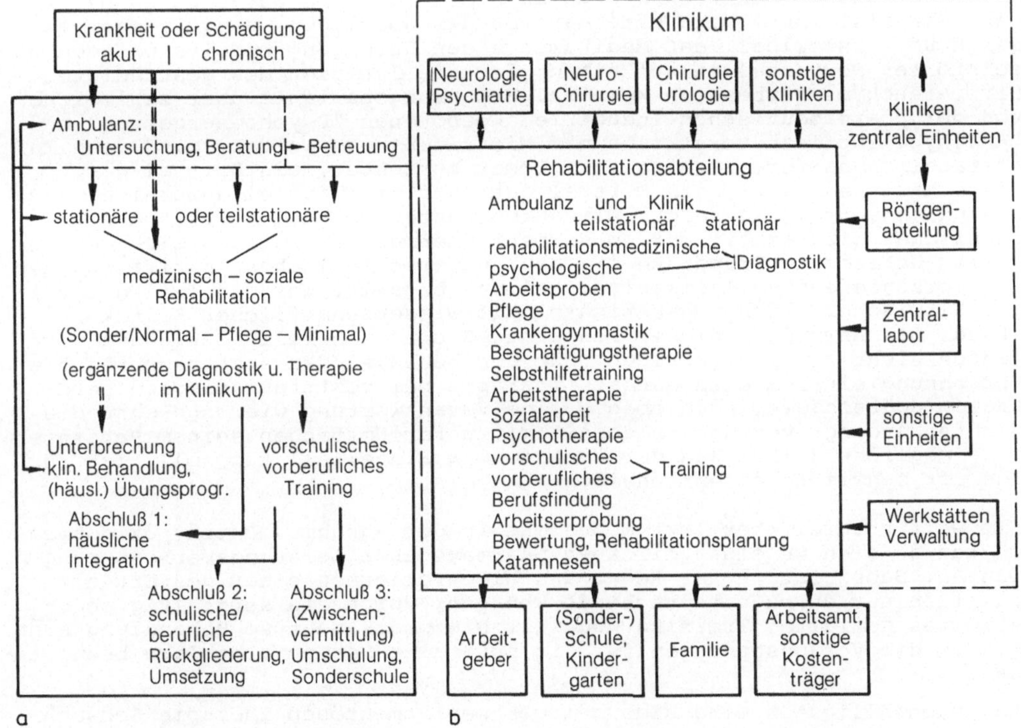

Abb. 1 a, b. Schema der Arbeitsweise (a) und Organisation des Rehabilitationszentrums
der Universität zu Köln (nach [2]), *Doppelpfeile* = (möglicher) Verlauf und Abschluß
des Rehabilitationsverfahrens; *Pfeile* = (gegenseitige) Dienstleistung

Sinn und Unsinn medikamentöser Behandlung posttraumatischer cerebraler Spätschäden

G. Harrer

Landesnervenklinik, A-5020 Salzburg

Die Anwendung von Pharmaka bei der Therapie chronischer posttraumatischer cerebraler Funktionsstörungen stößt vielfach auf eine unübersehbare Skepsis. Dabei wird offenbar von der Überlegung ausgegangen, es sei kaum vorstellbar, daß Medikamente den Untergang bereits weitgehend zerstörter Nervenzellen aufhalten oder die Funktion des geschädigten Hirnparenchyms verbessern könnten. Erfahrungsberichte über zahlreiche von der pharmazeutischen Industrie angebotenen "Psychoenergetica" und "Antihypoxidotica" verstärken das Mißtrauen noch weiter; wird doch in erstaunlich uniformer Weise fast immer berichtet, ein Drittel der Fälle habe sehr gute, ein Drittel gute und ein Drittel unzureichende Behandlungserfolge gezeigt. Diese konstante "Drittelparität" therapeutischer Wirksamkeit muß um so mehr überraschen, als es sich doch um völlig heterogene Präparate mit sehr unterschiedlichen Angriffspunkten und verschiedenster Indikationsstellung handelt. Nur ein Teil derartiger klinischer Erfahrungsberichte hält wissenschaftlicher Kritik stand. Die Anwendung dieser Präparate-Gruppe generell abzulehnen wäre jedoch nicht zu rechtfertigen. Für den behandelnden Arzt bedeutet die Verordnung einer medikamentösen Therapie bei posttraumatischen cerebralen Spätschäden indes ebenso eine Verantwortung wie ungekehrt die Nichtanwendung; versagt er doch damit unter Umständen seinem Patienten eine mögliche Hilfe. Was der Arzt nun im Einzelfall tun soll, ist für ihn oft schwierig zu entscheiden.

Ein weit verbreiteter Irrtum besteht in der Annahme, Antihypoxidotica müßten an sich zu einer direkten pharmakogenen Leistungsverbesserung führen. Dabei ist in der Regel das Wiedererlernen einer gestörten Funktion nur durch entsprechende Übungen, durch ein sorgfältig abgestimmtes gezieltes Training möglich. Die medikamentöse Behandlung kann jedoch die Voraussetzungen für ein optimales Lernen erheblich begünstigen.

Am augenfälligsten wird dies bei der medikamentösen Therapie Schwachsinniger oder frühkindlich Cerebralgeschädigter. Die Nootropica sind keine "Nürnberger Trichter". Beschränkt sich die Behandlung ausschließlich auf die Verordnung der Medikamente, können die Eltern nur berichten: "Früher war der Bub dumm und brav, jetzt ist er dumm und unausstehlich." Gelingt es hingegen, die medikamentös gesteigerte Aktivität in die richtigen Bahnen zu lenken, indem mit dem Kind systematisch und geschickt gelernt wird, so führt die pharmakogen und psychisch günstige Beeinflussung von Aufmerksamkeit, Konzentrationsvermögen, Ausdauer und Merkfähigkeit zu einer Besserung der Leistung. Das Kind lernt leichter, lieber, behält das Erlernte besser und kann es auch richtig anwenden.

Nicht wesentlich anders liegen die Verhältnisse bei unseren Hirnverletzten und ihren Störungen.

Neben den "hirnlokalen Psychosyndromen" und den hirnpathologischen, nicht ganz zutreffend als "Werkzeugstörungen" bezeichneten Beeinträch-

Das traumatische Mittelhirnsyndrom...
Herausgegeben von Egon Müller
© Springer-Verlag Berlin · Heidelberg 1982

tigungen der höheren Hirnleistungen, wie Aphasie, Ataxie, Agnosie etc.,
sind es vor allem die unter dem Begriff des "hirndiffusen organischen
Psychosyndroms" zusammengefaßten Funktionseinbußen im Bereich der Noo-
psyche und Thymopsyche (Abb. 1).

Jede Beeinträchtigung der in unserem Schema dargestellten Funktionen
vermindert die Lebensqualität des Betroffenen. Vielfach sind die Störungen in negative oder positive Kreisprozesse eingebettet: Ein Patient, der durch den mangelnden Heilungsfortschritt entmutigt wird, ist
auch wenig motiviert, an seiner Gesundung weiterhin aktiv mitzuarbei-
ten. Durch seine Resignation entzieht er sich aber selbst die Grundlagen für eine weitere Besserung. Umgekehrt wird jedes Erfolgserleb-
nis, jede Hebung des Selbstwertgefühls den Patienten zur Intensivie-
rung seiner therapeutischen Bemühungen ermutigen, die ihrerseits weitere Fortschritte begünstigen.

Wir sollten jeden Therapieplan "janusköpfig" aufbauen und einerseits
das Prinzip der "kleinen Schritte" verfolgen, indem wir Kurzprogramme
mit gut erreichbaren Nahzielen anbieten. Andererseits ist aber auch
die Zeit nach der Entlassung aus der stationären Behandlung mit ein-
zubeziehen, sozusagen ein "Zeitzünder" der Motivation auch für später
mit einzubauen, wenn unausbleiblich die ersten Rückschläge auftreten.
Die ärztlichen Bemühungen müssen somit auf einen Dauereffekt auch
außerhalb des ärztlichen Wirkungsfeldes ausgerichtet sein. Das Hirn-
funktionstraining während der stationären Akutbehandlung wird daher
neben der Einübung von Grundfertigkeiten und anzuwendenden Techniken
dem Ziel gelten, die Motivation zum Weiterüben und Lernen des Patienten
aufrechtzuerhalten.

Grundsätzlich muß den Patienten die gestellte Aufgabe locken. Sie darf
deshalb weder zu leicht noch zu schwer sein. H. HOFF brachte in diesem
Zusammenhang einmal das Beispiel des englischen Windhundes, der dem
elektrischen Hasen nur dann nachläuft, wenn die Aufgabe eine echte und
realisierbare Anforderung bedeutet. Wird der Hase zu langsam oder andererseits so schnell bewegt, daß der Hund ihn auf keinen Fall mehr ein-
holen kann, bleibt er stehen und versucht erst gar nicht, ihm nachzu-
laufen.

Für die medikamentöse Therapie posttraumatischer cerebraler Spätschäden
stehen uns zahlreiche Präparate aus der Gruppe der "Antihypoxidotica",
"Psychoenergetica" und "Nootropica" zur Verfügung. Da es uns im gegebenen Rahmen nicht möglich ist, auf die verschiedenen Medikamente im einzelnen einzugehen, beschränken wir uns auf eine Auswahl von vier Präparaten:

1. Pyritinol (Encephabol),
2. Piracetam (Normobrain, Nootrop, Nootropil),
3. Actihämyl bzw. Solcoseryl,
4. Cerebrolysin.

Beim Pyritinol handelt es sich um ein Derivat des Vitamin B_6 ohne Vita-
min-Charakter, beim Piracetam um eine chemische Monosubstanz, die nicht
metabolisiert, sondern unverändert mit dem Harn wieder ausgeschieden
wird. Von beiden Präparaten liegt eine umfangreiche klinische und
pharmakologische Dokumentation über ihre encephalotrope Wirkung vor.

So sehr wir von der Wirksamkeit des Pyritinols bei parenteraler Ve-
abreichung als intravenöse Dauertropfinfusion beeindruckt waren, so
enttäuscht wurden wir immer wieder bei der oralen Anwendung des Präparates. Leider ist es bisher nicht gelungen, die Venenverträglichkeit
der Injektionssubstanz zu verbessern. Eine routinemäßige parenterale

Verabreichung von Pyritinol ist daher vorerst noch nicht möglich. Beim
Piracetam ist nur von einer entsprechend hoch dosierten Behandlung
etwas zu erwarten, d.h. es sollten mindestens 3 x 2 Kapseln à 400 mg,
nach Möglichkeit 3 x 3 Kapseln pro die verabreicht werden. Parenteral
werden in der Regel 3-6 g täglich intravenös als Injektion oder In-
fusion appliziert.

Beide Präparate sind in der hier abzuhandelnden Indikation bereits
weitgehend etabliert, so daß sich ihre nähere Besprechung in diesem
Rahmen erübrigen dürfte.

Um so mehr sei auf zwei weitere Präparate hingewiesen, mit denen wir
über langjährige und umfangreiche einschlägige Erfahrungen verfügen.

Beim Actihämyl handelt es sich um ein eiweißfreies Hämoderivat aus dem
Blut junger Kälber. Die für die Wirkung hauptsächlich verantwortlichen
Bestandteile dürften niedermolekulare Peptide und Nukleinsäure-Derivate
sein, deren Struktur noch nicht aufgeklärt ist. Über die Beeinflussung
der Sauerstoffaufnahme, der Glukoseeinschleusung und der Glukoseverwer-
tung greift Actihämyl in den Ablauf energieabhängiger Prozesse wie Bio-
synthese, Biotransformation und aktive Transportvorgänge ein. Tierexperimentell bewirkt das Präparat beim Kaninchen unter Hypoxiebedin-
gungen eine Erhöhung der arteriovenösen Sauerstoffdifferenz. Bei Ratten
wird unter Sauerstoffmangel die Glukose- und Phosphateinschleusung ins
Gehirn ohne Beeinflussung des Natriumtransportes gesteigert. Ebenso
wird die Sauerstoffmangelresistenz erhöht. Auch beim Menschen konnten
wir mittels elektroencephalographischer Untersuchungen eindeutig eine
Verbesserung der Sauerstoffmangel-Toleranz nachweisen. Actihämyl hat
sich uns bei der Behandlung posttraumatischer cerebraler Spätschäden
vor allem in Kombination mit Cerebrolysin gut bewährt.

Auf das von uns bereits 1954 entwickelte Cerebrolysin, ein Hydrolysat aus Gehirngewebe, sei etwas näher eingegangen, weil wir mit diesem Präparat über umfangreichste Erfahrungen verfügen. Zudem hat es
von allen angewandten Medikamenten die günstigsten Behandlungsergebnisse gezeigt.

Cerebrolysin ist ein durch gesteuerten Abbau des Eiweißanteils von
Schweinehirn gewonnenes Hydrolysat, das 18 Aminosäuren sowie niedermolekulare Aminosäure-Sequenzen vom Typ der Oligopeptide ohne Eiweiß-
charakter enthält. Es wird intramuskulär oder intravenös in Serien
von 10 bis 15 Injektionen à 5 ml täglich oder dreimal wöchentlich verabreicht. Diese Injektionsserien können nach etwa vierwöchigen Intervallen so oft wiederholt werden, wie sich noch ein eindeutiger Erfolg
feststellen läßt. Zur hochdosierten Infusionstherapie können bis zu
20 ml in einer intravenösen Dauertropfinfusion verabreicht werden. Das
Präparat wird bestens vertragen. Nebenerscheinungen sind nicht zu erwarten.

Im Tierversuch erhöht Cerebrolysin die Resistenz von Ratten gegenüber
Anoxie. Die Erholungsphase im EEG wird eindeutig verkürzt. Bei jungen
Ratten führen Cerebrolysingaben zu einem deutlich beschleunigten Wachstum, zu einer Aktivierung und Proliferation der gliösen Zellelemente
sowie zu einer früheren Differenzierung der Rindenschichten. Bei Injektion des Präparates in den Dottersack befruchteter Hühnereier kommt
es zu einer beschleunigten Hirnentwicklung bei den Küken. Gegenüber
der Vergiftung junger Ratten hat das Präparat einen eindeutigen protektiven Effekt. Cerebrolysin steigert ferner die Aktivität der Adenyl-
zyklase in Hirnstamm und Leber.

In weiteren Untersuchungen konnte gezeigt werden, daß Cerebrolysin eine
spezifische Wirkung bei der leichteren Ausbildung bedingter Reflexe und

bei der Verbesserung der Retention der Gedächtnisspur nach nozizeptiver
Reizung aufweist. Bei verschiedenen Tieren kam es zu einer günstigen
Beeinflussung des Lernvermögens, des Gedächtnisses sowie des Sozialver-
haltens, der Feinderkennung und Streßabwehr.

Nach neueren autoradiographischen Untersuchungen von KOPPENHAGEN mit
radioaktiv markierten Aminosäuren wird Cerebrolysin am stärksten im
Thalamus und in der hypothalamischen Region angereichert. Durch Cerebrolysin kommt es dabei zu einer Erhöhung der Penetrationsrate der
Aminosäuren in das Gehirn.

Alle diese Befunde lassen sich mit den günstigen klinischen Erfahrungen gut in Einklang bringen. Bereits nach 4-5 Injektionen berichten
die Kranken über eine Besserung des Gesamtbefindens. Sie fühlen sich
leistungsfähiger, bekommen wieder Interesse und Freude an Beschäftigung und Arbeit. Sie werden unternehmungslustiger. Die mnestischen
Funktionen bessern sich, ebenso Aufmerksamkeits- und Konzentrations-
störungen. Assoziative Gedankengänge werden erleichtert. Die Kreati-
vität nimmt wieder zu. Auch leichtere depressive Verstimmungen bilden
sich unter der Cerebrolysin-Behandlung oft zurück. Da das Präparat
praktisch nebenerscheinungsfrei ist und außer der gleichzeitigen Anwendung von Monoaminoxidasehemmern keine Kontraindikationen bestehen,
geben wir Cerebrolysin in allen Fällen posttraumatischer Leistungs-
insuffizienz.

Freilich darf man es bei der medikamentösen Behandlung allein nicht
bewenden lassen. Voraussetzung für einen sicheren therapeutischen Erfolg ist die sinnvolle Verknüpfung medikamentöser Therapie mit psych-
agogischen und rehabilitativen Maßnahmen. Dies sollte nicht zu einer
ungezielten Polypragmasie führen. Zwischen ihr und einem therapeutischen Nihilismus gilt es, den goldenen Mittelweg für den Patienten zu
finden.

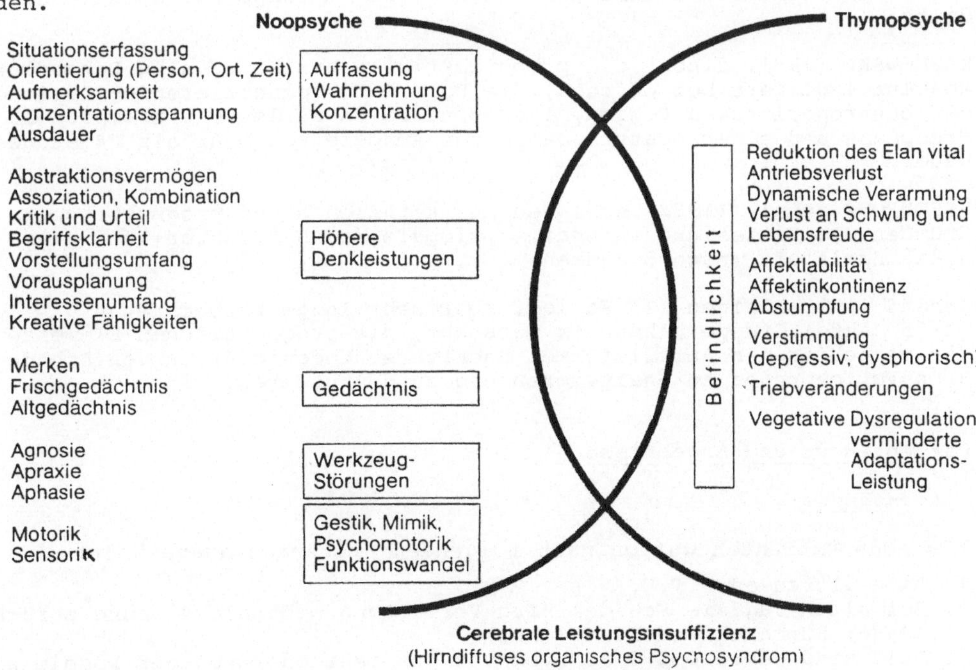

Abb. 1. Funktionsstörungen bei hirndiffusem organischen Psychosyndrom

Zur Prognose der posttraumatischen Temporallappenepilepsie

G. E. MULLER

35, rue Victor Hugo, Esch-sur-Alzette, Luxembourg

Einleitung

Die Meinungen über die Prognose der posttraumatischen Epilepsien
(P.T.E.) gehen zum Teil noch weit auseinander.

COURJON (1969) nimmt an, daß 3/4 der P.T.E. spontan ausheilen und die
anderen durch medikamentöse Behandlung leicht zu kontrollieren sind.

CAVANESS et al. (1979) stellen bei einer Gruppe von 109 Veteranen des
Koreakrieges fest, daß nach 5 Jahren schon beinahe die Hälfte der posttraumatischen Epileptiker anfallsfrei sind.

JENNETT hingegen (1975) stellt fest, daß über 1/3 der über einen längeren Zeitraum beobachteten Patienten noch an häufigen Anfällen leiden,
und erwägt anhand einer statistisch fundierten Prognose den Wert der
medikamentösen präventiven Behandlung. Anfälle, die später als 4 Jahre
nach der Schädel-Hirn-Verletzung einsetzten, waren häufiger und schwieriger zu behandeln, besonders wenn es sich um temporale Anfälle handelte.

KARBOWSKI (1981) findet die prophylaktische antikonvulsive Behandlung
absolut indiziert bei offenen, die Dura mater penetrierenden Läsionen
der centroparietalen Region, insbesondere in Fällen mit Krämpfen in der
Frühphase und einer posttraumatischen Amnesie von mehr als 24 Stunden
Dauer.

VIGOUROUX et al. (1972) schlagen aus klinischen und prognostischen
Gründen die Einteilung in späte Epilepsie (nach 2 Jahren) und ultraspäte Epilepsie (nach 5 Jahren) vor.

Anhand einer kleinen (15 Fälle), aber sehr lange beobachteten
(3-25 Jahre) Gruppe haben wir versucht, die prognostischen Elemente
der verschiedenen Anfallsformen nach verschiedenen Arten von Schädel-
Hirn-Verletzungen zu analysieren und zu diskutieren.

Patientengut und Ergebnisse

Patientengut

Fünfzehn Patienten wurden nach folgenden Kriterien ausgewählt:

1. Alle litten an P.T.E.
2. Bei allen lag die Schädel-Hirn-Verletzung mehr als 4 Jahre zurück
   (4-36; Durchschnitt 24,4 Jahre).
3. Alle sind während 3-25 Jahren von uns mehr oder weniger regelmäßig
   untersucht und beobachtet worden. Alle wurden während der letzten
   18 Monate mehrere Male gesehen, die einen wegen immer wiederkehren-

Das traumatische Mittelhirnsyndrom...
Herausgegeben von Egon Müller
© Springer-Verlag Berlin · Heidelberg 1982

der Krisen, die anderen zur Überwachung der Behandlung und einige
wegen eines Gutachtenproblems.

Die 15 Patienten gehören zu einem Krankengut von 24.937 Patienten, die
vom September 1955 bis Dezember 1980 untersucht wurden.

In diesem Krankenmaterial befinden sich über 3000 Schädel-Hirn-Verletzungen mit ungefähr 2,23% P.T.E. Dieser niedrige Prozentsatz der
P.T.E., der normalerweise auf 3-70% (GLÖTZNER, 1978) geschätzt wird,
erklärt sich aus der Tatsache, daß in unserer Serie alle Kopfverletzungen, auch die nicht hospitalisierten und die leichteren Fälle,
ohne Bewußtseinsverlust, berücksichtigt wurden (MULLER, 1969). In unserer Serie hatten wir 67 Patienten mit P.T.E., davon 11 mit ultra-
später Epilepsie (16,4%). Dies entspricht ungefähr dem von VIGOUROUX
(1972) angegebenen Prozentsatz der "epilepsie ultra-tardive".

Bei den 15 Patienten handelt es sich um 13 Männer und 2 Frauen.

Ergebnisse

Aetiologie (Tabelle 1). 10 Patienten, darunter alle Temporalepilepsien, hatten ein gedecktes Schädel-Hirn-Trauma erlitten. Die übrigen
waren 3 Impressionsfrakturen, ein subdurales Hämatom und eine Lazera-
tion durch Splitter. Die Krisen waren in 6 Fällen fokaler Natur (partielle Anfälle mit elementaren Symptomen), motorisch oder sensorisch,
in 4 Fällen ausschließlich Grand-Mal und in 5 Fällen temporale Krisen
(partielle Anfälle mit komplexen Symptomen), psychische, psychosenso-
rische oder psychomotorische Anfälle (GASTAUT, 1980). Dieser Anteil der
Temporalepilepsie (33%) entspricht ungefähr dem von anderen Autoren
angegebenen Prozentsatz: VITALE, DONDEY, REMOND (1953) 20%; CAVINESS
(1969) 25%; JENNETT (1969) 22%; PAILLAS (1970) 36,3%.

Dauer der posttraumatischen Amnesie (Tabelle 2). Auffallenderweise
gruppieren sich beinahe alle Temporalepilepsien bei der sehr langen
Amnesie (10 Tage bis 4 Wochen) mit nur einer Amnesie von einigen Stunden, während alle Grand-Mal und fokalen Epilepsien keine oder nur
kurze Amnesien mit einer bis zu einigen Stunden zeigen. Dies legt den
Verdacht nahe, daß es sich bei den fokalen und Grand-Mal-Epilepsien
um relativ lokalisierte Narbenreizungen handelt, während bei den Temporalepilepsien nach gedeckten Schädel-Hirn-Traumen es sich um komplexere, multifokale Reizerscheinungen handelt.

Latenzzeit (Tabelle 3). Bei der Majorität der Epilepsien (11/15) handelt es sich um ultraspäte Anfälle nach dem fünften Jahr. Nur eine Temporalepilepsie und 2 Grand-Mal-Anfälle traten im ersten Jahr auf und
eine fokale motorische Epilepsie im ersten Monat (Übergang von Früh-
epilepsie zur Spätepilepsie).

Tabelle 1. Ätiologie

	Temporal	Grand-Mal	Fokal
Gedeckte S.H.T.	5	2	3
Impressionsfraktur	–	–	3
Hämatome	–	1	–
Lazeration (Splitter)	–	1	–
	5	4	6

Tabelle 2. Dauer der Amnesie (PTA)

	Temporal	Grand-Mal	Fokal
O	–	2	3
<1/2 Stunde	–	2	1
<1	–	–	–
<6	1	–	1
<24	–	–	–
<1 Woche	–	–	–
>1 Woche	10 Tage; 15 Tage 18 Tage; 4 Wochen	–	17 Tage
	5	4	6

Tabelle 3. Latenzzeit

	Temporal	Grand-Mal	Fokal
<1 Monat	–	–	1
<3 Monate	–	–	–
<6 Monate	4/12	4/12	–
<1 Jahr	–	10/12	–
1–3 Jahre	–	–	–
>3 Jahre	6; 9; 15; 22	8; 29	5; 5; 6; 10; 18
	5	4	6

Tabelle 4. Anfallshäufigkeit (nach Behandlung)

	Temporal	Grand-Mal	Fokal
Täglich	3	–	–
Monatlich	1	–	–
1–2/Jahr	1	1	–
Keine seit Jahren	–	3	6
	5	4	6

In der Latenzzeit unterscheiden sich die 3 Arten von Anfällen also
nicht wesentlich. Die durchschnittliche Latenzzeit war:

Temporalanfälle	10,46 Jahre,
Grand-Mal-Anfälle	9,54 Jahre,
Fokale Anfälle	8,82 Jahre.

Anfallshäufigkeit (Tabelle 4). Hier tritt der Unterschied zwischen den
Temporalanfällen und den Grand-Mal- und fokalen Anfällen klar zu Tage.
Nach langer Beobachtungszeit und vielen Therapieversuchen waren die
Temporalepilepsien noch immer schlecht kontrolliert. Falls sie auch an
Grand-Mal-Anfällen litten, waren diese verschwunden. Bei den fokalen
und Grand-Mal-Anfällen waren bei 9 Patienten seit Jahren keine Anfälle
mehr aufgetreten, und nur in einem Fall, bei unregelmäßiger Medikamen-
tennahme und gelegentlichen alkoholischen Exzessen, gab es noch
manchmal einen Grand-Mal-Anfall.

Die Behandlung begann meistens durch Hydantoin und Prominal, dann wurden Carbamazepine (Tegretal), Acethylharnstoff (Trinurid) und schließlich Natriumvalproat (Depakin) in verschiedenen Kombinationen versucht.

Durchschnittsalter bei der Schädel-Hirn-Verletzung. Bei den nicht temporalen Anfällen war das Durchschnittsalter bei der Schädel-Hirn-Verletzung 28 Jahre. Bei den temporalen Anfällen war das Durchschnittsalter 31 Jahre, also kein auffallender Unterschied.

Electroencephalogramm. Bei allen temporalen Krisen war das EEG anormal,
bei 3 allerdings nur leicht durch temporales Theta gestört, bei den
2 anderen gab es klare fokale Änderungen.

Bei den 6 fokalen Epilepsien waren 4 anormal mit 2 Fokalveränderungen.

Bei den 4 Grand-Mal-Anfällen gab es 2 anormale EEGs, davon 1 mit stei-
len Wellen.

Computertomographie und Luftencephalographie. Bei einer temporalen Epilepsie fanden wir eine klare temporale Aufhellung, die den Neuroradio-
logen dazu veranlaßte, die Differentialdiagnose mit einem Gliom zu er-
wägen.

Bei einem Patienten war vor Jahren eine Luftfüllung durchgeführt worden und zeigte eine diffuse leicht asymmetrische Erweiterung der Sei-
tenventrikel.

Bei den fokalen Epilepsien waren 2 Computertomographien normal und
1 zeigte diffuse symmetrische Atrophien.

Die 4 Grand-Mal-Anfälle hatten meistens schon seit Jahren keine Krisen
mehr, und weitere Untersuchungen waren nicht durchgeführt worden.

Art der temporalen Anfälle. In einem Fall, der seit drei Jahren beobachtet wurde, sah der Patient "etwas Seltsames", die Farben änderten
sich, er sah dann alles sehr klein, und es endete in einer Grand-Mal-
Krise. Das EEG zeigte links temporale Theta- und manchmal Delta-Akti-
vität.

Bei einem Patienten, der seit 10 Jahren beobachtet wurde, gab es klare
psychomotorische Automatismen mit Amnesie ohne Aura. Das EEG zeigte
links temporales Theta und die Computertomographie links temporale
Atrophie.

Bei einem Patienten, der seit 20 Jahren beobachtet wurde, gab es elektrische Gefühle im Kopf; manchmal fiel ihm der Kopf nach vorn, er hatte
dann einen psychomotorischen Automatismus mit myoklonischen Zuckungen
und schließlich Grand-Mal-Anfälle. Das EEG zeigte einen rechten temporalen Fokus. Die Luftfüllung zeigte diffuse Atrophie.

Ein Patient, der 26 Jahre beobachtet wurde, hatte psychomotorische
Automatismen mit Schluckbewegungen, die manchmal bis zu einer Stunde
dauern konnten, und manchmal in einer Grand-Mal-Krise endeten. Rechter
temporaler Fokus. Die Grand-Mal-Krisen wurden seit 4 Jahren kontrolliert, aber kleine Automatismen gibt es noch immer.

Der interessanteste Fall ist eine Patientin, die wir während 25 Jahren
beobachten konnten. Im Alter von 39 Jahren erlitt sie einen Autounfall
in Italien, gedeckte Schädel-Hirn-Verletzung mit posttraumatischer Amnesie von 10 Tagen. 4 Monate später traten die ersten Anfälle auf. Sie

hatte zuerst ein Gefühl in der Nase, dann eine Geruchsempfindung, und
dies endete manchmal in einer Grand-Mal-Krise.

10 Jahre später hatten sich die Anfälle geändert. Sie hatte ein Gefühl
in der Nase, aber keine Geruchsempfindung, empfand dann ein schreck-
liches Einsamkeitsgefühl, "wie der einzige Überlebende nach der Atom-
bombe", und alles schien ihr sehr weit weg. Nur wenn die Patientin während der Anfälle zu reden versuchte, merkte die Umgebung, daß sie einen
Anfall hatte.

Nach 25 Jahren, und bei Depakinbehandlung, gab sie an, sie habe "Blit-
ze, aber kein Licht" im Kopf ("flashes but no light"), der Mund zog
sich zusammen, und sie war etwas verwirrt. Keine Grand-Mal-Anfälle seit
3 Jahren. Die Computertomographie war normal, aber das EEG zeigte einen
links temporalen Fokus. Im November 1980 verschied die Patientin plötzlich mit dem Krankheitsbild einer intracerebralen und subarachnoidalen
Blutung ohne erhöhten Blutdruck und ohne daß die genaue Ursache dieser
Blutung festgestellt werden konnte.

Diese lange Evolution der Anfälle deutet auch auf einen komplexen mul-
tifokalen Mechanismus dieser Krisen hin.

Hatte sie ein posttraumatisches Aneurysma entwickelt?

Eine Arteriographie war leider nie durchgeführt worden.

Zusammenfassung der Ergebnisse

Diese kleine, aber lange beobachtete Serie, legt die Vermutung nahe,
daß unter den Ultraspätepilepsien die temporalen Anfälle, besonders
nach gedeckten Traumen und sehr langer posttraumatischer Amnesie, das
Resultat einer langen Entwicklung sind und ein besonderes Behandlungs-
problem darstellen.

Diskussion

*Welche Schädel-Hirn-Verletzungen führen zur posttraumatischen
Epilepsie?*

Nach dem Wörterbuch der Epilepsie von GASTAUT (1975) (von der Welt-
gesundheitsorganisation herausgegeben und von J. KUGLER übersetzt) besteht "eine P.T.E. fast immer aus partiellen epileptischen Anfällen,
manchmal mit sekundärer Generalisation", und GASTAUT betont auch:
"die große Anzahl von posttraumatischen Temporallappenepilepsien".

Leider unterscheidet dieses Wörterbuch auch die P.T.E. von posttraumatischen Gelegenheitskrämpfen, eine Unterscheidung, die alle statistischen Studien sehr erschwert und von vielen Autoren sehr energisch
in Frage gestellt wird, da ein Krampfanfall für den Patienten schon
eine soziale Katastrophe darstellt und genügt, ihn medizinisch und
juristisch als posttraumatischen Epileptiker zu stempeln.

Die von COURVILLE (1960) aufgezeigte Häufigkeit der temporalen Con-
tusionen durch den Contre-coup-Mechanismus (Abb. 1) behält auch heute
in der Zeit der Computertomographie ihre Gültigkeit. Es ist sogar erstaunlich, daß bei der Häufigkeit der temporalen Kontusionen und der
niedrigen Krampfschwelle des Hippocampus, des Amygdalum und der vorderen Rinde (FRENCH et al., 1956; WALKER, 1964 und 1965) die posttraumatischen Temporalepilepsien nicht häufiger auftreten.

Die von PAMPUS und SEIDENFADEN (1974) vorgeschlagene Erklärung ist, daß
der pathophysiologische Ursprung der psychomotorischen Anfälle im medialen Anteil der Temporalrinde zu suchen ist, während Contre-coup-Verletzungen gewöhnlich an der Seite oder der Unterfläche des Temporallappens zu finden sind.

JENNETT (1969) betont das Zusammenwirken verschiedener Faktoren, besonders des Schweregrades der Commotio, ausgedrückt durch die Dauer der
posttraumatischen Amnesie.

Schon DUPUYTREN (1777-1839) (s. Abb. 2) hatte gewußt, daß beinahe jede
Schädel-Hirn-Verletzung eine sehr komplexe Angelegenheit ist.

In neuerer Zeit haben die anatomopathologischen, experimentellen und
klinischen Arbeiten unter anderem zu OMMAYAS Hypothese (1976) geführt,
wonach die Steigerung des Schweregrades einer Gehirnerschütterung pro-
gressive konzentrische Störungen hervorruft, wobei zuerst der Cortex,
dann die subkortikalen Verbindungen, dann das Zwischenhirn und schließlich das Mittelhirn gestört werden (Abb. 3).

Das Verständnis der posttraumatischen Temporallappenepilepsien, erklär-
bar nicht nur durch einen lokalen Faktor, sondern auch durch Störungen
der Verbindungen zum Zwischenhirn und Mittelhirn, würde dann auch den
relativ großen Wert der von JENNETT (1975) aufgezeigten Dauer der posttraumatischen Amnesie, die lange Latenzzeit und die von uns in einem
Fall beobachtete Evolutivität der Krisen bei posttraumatischen temporalen Epilepsien erklären (Abb. 4).

Wann tritt welche Form der posttraumatischen Epilepsie auf?

Das von uns erweiterte Schema von GLÖTZNER (1978) (Abb. 5) gibt einen
Überblick über die chronologische Folge der verschiedenen Formen der
posttraumatischen Epilepsien.

Immediatanfälle treten nach EARL WALKER (1969) sofort auf, sind generalisiert, entsprechen einer besonderen Empfindsamkeit bestimmter Ge-
hirne und haben keinerlei prognostischen Wert.

Frühanfälle werden von JENNETT (1975) (Abb. 6) auf die erste Woche begrenzt, sind generalisiert oder fokal motorisch und haben einen gewissen prognostischen Wert. Temporalanfälle treten in dieser Phase nicht
auf.

Latenzperiode zwischen Frühanfällen und posttraumatischen Epilepsien.
Von der zweiten bis zur achten Woche sind Anfälle selten, vor allem
generalisiert, aber auch fokal-motorisch (17%) und temporal (20%).
Nach dem dritten Monat werden temporale Anfälle häufiger, fokal-
motorische Anfälle seltener (JENNETT, 1975) (Tabelle 5).

Posttraumatische Epilepsie: Alle Autoren stimmen überein, daß über die
Hälfte der posttraumatischen Anfälle vor Ablauf des ersten Jahres begonnen haben, 2/3 vor dem zweiten Jahr, 85% vor dem fünften Jahr. Nach
PAILLAS et al. (1964) ist die durchschnittliche Inkubationszeit bei
offenen Hirnverletzungen:

bei centroparietaler Schädigung   6 Monate,
bei temporaler Schädigung   3 1/2 Jahre,
bei frontaler Schädigung   7 Jahre,
bei okzipitaler Schädigung   13 Jahre.

Tabelle 5. Anfallsart nach verschiedenen Abständen vom Trauma. (Original nach JENNETT)

	Fokale motorische Attacken			Temporallappenanfälle		
Woche 1	$^{140}/340$	41%	P < 0.01	$^{0}/340$	0%	P < 0.001
Wochen 2/8	$^{7}/41$	17%		$^{8}/41$	20%	
> 3 Monate	$^{7}/218$	3%		$^{48}/218$	22%	

VIGOUROUX et al. (1972) (Tabelle 6) schlagen in einer Langzeitstudie über schwerste Hirntraumen die Einteilung in *Spätepilepsie* nach 2 Jahren (33,3% bei offenen, 37,3% bei gedeckten Schädel-Hirn-Traumen) und *ultraspäte Epilepsie* nach 5 Jahren (12,5% bei offenen, 16,4% bei gedeckten SHT) vor.

Die Spätepilepsie wird vor allem durch die durchschnittliche Latenzzeit der Temporalepilepsie gekennzeichnet.

Die Ultraspätepilepsie setzt sich nicht nur aus den Temporalepilepsien, sondern auch aus den viel selteneren und klinisch schwer zu unterscheidenden Frontalepilepsien und den überaus seltenen Okzipitalepilepsien zusammen.

Unsere therapieresistenten Temporalepilepsien fallen überwiegend in die Gruppe der Spätepilepsien (4/5).

Das von CAVANESS et al. (1979) bei 109 Koreakriegsveteranen aufgestellte Schema (Abb. 7) hilft, den Begriff des kumulativen Beginns und des kumulativen Aufhörens der posttraumatischen Epilepsien zu verstehen.

Wenn nach 2 Jahren die Spätepilepsien einsetzen, haben schon etwa 30% der früheren Epilepsien aufgehört, und nach 5 Jahren, bei Beginn der Ultraspätepilepsien, sind schon beinahe 50% der posttraumatischen Epileptiker spontan ausgeheilt.

Wenn über die Hälfte der posttraumatischen Epilepsien vor Ende des ersten Jahres einsetzen, so haben auch schon beinahe die Hälfte der Epilepsien vor dem 5. Jahr aufgehört. Dies erklärt die etwas widersprüchlichen Ansichten verschiedener Autoren über die Prognose der posttraumatischen Epilepsien.

Prognose der posttraumatischen Epilepsien

COURJON (1969) nahm an, daß 3/4 der posttraumatischen Epilepsien spontan ausheilen und daß die anderen leicht durch Behandlung zu kontrollieren sind. Die meisten Autoren stimmen überein, daß Grand-Mal-Krisen leichter als fokale Anfälle durch Medikation kontrolliert werden. JENNETT (1973 und 1975) versuchte eine besonders gefährdete Gruppe zu identifizieren, die eine präventive Behandlung rechtfertigen würde. 1975 kam JENNETT zur Schlußfolgerung, daß über 1/3 der Patienten, trotz Behandlung, weiter an häufigen Krampfanfällen leiden, daß, wenn die Anfälle nach dem 4. Jahr beginnen, sie schwerer zu behandeln sind und daß Temporalanfälle besonders therapieresistent sind.

Tabelle 6. Posttraumatische Epilepsie: 262 Fälle (ausgenommen kindliche Traumata). Inkubationszeit

Jahre	Offene Schädelhirntraumata mit Anfällen: 48			Gedeckte Schädelhirntraumata mit Anfällen: 214		
0- 2	32 (66,6%)			134 (62,6%)		
2- 5	10 (20,8%)		16 (33,3%)	45 (21%)		80 (37,3%)
5-10	3 (6,2%)	6 (12,5%)		15 (7%)	35 (16,4%)	
10-15	2 (4,1%)	3 (6,3%)		14 (6,5%)	20 (9,3%)	
Nach 15	1 (2%)			6 (2,7%)		
	48 Fälle			214 Fälle		

Wie erklärt sich die, auch von uns festgestellte, Therapieresistenz der
meist ultraspäten Temporalanfälle?

Temporalanfälle, wie HOPKINS (1975) bei "uncontrolled epilepsy" festgestellt hat, sind in 44-60% der unkontrollierten Epilepsien zu finden.

Temporalanfälle, besonders psychomotorische Attacken, sind oft mit
Persönlichkeitsveränderungen vergesellschaftet (LANDOLT, 1960). Diese
Patienten sind in ihrer Behandlung weniger diszipliniert, haben Charakterstörungen, neigen zu Alkoholismus und Drogenabusus und haben
eine höhere Selbstmordrate.

Nach der in Finnland bei Kriegsveteranen durchgeführten Studie von
ACHTE et al. (1971) ist die Suizidrate über 25 Jahre 9,1%, eine doppelt
so hohe Quote wie in der finnischen Normalbevölkerung über denselben
Zeitraum.

Er notiert auch den hohen Prozentsatz von Epileptikern (54%).

Bei unseren 5 Temporalepilepsien waren 3 undiszipliniert, 2 überaus
regelmäßig in ihrer Medikamenteneinnahme, aber nur einer zeigte eine
relativ gute Kontrolle der Anfälle.

Nur einer unserer Patienten hatte alkoholische Tendenzen.

Es ist wahrscheinlich, daß die Schwierigkeit, ultraspäte posttraumatische Temporalepilepsien zu kontrollieren, in der Natur der Anfälle,
in den Charakterstörungen der Patienten, aber vielleicht auch in der
langen Evolutivität eines komplexen epileptogenen Mechanismus, der eng
mit dem psychischen Leben des Patienten verbunden ist, zu suchen ist.

Zusammenfassung

Anhand von 15 über einen Zeitraum von 3-25 Jahren beobachteten posttraumatischen Epilepsien, von denen 11 als ultraspäte Epilepsien zu
werten sind, wird die Prognose der ultraspäten (Beginn nach 5 Jahren)
und Temporalepilepsien diskutiert, und es erscheint, daß die temporalen Epilepsien, sowohl durch die Natur der Anfälle, ihre lange und
komplexe Evolutivität, als auch durch die Charakteränderungen der Patienten, eine besonders schlechte Prognose bieten. Diese vorwiegend
ultraspäten posttraumatischen Temporalepilepsien traten in unserer
Serie exklusiv nach gedeckten Schädel-Hirn-Traumen und meistens sehr
langer posttraumatischer Amnesie auf.

Literatur

1. Achté, K.A., Lönnqvist, J., Hillbom, E.: Suicides following war brain-injuries.
   Acta Psychiat. Scand. Suppl. 225 (1971)
2. Cavaness, W.F.: Posttraumatic epilepsy: Critique. In: The late effects of head
   injury. Walker, A.E., Caveness, W.F., Critchley, M. (eds.). Springfield Ill.:
   Ch. C. Thomas 1969
3. Caveness, W.F., Neirowsky, A.M., Berkeley, L., Rish, L., Mohr, J.P., Kistler,
   J.P., Dillon, I.D., Weiss, G.H.: The nature of posttraumatic epilepsy. J. Neurosurg. 50, 545-553 (1979)
4. Caviness, V.S.: Epilepsy: a late effect of head injury. In: The late effects of
   head injury. Walker, A.E., Caveness, W.F., Critchley, M. (eds.). Springfield,
   Ill.: Ch. C. Thomas 1969
5. Courjon, J.: Posttraumatic epilepsy in electroclinical practice. In: The late
   effects of head injury. Walker, A.E., Caveness, W.F., Critchley, M. (eds.).
   Springfield, Ill.: Ch. C. Thomas 1969

7. Dupuytren, M. le Baron: Lecons orales de clinique chirurgicale. 6 tomes. Paris: Germer Baillière 1832-1839

8. French, J.D., Gernandt, B.E., Livingston, R.B.: Regional differences in seizure susceptibility in monkey cortex. Arch. Psychiat. 75, 260-274 (1956)

9. Gastaut, H.: Wörterbuch der Epilepsie (deutsch: Kugler, J.). Stuttgart: Hippokrates 1975

10. Gastaut, H.: L'epilepsie temporale. Conc. méd. 15, suppl. 3-48 (1980)

11. Glötzner, F.L.: Medikamentöse Prophylaxe der posttraumatischen Epilepsie. Hefte Unfallheilk. 132, 237-242 (1978)

12. Hopkins, A.: Uncontrolled epilepsy. Brit. J. Hosp. Med. (1979)

13. Jennett, W.B.: Epilepsy after blunt (non-missile) head injuries. In: The late effects of head injury. Walker, A.E., Caveness, W.F., Critchley, M. (eds.). Springfield, Ill.: Ch. C. Thomas 1969

14. Jennett, B.: Epilepsy after non-missile head injuries. Scot. med. J. 18, 8 (1973)

15. Jennett, B.: Epilepsy after non-missile head injuries. London: Heinemann 1975

16. Karbowsky, K.: Die posttraumatischen Epilepsien. 5 Epi. Fortbil. Tagung für prakt. Ärzte. (Bern) 17/1 (1981)

17. Landolt, H.: Die Temporallappenepilepsie und ihre Psychopathologie. Basel, New York: Karger 1960

18. Muller, G.E.: Early clinical history, EEG controls and social outcome in 1925 head injury patients. In: The late effects of head injury. Walker, A.E., Caveness, W.F., Critchley, M. (eds.). Springfield Ill.: Ch. C. Thomas 1969

19. Ommaya, A.K., Gennarelli, T.A.: A physiopathologic basis for noninvasive diagnosis and prognosis of head injury severity. In: Head injuries. McLaurin, R.L. (ed.). New York: Grune and Stretton 1976

20. Paillas, J.E., Naquet, R., Vigouroux, M.: A case of post-traumatic frontal epilepsy: constitution, evolution and cure by surgical resection. Electroenceph. Clin. Neurophysiol. 17, 719 (1964)

21. Paillas, J.E., Paillas, N., Bureau, M.: Post-traumatic epilepsy, introduction and clinical observations. Epilepsia (Amst.) 11, 5-15 (1970)

22. Pampus, I., Seidenfaden, J.: Die posttraumatische Epilepsie. Fortschr. Neurol. Psychiat. 42, 329-384 (1974)

23. Vigouroux, R.P., Baurand, C., Choux, M., Guillerman: Etat actuel des aspects sequellaires graves dans les T.C. de l'adulte. Neurochirurg. 18 Suppl., 260 (1972)

24. Vitale, A., Dondey, M., Rémond, A.: Etude EEG de l'épilepsie temporale d'origine traumatique. Rev. neurol. 88, 374 (1953)

25. Walker, A.E.: Posttraumatic epilepsy. In: Acute injuries of the head. Rowbotham, G.F. (ed.). Edinburgh, London: Livingstone 1964

26. Walker, A.E.: Posttraumatic epilepsy. J. Med. Ass. Ala 35, 93-100 (1965)

27. Walker, A.E.: Pathogenesis and pathophysiology of posttraumatic epilepsy. In: The late effects of head injury. Walker, A.E., Caveness, W.F., Critchley, M. (eds.). Springfield Ill.: Ch. C. Thomas 1969

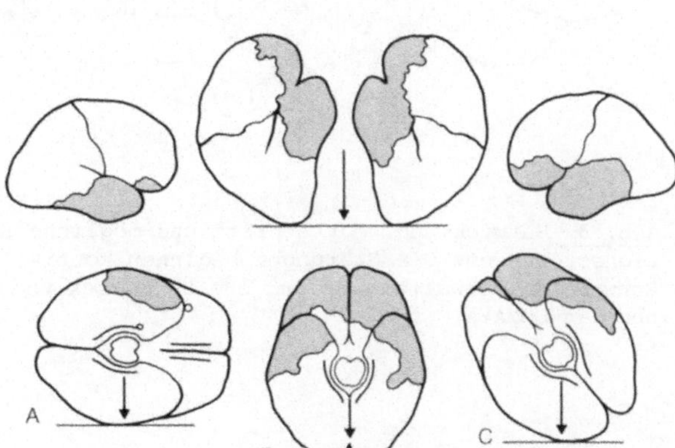

Abb. 1. Häufigkeit und Lokalisation temporaler Hirnkontusionen. (Nach COURVILLE)

> Il serait facile de distinguer la commotion de la compression, et la contusion,
> et réciproquement, si ces divers états existaient isolément...

<u>Abb. 2.</u> "Es dürfte schwer fallen, Commotio, Compressio und Contusion voneinander zu
unterscheiden, sofern diese verschiedenen Zustände überhaupt isoliert vorliegen"

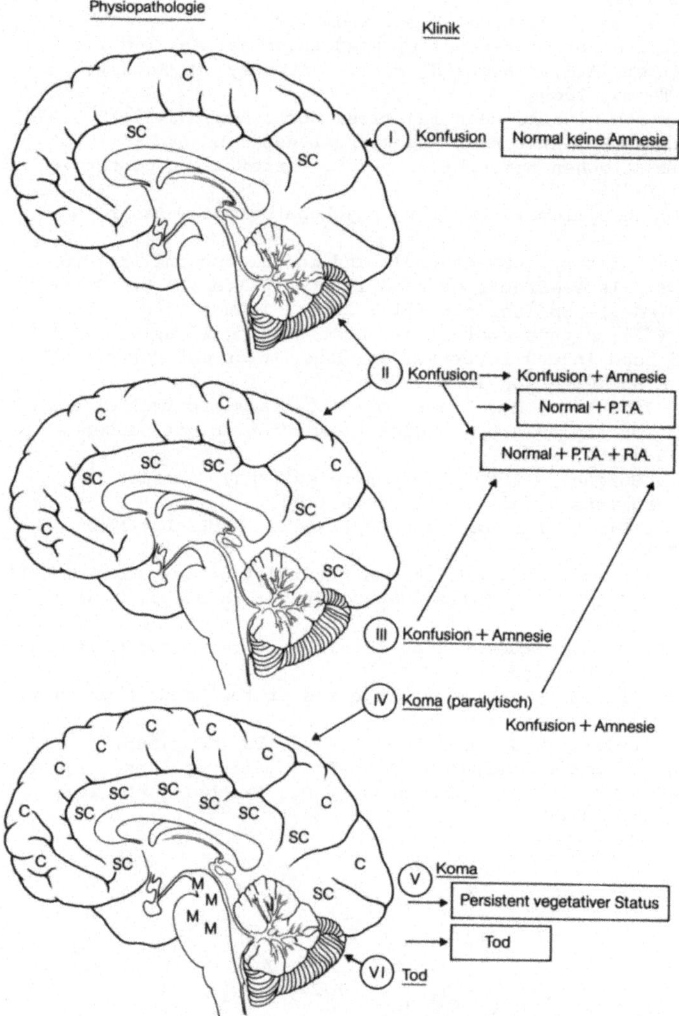

<u>Abb. 3.</u> Entwicklung, Fortschritt und mögliche Rückbildung postkommotioneller Funk-
tionsstörungen. Die Störungen beginnen kortikal und schreiten abhängig von der
Schwere der Gewalteinwirkung zum Subkortex und Hirnstamm fort. (Schema in Anlehnung an OMMAYA)

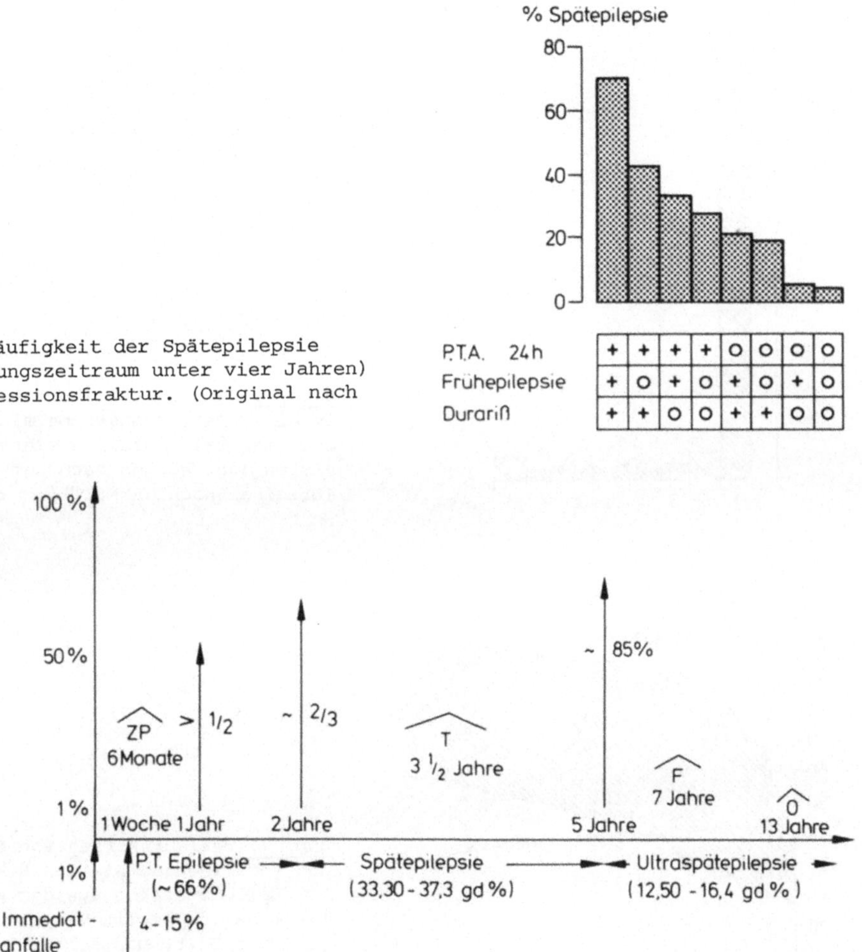

Abb. 4. Häufigkeit der Spätepilepsie
(Beobachtungszeitraum unter vier Jahren)
nach Impressionsfraktur. (Original nach
JENNETT)

Abb. 5. Latenz der posttraumatischen Epilepsie. (Nach GLÖTZNER, VIGOUROUX, WALKER,
JENNETT und CAVENESS)

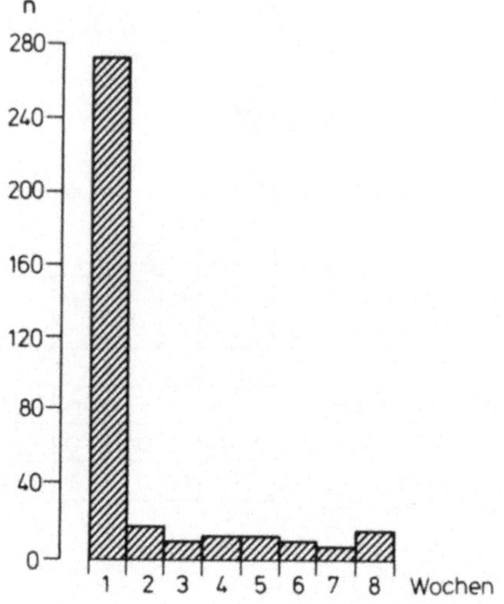

Abb. 6. Zeitpunkt des ersten Anfalls in einer Patientengruppe mit einem oder mehreren Anfällen während der ersten acht Wochen nach dem Trauma. (Original nach JENNETT)

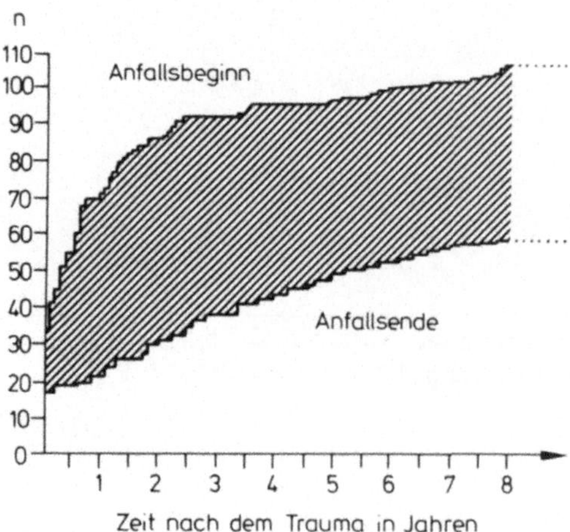

Abb. 7. Verlaufskurven von Anfallsbeginn und Anfallsende. Die Graphik zeigt die 109 Epilepsiefälle aus dem Koreakrieg als eine Gruppe mit Verletzungen zur gleichen Zeit. Das schraffierte Areal zeigt die Anfallsfrequenz zu jeder gegebenen Zeit nach dem Trauma. (Original nach CAVENESS)

Diagnostik und Therapie des Hemineglect-Syndroms

M.WAIS, C.G. LIPINSKI, J. WEISSER und D. GOEPEL-ABTT

Abteilung Pädiatrie/Neuropädiatrie, Rehabilitationsklinik Neckargemünd,
Im Spitzerfeld 25, D-6903 Neckargemünd

Auf die Nachbetreuung von Kindern mit Schädelhirntrauma haben sich in
den letzten Jahren nur wenige Rehabilitationszentren spezialisiert. Um
eine gute Rehabilitation des hirngeschädigten Kindes zu erreichen,
müssen möglichst alle, für die weitere Entwicklung relevanten neuropsychologischen Ausfälle diagnostiziert werden. Nur so kann anschließend eine gezielte Therapie eingeleitet werden.

Die Anosognosie, eine Störung, die schon lange bekannt ist (2), stellt
nur einen Teil eines übergeordneten Syndroms dar, nämlich des Hemi-
neglects.

*Definition: Der Hemineglect beinhaltet das Ignorieren der linken Raum-
und Körperhälfte beim Wahrnehmen und Handeln im visuellen, auditiven,
taktilen und propriozeptiven Bereich.*

Anhand einer Falldarstellung sollen Diagnostik und Therapie dieses Syndroms skizziert werden.

Kasuistik

St.H., geb. 24.02.1968. Nach bisher unauffälliger frühkindlicher und schulischer
Entwicklung erlitt Stefan am 27.7.1980 durch eine Motorbootschraube eine ausgedehnte
offene Schädelhirnverletzung der rechten Hemisphäre. Es erfolgten mehrfache neurochirurgische Interventionen, zuletzt am 26.8.1980. Erst danach erfolgte langsames
Aufklaren.

Befund bei der Aufnahme in die Rehabilitationsklinik (20.11.1980): Gehfähiger 12jäh-
riger Junge, spastische Hemiparese rechts, Parese des N. oculomotorius, N. faciales
und N. recurrens links. Stefan ist nicht in der Lage, ein zusammenhängendes Gespräch
zu führen, springt von Thema zu Thema, ist distanzlos, bietet zum Teil eine Echolalie.
Tageweise ist er nicht sauber, "manierliches Essen" ist nicht möglich. Auffällig sind
ständig wiederkehrende Stereotypen wie Klatschen, Trippeln im Sitzen, auf den Tisch
schlagen. (Aufgrund dieses Verhaltens ist eine exakte Sensibilitätsprüfung nicht
möglich.)

Computertomogramm wegen der implantierten Tantalplatte nicht verwertbar.

EEG: pathologisches EEG: bei altersgemäßem occipitalen Alpharhythmus links zeigt sich
rechts ein flaches EEG frontal bis central. Parieto-occipital sind nur Amplituden bis
20 Mikrovolt sichtbar, entsprechen einem Herdbefund. Zusätzlich besteht ein Herd langsamer Wellen links parieto-praecentral bis parasagittal. Keine Krampfaktivität.

Verlauf: Während der 5monatigen Beobachtungszeit wird Stefan ruhiger, er kann stundenweise Einzelunterricht erhalten, spricht zusammenhängend mit anderen Kindern und
zeigt ein besseres Gangbild. Auffällig ist sein Sozialverhalten, welches durch un-
motiviert beginnende Äußerungen und ebenso plötzliches Abbrechen des Gesprächs gekennzeichnet ist. Der Junge ist aufgrund der genannten Gesamtsituation noch nicht
entlassungsfähig. Es besteht ein Hemineglect-Syndrom (Abb. 1).

<u>Ätiologie und Pathogenese des Hemineglects</u>

Der Hemineglect kommt in der Regel nur bei Schädigung der nicht domi-
nanten Hemisphäre, d.h. Rechtshirnschädigungen vor. Eine Verletzung
im Parietal-Bereich in der Nähe des Gyrus supramarginalis ist beschrieben und durch Angiographie, axiale Computertomographie des Schädels, sowie regionale Hirndurchblutungsmessungen belegt (<u>7a</u>, <u>b</u>).

Eine Hemianopsie ist für das Syndrom nicht verantwortlich. Die Pathophysiologie dieses Syndroms ist nicht schlüssig geklärt. Es werden
Vorgänge der perzeptiven Rivalität zwischen den Hemisphären diskutiert
(<u>3</u>, <u>6</u>), andere Autoren nehmen eine affektive Verdrängung der geschädigten Seite an (<u>8</u>). Wir selbst neigen zu der Annahme, daß die allgemeine Raum-Sinn-Störung der Rechtshirngeschädigten sich spezifisch
nach links auswirken muß, insofern die rechte Hemisphäre von links
kommende Reize verarbeitet. Es resultiert eine Desorientierung nach
links, die für den Patienten subjektiv sehr beunruhigend sein kann -
was zusätzlich eine affektive Ablehnung der linken Seite erklären
würde.

<u>Diagnostik</u>

Zur qualitativen Diagnostik des Neglect werden folgende Verfahren angewandt (s. Tabelle 1): Beim Einzeichnen der Ziffern auf ein leeres
Uhr-Zifferblatt werden links keine Zahlen eingetragen, dafür fast alle
Zahlen rechts (Abb. 1a). Beim Gänseblümchenzeichnen (Abb. 1b) fehlen
links die Blätter. Bei Addition oder Subtraktion längerer Zahlenreihen
werden die linksstehenden Zahlen nicht in den Rechenvorgang integriert.
Ebenso wird beim Nachzeichnen einfacher geometrischer Formen und Figu-
ren stets die linke Seite weggelassen oder nur abortiv gezeichnet.
Liest der Patient einen gedruckten Text vor, beginnt er in der Mitte
der Zeile oder läßt das erste Wort weg. Beim Versuch, eine linksseitige
Schallquelle zu lokalisieren, reagiert der Patient mit Blick nach oben
oder nach rechts. Als Screening-Methode eignen sich Zifferblattzeich-
nen und Abzeichnen symmetrischer Formen am besten.

Als quantitatives Verfahren, das sich auch zur Veränderungsmessung bei
Therapie eignet, verwenden wir den Albert-Test (<u>1</u>): Auf einem quadra-
tischen Blatt werden dem Patienten in unsystematischer Anordnung
40 Striche gezeigt. Er soll diese durchstreichen. Neglect-Patienten
lassen links 5 bis 10 Striche aus (Abb. 1c).

<u>Therapie</u>

Außer einer Arbeit von DILLER und WEINBERG (<u>4</u>) ist uns kein Beitrag zur
Therapie des Syndroms bekannt. Durch die an unserem Patientengut ge-

<u>Tabelle 1.</u> Diagnostik des Hemineglect-Syndroms

Qualitativ	-	Zifferblattzeichnen
		Gänseblümchenzeichnen
		Addition längerer Ziffernreihen
		Abzeichnen einer symmetrischen Form
		Vorlesen lassen
		Von links ansprechen
Quantitativ	-	Albert-Test

wonnenen Erfahrungen konnten wir eine dreigleisige Therapiestrategie
festlegen:

1. Oberstes Prinzip der Therapie ist die Sensibilisierung des Patienten in allen Sinnesmodalitäten für die linke Raum- und Körperhälfte.
   Dazu werden im Rahmen der Ergotherapie Übungen zu Temperaturunter-
   scheidungen auf der linken Seite gemacht, es werden mit der linken
   Hand Tast- und Greifübungen bei geschlossenen Augen durchgeführt.
   Ebenso müssen verschiedene Stellungen der linken Extremitäten bei
   geschlossenen Augen propriozeptiv analysiert werden. Ferner gehören
   dazu akustische Lokalisationsübungen und permanentes Ansprechen des
   Patienten durch das Personal von links. Auch das Bett muß so stehen,
   damit der Patient über links zu dem Zimmernachbarn Kontakt aufnehmen
   muß. Dazu gehört auch das linksseitige Stellen des Nachttisches.

2. In Entspannungsübungen nach JACOBSEN wird der Patient ebenfalls für
   die linke Körperhälfte sensibilisiert durch für die linke Seite besonders starke Wärme- und Entspannungssuggestionen.

3. Bei jeder Gelegenheit wird mit dem Patienten ausführlich das Syndrom
   und seine Bedeutung besprochen. Er wird immer wieder verbal auf
   seine Schwierigkeiten hingewiesen.

Wir haben mit diesem umfassenden Vorgehen bisher bei allen Patienten
eine wesentliche Besserung, auch objektivierbar mit dem Albert-Test,
erreicht. Eine Restitutio ad integrum des Hemineglect-Syndroms konnte
jedoch in keinem Fall erreicht werden.

Schlußbemerkung

Das Hemineglect-Syndrom kommt bei etwa 50% rechtshemisphärisch geschädigter Patienten vor. Besonders für das Kindesalter gab es bisher keine
gezielte Testreihe. Mittels einfacher, von jedem neurologischen Untersucher durchführbarer Tests läßt sich das Syndrom qualitativ und quantitativ diagnostizieren. Eine Hemianopsie muß immer ausgeschlossen werden, zumal beide Syndrome nebeneinander auftreten können. Jedoch sprechen Zifferblatt-Test und taktile und akustische linksseitige Unauf-
merksamkeit immer für das Vorliegen eines Neglect.

Systematische Computertomographien und Gehirndurchblutungsmessungen
nach Schädelhirntrauma bei bestehendem Hemineglect sind bisher nicht
durchgeführt worden. Auch tierexperimentelle Modelle zum Hemineglect
sind bisher nicht erarbeitet worden, obwohl mit den modernen Techniken
der Histologie die Cytoarchitektonik der Hirnrinde die Möglichkeit er-
schließt, funktionelle Einheiten darzustellen (5).

Zur Klärung der Pathophysiologie des Neglect müssen noch neuropsychologische Modelle entwickelt werden.

Erfreulicherweise zeigt sich ein gutes Ansprechen auf die skizzierte
Therapie. Dies ist unseres Erachtens von großer Relevanz: Die schulische und berufliche Laufbahn kann gefährdet sein. Schulisch setzt sich
der Neglect im Rechen- und Lesevorgang durch. Für die berufliche Situation ist das Syndrom bei Handwerkern, technischen Zeichnern und überall dort, wo es auf eine räumlich gleichmäßig verteilte Aufmerksamkeit
ankommt, ein wesentliches Handicap. Ferner ist zu bedenken, daß die
Halbseitenunaufmerksamkeit im Alltag, beim Spielen und im Straßen-
verkehr durch linksseitige Hindernisse oder Verkehrsteilnehmer zu erheblichen Verletzungen führen kann.

Literatur

1. Albert, M.L.: A simple test of visual neglect. Neurology 23, 658-664 (1973)
2. Babinski, J.: Anosognosie. Rev. Neurol. (Paris) 25, 365-367 (1918)
3. Bender, M.B.: Extinction and other patterns of sensory interaction. In: Advances in neurology. Weinstein, E.A., Friedland, R.P. (eds.), Vol. 18, pp. 107-110. New York: Raven Press 1977
4. Diller, L., Weinberg, J.: Hemi-inattention in rehabilitation. The evolution of a rational remediation program. In: Advances in neurology. Weinstein, E.A., Friedland, R.P. (eds.), Vol. 18, pp. 63-82. New York: Raven Press 1977
5. Galaburda, A.M., Geschwind, N.: The human language areas and cerebral asymmetries. Rev. Med. Suisse Romande 100, 119-128 (1980)
6. Kinsbourne, M.: Hemineglect and hemisphere rivalry. In: Advances in neurology. Weinstein, E.A., Friedland, R.P. (eds.), Vol. 18, pp. 41-49. New York: Raven Press 1977
7a.Kohlmeyer, K.: Lokaldiagnose ischämischer Insulte anhand aphasischer und anderer neuropsychologischer Syndrome. Med. Klinik 64, 2079-2086 (1969)
7b.Kohlmeyer, K.: Disorders of brain functions due to stroke. Correlates in regional cerebral blood flow and in computerized tomography. Bayer-Symposium VII, brain function in old age, pp. 242-258. Berlin, Heidelberg, New York: Springer 1979
8. Weinstein, E.A., Friedland, R.P.: Behavioral disorders associated with hemi-inattention. In: Advances in neurology. Weinstein, E.A., Friedland, R.P. (eds.), Vol. 18, pp. 51-62. New York: Raven Press 1977

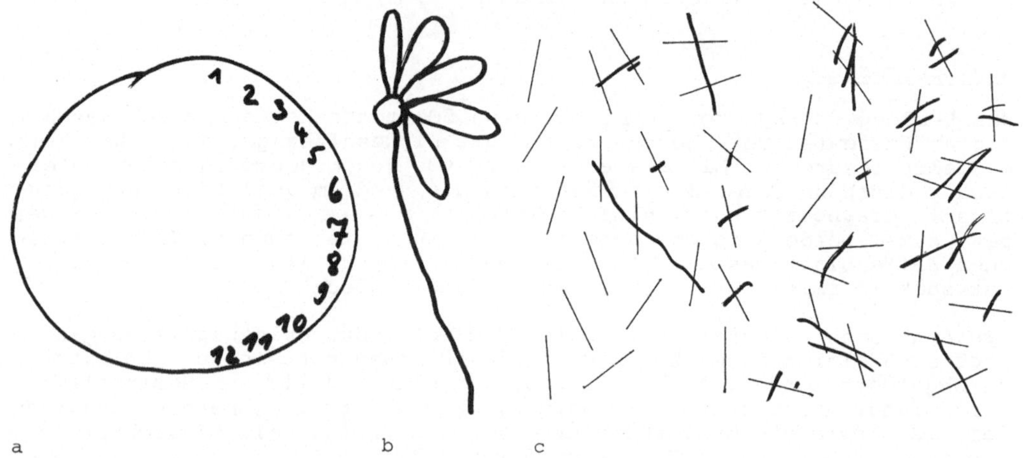

a   b   c

Abb. 1 a-c. Psychologische Testung, Stefan H., XI/1980. a Zifferblatt-Test; b Gänseblümchen-Test; c Albert-Test

Zur Differentialtherapie des posttraumatischen Schwindels

B. Hofferberth

Neurologische Universitätsklinik, Rheinische Landes- und Hochschulklinik Essen,
D-4300 Essen

Der posttraumatische Schwindel

Schwindel nach Schädelhirntraumen stellt ein häufiges, in seiner diagnostischen Wertigkeit oft unspezifisches und vieldeutiges Krankheits-
symptom dar. Ursachen des Schwindels sind traumatische Schädigungen
des peripheren wie des zentralen Anteils des vestibulären Systems. Bei
den peripheren Schädigungen läßt sich zwischen Schädelhirntraumen mit
Felsenbeinfraktur und Schädelhirntraumen ohne Felsenbeinfraktur unterscheiden. Schwindel und Hörstörungen peripheren Ursprungs sind nach
Schädelhirntraumen mit Felsenbeinfrakturen öfter zu finden als bei den
geschlossenen Schädelhirntraumen ohne Frakturen ($\underline{5}$, $\underline{6}$).

Kommt es zu einem peripheren Labyrinthausfall, finden sich folgende
charakteristische Symptome:

1. Richtungsbestimmter vestibulärer Spontannystagmus zur gesunden
   Seite.

2. Je nach Schweregrad die Unfähigkeit zu stehen oder zu sitzen oder
   zumindest eine Dreh- und Falltendenz sowie eine Armabweichung im
   Halteversuch zur Herdseite.

3. Thermische Unter- oder Unerregbarkeit des lädierten Labyrinths bei
   Warm- und Kaltspülung.

4. Audiometrisch nachweisbare Hörstörungen im überwiegenden Teil der
   Fälle.

Die Symptomatik eines akuten Labyrinthausfalls ist immer mit heftigem
Drehschwindel, Übelkeit und Erbrechen vergesellschaftet. Nach Abklingen
der Akutphase können sowohl systematische Schwindelformen wie Drehschwindel, Schwankschwindel oder Liftschwindel als auch asystematische
Schwindelformen persistieren ($\underline{3}$).

Als typische posttraumatische Schwindelformen können der Drehschwindel
beim akuten Labyrinthausfall und der paroxysmale, lageabhängige, kurz-
zeitige Schwindel entstehen.

Die medikamentöse Therapie des posttraumatischen Schwindels

Zur medikamentösen Therapie von Schwindel stehen eine Vielzahl von
Antivertiginosa zur Verfügung. Versucht man, die bei der symptomatischen Behandlung von Schwindel angewandten Pharmaka nach pharmakologi-
schen Gesichtspunkten zu ordnen, so könnte man die folgende Einteilung
vornehmen:

1. Antihistaminika der Phenothiazin-Gruppe (Abb. 1),
2. Antihistaminika der Benzhydril-Gruppe (Abb. 2),
3. Tranquillantien und Sedativa,

Das traumatische Mittelhirnsyndrom ...
Herausgegeben von Egon Müller
© Springer-Verlag Berlin · Heidelberg 1982

4. Parasympatholytika,
5. Sympathomimetika.

Beim akuten heftigen Drehschwindel kommen die stark dämpfenden *Anti-histaminika der Phenothiacin-Gruppe* zum Einsatz. Die antiemetische Wirkung dieser Verbindungsgruppe wurde schon früh beim Chlorpromazin (Megaphen), Promethazin (Atosil) und später beim Triflupromazin (Psyquil) entdeckt. Die Chlorpromazin-Gruppe wirkt wahrscheinlich spezifisch auf das chemosensible Brechzentrum in der Area postrema. Beim Einsatz dieser stark dämpfenden Neuroleptika ist zu beachten, daß sie die Ausbildung von zentralen Kompensationsmechanismen verzögern können (4).

Antihistaminika der Benzhydril-Gruppe haben in der symptomatischen Therapie des Schwindels die weiteste Verbreitung. Die Antihistaminika dieser Gruppen wirken wohl direkt am Vestibularapparat durch Blockierung von Histaminrezeptoren und zentral als Anticholinergika.

Mit dem Ausdruck labyrinthdepressorischer Wirkung dieser Pharmaka meint man die regelmäßig im Elektronystagmogramm nachweisbare Reduktion der Parameter Frequenz, Winkelgeschwindigkeit und Gesamtamplitude der Nystagmen.

Antihistaminika der Benzhydril-Gruppe können beim länger anhaltenden posttraumatischen Schwindel als symptomatische Maßnahmen gegeben werden.

Die physikalische Therapie des posttraumatischen Schwindels

Eine große Bedeutung kommt in der Therapie des posttraumatischen Schwindels den physikalischen Maßnahmen zu. Sowohl die vestibuläre Stimulation wie das Training der optischen und der tiefensensiblen Afferenzen werden durchgeführt.

Bei einem einseitigen Labyrinthausfall sollte so früh wie möglich durch regelmäßige Kaltspülung des äußeren Gehörganges der gesunden Seite versucht werden, die Tonusdifferenz im vestibulären System zurückzudrängen. Diese Maßnahmen wurden erstmals von GRAMOWSKI (1964) angegeben (2).

Neben den rein vestibulären Habituationsmaßnahmen sollten immer Übungen angesetzt werden, die über den optischen und den somatosensiblen Sinn auf den gesamten Gleichgewichtsapparat stabilisierend einwirken. Voraussetzung für die optimale Nutzung von einschlägigen Gleichgewichtstrainings-Programmen ist, den für das Training bestimmten Patienten von Anfang an psychisch zu führen, ihn entsprechend zu motivieren und ihm auch eine adäquate Einsicht in sein für ihn ungewöhnliches Krankheitsgeschehen zu vermitteln.

In Anlehnung an CAWTHORNE (1946) wird dabei beim noch liegenden Patienten, falls sich dieser nicht aufsetzen kann, nach dem folgenden Trainingsprogramm begonnen (1):

1. Liegender Patient:
Augenbewegungen
Kopfbewegungen

2. Sitzender Patient:
Augenbewegungen
Kopfbewegungen
Rumpfbewegungen

3. Stehender Patient:
Bücken
Augenschluß

4. Lauftraining:
Einbeinstand
Seiltänzerblindgang

5. Sport:
Ballspiele
Tischtennis

Bei diesem Trainingsprogramm werden in abgestufter Form die ausgefallenen Labyrinthfunktionen trainiert. Das Trainingsprogramm sollte so früh wie möglich, also schon bei dem noch im Bett liegenden Patienten, mit dem Training von Augenbewegungen beginnen. Die letzte Stufe sind Ballspiele. Uns hat sich besonders das Tischtennisspielen als gleichgewichtsstabilisierendes Üben bewährt.

Eine andere wichtige und einfach durchzuführende Übung ist das Treten oder Laufen auf einer weichen Matratze mit offenen und geschlossenen Augen, wobei in abgestufter Form die optischen Afferenzen unterdrückt und die somatosensiblen Afferenzen vermindert werden können.

Zusammenfassung

Die Differentialtherapie des posttraumatischen Schwindels ist wie folgt zusammenzufassen:

1. Gabe von stark sedierenden Antihistaminika der Phenothiacin-Gruppe beim akuten Labyrinthhausfallsyndrom.
2. Gabe eines Antihistaminikums der Benzhydril-Gruppe bei länger anhaltendem posttraumatischen Schwindel.
3. Physikalische Therapie bzw. das spezielle abgestufte Gleichgewichtstraining sind wahrscheinlich wichtigste zu wenig beachtete Maßnahmen.

Literatur

1. Cawthorne, T.: Vestibular injuries. Proc. Roy. Soc. Med. 39, 270 (1946)
2. Gramowski, K.: Das trainierte Labyrinth. Vorläufige Mitteilung über die therapeutische Anwendung der vestibulären Habituation bei Vestibularisstörungen. HNO (Berlin) 12, 105 (1964)
3. Harrison, M.: Notes on the clinical features and pathology of postconcussional vertigo with especial reference to positional nystagmus. Brain 79, 474 (1956)
4. Schäfer, K., Meyer, D.: Compensation of vestibular lesions. In: Handbook of sensory physiology. Kornhuber, H. (ed.), Vol. VI/2, p. 463. Berlin, Heidelberg, New York: Springer 1974
5. Toglia, J., Katinsky, S.: Neuro-otological aspects of closed head injury. In: Handbook of clinical neurology. Vinken, P., Bruyn, G. (eds.), Vol. 24, p. 119. Amsterdam, Oxford, New York: Elseviers Scientific Publishing Company 1976

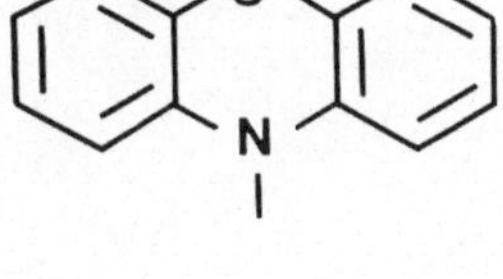

Abb. 1. Die Phenothiazin-Gruppe

Dimenhydrinat   (VOMEX A)
Flunarizin   (SIBELIUM)
Chlorphenoxamin   (SYSTRAL)
Meclozin   (PEREMESIN)
Meclozin+Nikotinsäure (DILIGAN)

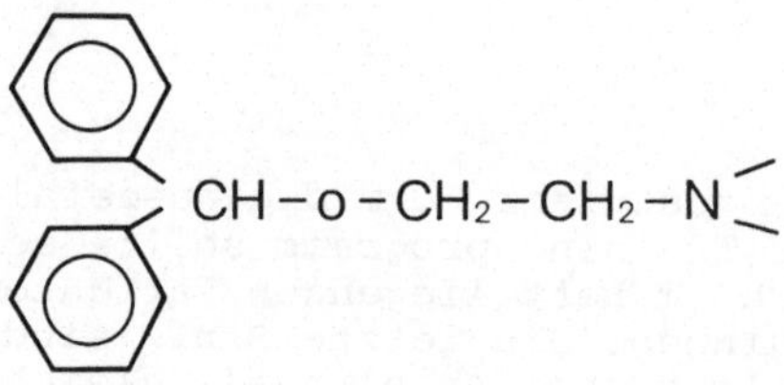

Abb. 2. Die Benzhydril-Gruppe

Sport mit Hirnverletzten, insbesondere beim Auftreten organisch-cerebraler Anfälle

J. Marpmann

Falkstraße 10, D-4800 Bielefeld 1

Folgende Punkte sind zu erörtern:
1. Ursache der Hirnverletzungen,
2. Erscheinungsbild, beim Auftreten organisch-cerebraler Anfälle,
3. Grundsätzliches zur Integrierung in den Behindertensport,
4. Sportmöglichkeiten im Rahmen des Behindertensportes.

Ad 1. Ursachen der Hirnverletzungsfolgen können mannigfaltig sein. Schon als früh-
kindliche Hirnschädigungen, auch im Sinne sog. minimal-brain-dysfunction, können
sich Hirnverletzungsfolgen zeigen.

Hirnverletzungen können nach Schußverletzungen, Unfällen, akuten Hirndurchblutungs-
störungen, Entzündungen des Gehirns auftreten.

Ad 2. Auch das Erscheinungsbild zeigt sich in vielfältiger Form. Einmal sind die
neurologischen Ausfälle, zum anderen die geistig-seelischen Auffälligkeiten hervorzuheben.

Im Vordergrund der organ-neurologischen Auffälligkeiten stehen die Bewegungsbehinde-
rungen aufgrund zentraler Lähmungen, fehlende Koordinationsfähigkeit, manchmal auch
Sprachstörungen.

Bei den psychischen Auffälligkeiten stehen im Vordergrund: Spontaneitätsverlust, An-
triebshemmung, Apathie, ferner mangelnde Kontaktfähigkeit, Verminderung des Selbstwerterlebnisses, mangelnde Stabilisierung der allgemein-seelischen Funktionen, Verlangsamung von Denkabläufen und Reaktionszeiten, Verminderung von Konzentrations-
und Merkfähigkeit, Störungen im emotionalen Verhalten, teilweise pathologische Ge-
dankeninhalte. Eine gesteigerte Stimmungslage im Sinne einer blanden Euphorie ist
nicht zu vergessen. Beim Auftreten epileptischer Anfälle stehen im Vordergrund:
Bewußtseinsverlust mit Krämpfen oder nur Abwesenheitsdämmerzustände, die Sekunden
bis Tage anhalten können. Hiermit können psychische Veränderungen kombiniert sein.

Ad 3. Zur Integrierung sportwilliger Hirnverletzter ist zu sagen, daß Sportwillige
"gruppenfähig" sein oder im Laufe der Sportaktivitäten gruppenfähig gemacht werden
müssen.

Bei stark geistig-seelisch Gestörten ist eine Einzeltherapie besser. Im äußersten
Falle muß mit mehreren Übungsleitern in einer konformen kleinen Gruppe gearbeitet
werden. Dies ist im Regelfall im Behindertensport nicht möglich. Geistig-seelisch
Behinderte mit geringen Auffälligkeiten, die gruppenfähig sind oder gemacht werden
können, sollten durchaus am Behindertensport teilnehmen.

Ad 4. Bei der Gruppe mit spastischen Lähmungen muß es um eine Besserung der allgemeinen Mobilisierung, eine Lockerung und bessere Koordination des Bewegungsablaufes,
eine allgemein bessere Aktivierungsmöglichkeit der gelähmten Muskulatur, Wiedererlangung des Gleichgewichtes, einen zügigeren Bewegungsablauf gehen.

Bei den geistig-seelisch Auffälligen geht es um Besserung der Kontaktfähigkeit, Wiedergewinnung des Selbstwerterlebnisses, Antriebsförderung, Stabilisierung der allgemeinen seelischen Funktionen, flüssigeren und koordinierteren Gedankenablauf, Steigerung der Konzentrations- und Merkfähigkeit, Formung im emotionalen Verhalten. Bei Behinderten mit erheblicher euphorischer Stimmungslage um eine Einordnung, auch Unterordnung in Gemeinschaft, Gruppe oder Tagesablauf. Bei neurologischen und psychischen Auffälligkeiten sind im Sport mit Behinderten Gymnastik, Ballspiele, Rollstuhlfahren, Trampolinspringen, Gleichgewichtsübungen, kleine Wettspiele, bis zur Vollendung im Rahmen auf Landes- und Bundesebene zu nennen, daneben Schwimmen und Reiten bei spastischen Erscheinungen, ataktischen Störungen und geistig-seelischen Behinderungen.

Durch den Reitvorgang kommt es zu einer Lockerung der Muskulatur durch die rhythmischen Bewegungen des Pferdes, zu einer Besserung des Gleichgewichtsverhaltens, zu einem verstärkten Sicherheitsgefühl und hierdurch zu einer Entspannung. Eine Stärkung des Selbstbewußtseins, Selbstvertrauens und Selbstwertgefühles wird erreicht.

Im Rollstuhlsport sind als Sportarten Ballgymnastik, Basketball, Tischtennis und Fechten hervorzuheben.

Zur Frage der Sportmöglichkeiten bei organisch-cerebralen Anfällen: Zunächst muß man sich fragen, ob bei den Behindertensportgemeinschaften aufgrund der Struktur der Gruppe und der Sportmöglichkeiten eine Aufnahme gegeben ist.

Hinsichtlich des Sportes bei organisch-cerebralen Anfällen gelten die Ausführungen von MATTHES.

Eine sportliche Betätigung ist grundsätzlich für die überwiegende Mehrheit bei organisch-cerebralen Anfällen sehr nützlich, um emotionales Verhalten ausgeglichener zu machen, Reaktionsvermögen und Denkabläufe zu beschleunigen, die motorischen Verhaltensweisen zu harmonisieren. In unserem Behindertensport, in dem wir u.a. Gymnastik, Leichtathletik, Ballspiele, Schwimmsport und Wintersport durchführen, sollte grundsätzlich darauf geachtet werden, daß Anfallskranke etwa 3 Jahre anfallsfrei sind, wenn auch nur unter Medikamenten und unter nervenfachärztlicher Betreuung (u.a. mit EEG).

Es ist eine zu große Verantwortung für die Behindertensportärzte, die grundsätzlich am Behindertensport teilnehmen sollten, für die Übungsleiter, für die anderen Sporttreibenden eine Überforderung, wenn die Gefahr besteht, daß ein Anfallsbedrohter in Abständen von Tagen, Wochen oder auch nur Monaten noch Anfälle bekommt. Hierbei ist es gleichgültig, ob es Absencen oder große Anfälle sind.

Ich empfehle immer bei der Anmeldung von Sporttreibenden mit organisch-cerebralen Anfällen bei Behindertensportgruppen die Rücksprache mit dem behandelnden Nervenarzt.

Falls diese weiteren Bedingungen dann erfüllt sind, könnte Gymnastik durchgeführt werden.

Bei der Leichtathletik ist vor Überanstrengung bei Läufen zu warnen. Beim Schwimmsport ist auf das vorher Gesagte zu verweisen, hierbei ist nochmals an die Präsenz von Arzt und Übungsleiter zu erinnern. Auch gegen Wintersport mit ungefährlichen Abfahrtsläufen, Skilanglauf, Skiwandern, Rodeln ist nichts einzuwenden. Skispringen, Schlittschuhlaufen sollte vermieden werden.

Gegenanzeigen bei Ballspielen (Sitzball, Prellball, Volleyball, Fußball, Tennis, Basketball) bestehen nicht.

Ungeeignet sind alle Übungen, die nicht zu ebener Erde erfolgen, wie
Turnen am Barren, Hochreck, an hohen Ringen, an Seilen und Stangen,
an der Sprossenwand, Speer- und Hammerwurf, Kugelstoßen, Boxen, Judo,
Segeln, Rudern.

Bei der Beurteilung der Frage Sport und cerebraler Anfall sollte betont werden, daß bei körperlicher Belastung mit begleitender Hyperventilation eine Anfallsförderung *nicht* im Vordergrund steht. Im Gegensatz zur Hyperventilation in Ruhe erzeugt die Muskelarbeit eine
acidotische Stoffwechsellage, eine Alkalose durch Hyperventilation
tritt nicht auf.

Kochsalz- und Wasserverlust durch starkes Schwitzen bei körperlicher
Anstrengung wirken einer Anfallsbereitschaft entgegen. Überreichliches
Trinken, insbesondere in großen Mengen nach sportlicher Betätigung,
kann durch den sog. Wasserstoß Anfälle provozieren. In unserer Behin-
dertensportgemeinschaft haben auch Sporttreibende mit cerebralen Anfällen unter den vorgenannten Cautelen Aufnahme gefunden.

Krankengymnastische Aspekte bei der Behandlung von Schädelhirnverletzten

M. SCHWINNING

Hartwig-Hesse-Straße 38, D-2000 Hamburg 19

Das Endziel der krankengymnastischen Behandlung bzw. aller therapeutischen Maßnahmen bei Schädelhirnverletzten ist:

das noch verbliebene Potential zu entwickeln und zu mobilisieren, d.h. unter Ausschaltung pathologischer Muster physiologische Bewegungsabläufe anzubahnen und einzuschleifen. Wir wollen erreichen, daß der Patient im Alltag so unauffällig wie möglich erscheint, um eine Wiedereingliederung in unsere Gesellschaft zu ermöglichen.

Uns ist klar, daß Schäden des ZNS irreversibel sind und daß damit einer erfolgreichen Rehabilitation - auch bei optimaler Therapie - Grenzen gesetzt sind. Hier gilt es, den Patienten in bzw. mit seiner Behinderung zu verselbständigen.

Da bei stationärer Aufnahme des Patienten in den wenigsten Fällen exakt vorausgesagt werden kann, wie groß das verbliebene Potential ist, sollte die krankengymnastische Behandlung bereits auf der Intensivstation beginnen. Je früher die Therapie angesetzt wird, um so größer sind die Chancen auf Erfolg. Den Skeptikern sei an dieser Stelle versichert, daß wir gewiß nicht mit einer Riesenwelle am Reck beginnen, sondern daß wir uns mit Sicherheit, nach Rücksprache mit dem Arzt, auf den Allgemeinzustand des Patienten einstellen.

Die Tatsache, daß beim Schädelhirntrauma der Ort der Schädigung jeweils unterschiedlich und häufig diffus ist, erschwert die Behandlung ungemein und macht es mir unmöglich, Ihnen hier pauschal konkrete krankengymnastische Behandlungsmaßnahmen aufzuzeigen. So werde ich mich auf einige wenige allgemeingültige Beispiele beschränken.

Trotz der großen Vielfalt der Symptome finden wir bei den meisten Patienten mit Schädelhirntrauma bestimmte sensorische und motorische Störungen ähnlichen Typs.

1. Veränderung des Muskeltonus (entweder Hypertonie, Hypotonie oder wechselnden Muskeltonus).

2. Verlust selektiver, differenzierter Bewegungsmuster, was sich in synergistischen Massenbewegungen äußert.

3. Verlust koordinierter Bewegungsabläufe.

4. Störungen der normalen, reflektorischen Haltungsmechanismen und des Gleichgewichts.

5. Sensorische Störungen verschiedener Art, die häufig zu Schwierigkeiten in bezug auf das Körperschema und die Raumorientierung führen.

Das traumatische Mittelhirnsyndrom...
Herausgegeben von Egon Müller

Von eminenter Wichtigkeit ist, daß vor Beginn der krankengymnastischen
Behandlung ein Befund erhoben wird, bei dem all diese Faktoren zu prüfen sind und unbedingt in ihrem Zusammenhang gesehen werden müssen.

Zur Behebung bzw. Verbesserung vorgenannter Störungen stehen der Kran-
kengymnastin folgende Möglichkeiten zur Verfügung:

Ad 1. Veränderung des Muskeltonus. Durch die Bewegungsunfähigkeit -
egal ob im schlaffen Stadium, durch Spastizität oder bei Bewußtlosigkeit - besteht Kontrakturgefahr an allen Gelenken. So früh wie möglich muß dies durch passives Durchbewegen aller Extremitäten verhindert werden. Bei einsetzender Spastizität muß hierbei auf spastik-
hemmende Bewegungsrichtungen geachtet werden.

Ebenso wichtig ist eine praktikable Lagerung, die einerseits Kontrakturen, Decubiti und Pneumonien vorbeugen soll und durch die andererseits einschießende spastische Muster an Rumpf und Extremitäten
positiv beeinflußt werden können. Letzeres - man spricht von Hemmung
- ist eine Grundvoraussetzung für die Anbahnung und Wiederaufnahme
von normalen Bewegungsabläufen.

Bei Hypotonie werden
a) der Tonus durch besondere Techniken (PNF/KABAT) und Setzen von
   Widerständen erhöht und
b) zielgerichtete Bewegungsabläufe gefordert.

Ad 2. Der Verlust selektiver Bewegungsmuster ist abhängig von dem Ausmaß der Spastizität bzw. vom Muskeltonus schlechthin.

Pathologische, synergistische Massenbewegungen will ich - nur als Beispiel - am Gangbild eines Hemiplegikers, das Ihnen allen bekannt ist,
erläutern:

Untere Extremität / Extensionsmuster:
- Becken hochgezogen;
- Hüfte semiflektiert;
- Knie gestreckt oder semiflektiert;
- Fuß: Spitzfußstellung, Supination, Vorfußadduktion, Zehen gekrallt.

Der Patient ist in diesem Muster gefangen. Er kann z.B. nicht:
- Hüfte und Schulter gegeneinander bewegen;
- sich über dem Standbein aufrichten. Stattdessen wird die fehlende
  Hüftstreckung durch eine LWS-Lordose und/oder recurviertes Knie kompensiert;
- bei gestreckter Hüfte das Knie beugen, ohne daß gleichzeitig eine
  Hüftbeugung stattfindet;
- bei gebeugter Hüfte und gestrecktem Knie den Fuß in Dorsalflexion
  bringen.

Dies und anderes mehr kann er nicht, weil er nicht in der Lage ist,
sein spastisches Muster "aufzubrechen". Unsere Aufgabe ist es demzu-
folge, Spastizität zu hemmen, um selektive und differenzierte Bewegungen anzubahnen. Hierbei kommt es also auf die Qualität physiologi-
scher Bewegungen und nicht auf die Quantität pathologischer, syn-
ergistischer Bewegungsmuster an!

Ad 3. Störungen der Koordination äußern sich in der Unfähigkeit,
kleine, erlernte Bewegungsausschnitte in einen größeren und komplexe-
ren Bewegungsablauf einzuordnen.

Außerdem ist er nicht in der Lage, in einem Bewegungsablauf spontan
innezuhalten, d.h. die Bewegung wird schnell und unkontrolliert ausgeführt.

Die entsprechenden Behandlungsmaßnahmen - auf die ich hier nicht de-
tailliert eingehen kann - dienen, simpel ausgedrückt, dem Abbau eben-
genannter Schwierigkeiten.

*Ad 4. Störungen der normalen, reflektorischen Haltungsmechanismen und
des Gleichgewichts.* Normale, reflektorische Haltungsmechanismen werden
beim Gesunden in der freien Bewegung und in der Auseinandersetzung gegen die Schwerkraft ständig eingesetzt.

Bei Verlust derselben ergeben sich für den Behinderten große Schwierigkeiten.

Gleichgewichtsreaktionen, Stützreaktionen, Einstellen des Kopfes auf
den Körper bzw. Einstellen des Körpers auf den Kopf müssen bei gleichzeitiger Hemmung spastischer Muster in den verschiedensten Ausgangs-
positionen so lange erarbeitet werden, bis diese als normale Haltungsmechanismen automatisch in den freien Bewegungsablauf integriert werden. (Dies jedenfalls ist das Ziel, ob man es erreicht, ist eine andere
Frage!)

Ad 5. Sensorische Störungen. Hier gerate ich stark an den Bereich der
Ergotherapie.

Störungen der Tiefen- und Oberflächensensibilität beeinträchtigen jede
Art von Bewegung ungemein. Das mangelnde Gefühl für die Stellung der
Gelenke im Raum und für die Haut erzeugt in der Belastung und im Ge-
brauch unvorstellbare Angst und Unsicherheit.

Schon im frühen Stadium besteht die Tendenz, daß die betroffenen Kör-
perteile in Vergessenheit geraten. Ansprechen von der betroffeneren
Seite, sinnvolles Drehen und Lagern, Eincremen und selbständiges
Waschen der betroffenen Gliedmaßen, das Gehen der Begleitperson auf
der "schlechteren" Seite, frühzeitiges Anziehtraining sowie Behandlung mit Eis, Bürsten, Klopfen und Tappen helfen die Sensibilität und
Körperschemaschwierigkeiten zu verbessern.

Die krankengymnastische Behandlung erfolgt im Optimalfall täglich
1 Stunde lang. Der Therapieerfolg ist davon abhängig, was von dem Er-
lernten mit in die Alltags- und Gebrauchsbewegungen des Patienten
übernommen wird. Dies kann nur durch überlegte, zielgerichtete Mit-
hilfe des gesamten therapeutischen Teams erreicht werden. Ohne die
Zusammenarbeit zwischen Krankengymnasten und Ärzten, Schwestern, Ergo-
therapeuten, Verwandten und ohne die Motivation und Mitarbeit des betroffenen Patienten kämpfen wir Krankengymnasten auf verlorenem Posten.

Ergotherapie zwischen Klinik und Beruf

D. Münz

Wicker-Klinik, Fürst-Friedrich-Straße 2-4, D-3590 Bad Wildungen

Die Ergotherapie ist als eine anwendungsbezogene Schulung von
- motorischen,
- seelisch-geistigen und
- sozialen Funktionsfähigkeiten zu verstehen.

Sie wird im Hinblick auf Selbständigkeit im
- persönlichen,
- schulisch-beruflichen und im
- sozialen Bereich durchgeführt.

Eine fachliche Spezialisierung der Therapeuten bei der Tätigkeit mit Hirngeschädigten ist unbedingt erforderlich, zumal in den letzten Jahren die Behandlungsmethode auf neurophysiologischer Grundlage nach BOBATH in der Therapie von Hirngeschädigten weite Verbreitung gefunden hat, was wiederum eine Revision der Behandlungsschwerpunkte im motorisch-funktionellen Bereich notwendig machte.

So wurde bislang auf ein intensives Einhändertraining bei Halbseitengelähmten Wert gelegt, ohne zu beachten, daß sich beide Seiten, die plegische und die gesunde, gegenseitig negativ beeinflussen.

Heute dagegen wird die kranke oder behinderte Seite durch gezielte Therapie der Motorik und der Sensibilität mittels bilateraler und bimanueller Tätigkeiten einbezogen, um eine weitestgehende Koordination beider Extremitäten zu erreichen.

Diese Übungen, welche den Patienten in seiner Körpermitte oder auf der plegischen Seite arbeiten lassen, verhindern die Vernachlässigung der behinderten Seite, die Bevorzugung der gesunden Seite und verhindern somit eine Asymmetrie des gesamten Menschen beim Gehen, Sitzen, Stehen und Arbeiten.

Dadurch können später auftretende Beschwerden der Rückenmuskulatur, von Hüfte, Knie und Schultergelenk der überbeanspruchten und in Fehlstellung stehenden gesunden Seite vermieden werden.

Ein Grundsatz des Ehepaares BOBATH ist, diese Übungen nicht nur als Therapie durchzuführen, sondern sie mit in das tägliche Leben zu integrieren, also sämtliche Tätigkeiten, wie An- und Ausziehen, Essen, Schreiben, die Einkaufstasche tragen usw. in spasmushemmender, symmetrischer Ausgangsstellung auszuführen.

Dies bedeutet, daß der Behinderte lernt, die Bewegungsmuster zu automatisieren. Selbstverständlich bedarf es dazu einer langen, intensiven Therapie.

Nun ist die Situation für gerade diese Behinderten, die u.U. über Jahre hinaus eine regelmäßige Therapie benötigen, zur Zeit noch besonders

schwierig, da in den allgemeinen Krankenhäusern, in welche sie durch
das akute Ereignis meistens kommen, häufig die Krankengymnastik noch
nicht nach den Prinzipien von BOBATH arbeitet und es überhaupt keine
Ergotherapie gibt.

Die wenigen, die das Glück haben, in eine Rehabilitationsklinik zu
kommen, können dort zwar richtig, aber viel zu kurz behandelt werden,
da diese Klinikplätze immer wieder für Frischverletzte bereitstehen
müssen.

Die Behandlungsmöglichkeiten der Ergotherapie in der Frühphase bei
Hirngeschädigten sind der Wichtigkeit nach:
- das Selbsthilfetraining, zuerst nur das Essen und Trinken;
- das Wahrnehmungstraining, um sich in der Umwelt zurechtzufinden;
- die Schulung der motorischen Funktionen;
- der Sensibilität und der Kommunikation.

Sind Fortschritte in der Wahrnehmung und der Motorik erzielt worden,
können weitere Behandlungsangebote aufgebaut werden wie:
Hirnleistungstraining / Schreibschulung / Haushaltstraining / Versorgung mit technischen Rehabilitationshilfen / Beratung bei der Woh-
nungsplanung / Angehörigenberatung, und es sollte daran anschließen
die medizinische Belastungserprobung als Endstufe in der Ergotherapie, als Vorstufe für berufliche Maßnahmen wie Arbeitserprobung, Be-
rufsfindung oder Umschulung.

In der Folge berichte ich Ihnen über die Möglichkeiten der Ergotherapie an der Wicker-Klinik in Bad Wildungen, einer Klinik mit dem Fachbereich Neurologie und allen dazugehörenden Therapien.

Das häufigste Kriterium, mit welchem der behandelnde Neurologe den Behinderten in unsere Klinik einweist, ist die Frage nach der Arbeitsfähigkeit des Patienten. Sei es bald nach dem akuten Ereignis, also
nach der Entlassung aus der Klinik oder dem allgemeinen Krankenhaus
zwischen 1/2 und 2 Jahren, sei es in späteren Jahren mit einmal er-
worbener Arbeitsfähigkeit, die aber zur Zeit nicht mehr gegeben ist.

Diese Menschen haben meistens erhebliche motorisch-funktionelle Störungen, welche durch nicht oder nicht genügende oder durch unsachgemäße
Behandlung, wie z.B.: Versorgung mit einer Lagerungsschiene für die
spastische Hand, Anwendung von Massagen oder dem Spasmotron bei spastischen Lähmungen, im Laufe der Zeit massiver geworden sind.

Sie haben meistens geringe Konzentrationsausfälle und Merkfähigkeits-
schwächen.

Sie sind fast alle unselbständig, sowohl im persönlichen Bereich, also
zu Hause, als auch am Arbeitsplatz.

Weiterhin sind sie oft zurückhaltend, fast schüchtern und nicht selten
depressiv verstimmt, was teilweise wohl auf die häusliche Situation zurückzuführen ist, in welcher sie nicht mehr so können wie früher, in
der ihnen auch alles abgenommen wird und sie zur Unselbständigkeit
regelrecht erzogen werden, als auch auf die berufliche Situation, in
welcher sie häufig zurückgestuft wurden, nicht mehr die interessantere
Tätigkeit ausüben können und sich so abgeschoben und teilweise unnütz
vorkommen.

Diese Patienten bekommen einen ausführlichen Stundenplan:

Neben der Abklärung der weiteren finanziellen Gegebenheiten für den
einzelnen beim Sozialarbeiter machen sie,

falls, wie in den meisten Fällen, nicht vorhanden, einen Hirnleistungs-
test beim Psychologen,

Sie haben 2mal täglich eine halbe Stunde Krankengymnastik, bei Bedarf
auch Gangschulung und Bewegungsbad.

Zur Ergotherapie kommen sie bis zu 5mal täglich 1/2 Stunde zu Konzen-
trations- und Merkfähigkeitsübungen und zum Training der Motorik.

Außerdem wird abgeklärt, mit welchen Trickbewegungen oder Hilfsmitteln
der Patient selbständig essen und trinken, sich an- und ausziehen oder
duschen und waschen kann.

Es wird mit ihm grundsätzlich ein Haushaltstraining durchgeführt, um
ihm die Möglichkeit einer unabhängigen Lebensweise zu geben. Ferner
wird die Wiedererlangung des Führerscheins in die Wege geleitet.

Nicht selten benötigt einer dieser Patienten für seinen Arbeitsplatz
oder für die Umschulung einen adaptierten Tisch mit Stuhl, eine spezielle Schreibmaschine oder ein leicht zu bedienendes Diktiergerät.
Auch kleinere Hilfsmittel, wie z.B. ein Lineal für Einhänder, eine
Schreibplatte oder eine rutschfeste Unterlage können notwendig sein.

Diese für den einzelnen Patienten erforderlichen technischen Rehabilitationshilfen werden in der Ergotherapie unter motorisch-funktionellen Gesichtspunkten erprobt, vom Therapeuten mit der Begründung über
die Notwendigkeit der Hilfe aufgeschrieben und zusammen mit dem ärztlichen Rezept an den jeweiligen Leistungsträger zur Beschaffung weitergeleitet.

Hat ein Patient nach dem akuten Krankheitsereignis noch nicht wieder
gearbeitet oder ist ein Arbeitsversuch gescheitert, so besteht die Möglichkeit, mit diesem Patienten ein medizinisches Belastungstraining,
auch Arbeitstraining genannt, durchzuführen.

Dabei kann abgeklärt werden, unter welchen äußeren Bedingungen, sowohl
Arbeitsplatzgestaltung, als auch Umwelteinflüsse, ein Mensch wie lange
eine bestimmte Tätigkeit ausführen kann.

Das Ergebnis wird in Zusammenarbeit mit dem Psychologen vom Sozialarbeiter an den Arbeitgeber mit der Frage einer Weiterbeschäftigung in
diesem Betrieb oder an das Arbeitsamt zur Stellensuche oder evtl. Ein-
leitung einer Umschulungsmaßnahme weitergeleitet.

Eine für den Patienten ganz entscheidende Behandlungsart in der Ergotherapie ist das motorische Funktionstraining, da in fast jedem Fall,
auch noch nach Jahren, Erfolge erzielt werden können und dies für den
jeweiligen Patienten nicht nur bessere Bewegungsmöglichkeiten, sondern sekundär auch eine psychische Aktivierung bedeutet.

Wir unterscheiden in groben Zügen 3 Bewegungsstörungen, die in unterschiedlicher Weise, aber alle mit dem gleichen Ziel der Wiedereingliederung der Symmetrie, behandelt werden:

- spastische Halbseitenlähmung,
- schlaffe Halbseitenlähmung,
- Koordinationsstörungen.

Bei der spastischen Parese wird vor jeder Übung der Spasmus aufgelöst,
danach in spasmushemmender Ausgangsstellung zuerst die Stützbereit-
schaft geübt, wobei Beuger und Strecker die Möglichkeit ihres Zusam-

menspiels bekommen. Gleichzeitig werden bilaterale Übungen vorgenommen, bei welchen die gesunde Seite die behinderte aktiviert und psysio-
logische Bewegungsmuster angebahnt werden.

Bei der schlaffen Parese steht die Aktivierung des gesamten Armes im
Vordergrund durch grobmotorische Bewegungsübungen, aber auch gezielte
grobmotorische Greifübungen bei fixierten proximalen Gelenken. Ödeme
in den Fingern und der Hand können entweder durch das zentripedale
Wickeln oder durch Tätigkeiten an der schrägen Tischplatte positiv beeinflußt werden.

Übungen bei Koordinationsstörungen sind meiner Erfahrung nach nur dann
sinnvoll, wenn über lange Zeit, über Wochen oder sogar Monate, bilaterale, große Schwungübungen an Tafeln oder großen Papierbögen und
gleichzeitig gezielte feinmotorische Greifübungen mit gestreckten
Armen vorgenommen werden.

Diese Patienten sind aufgrund ihrer ungünstigen Bewegungseinschränkun-
gen oft gezwungen, auf Schreibmaschine und Diktiergerät zurückzugrei-
fen.

Möglichkeiten der operativen Therapie aus orthopädischer Sicht

H. Thom

Orthopädische Klinik II, Krankenhaus Rummelsberg, D-8501 Schwarzenbruck

Der Orthopäde sieht einen Patienten mit den Folgen eines schweren
Schädelhirntraumas aus seinem Blickwinkel. Sein Hauptaugenmerk ist in
erster Linie auf die Erfassung von Form und Funktion des gesamten
Stütz- und Bewegungssystems gerichtet. Selbstverständlich müssen von
ihm auch sämtliche anderen Gesichtspunkte einer möglichst umfassenden
Gesamtdiagnose und -therapie sowie alle sich bietenden Möglichkeiten
der Rehabilitation mit berücksichtigt werden. Hierzu gehört ebenfalls
eine enge interdisziplinäre Zusammenarbeit und der Einsatz eines großen
therapeutischen Teams.

Eine zunehmend wichtige Rolle fällt der Orthopädie vornehmlich bei der
Behandlung der Spätfolgen von schweren Schädelhirntraumen zu. Diese
lassen sich mit den ihr eigenen speziellen Behandlungstechniken in vielen Fällen auch späterhin noch günstig beeinflussen. Trotz zahlreicher
individueller Besonderheiten des einzelnen Krankheitsfalles finden sich
dennoch vielfach miteinander sehr ähnliche, typische Symptomenkomplexe.

Zu den *Hauptaufgaben der Orthopädie* gehört, abgesehen von ihrer Ver-
hütung, die Behandlung aller entstandenen *Kontrakturen*, insbesondere
aber derjenigen, die funktionell stören.

Nicht minder wichtig ist die Wiederherstellung einer *größtmöglichen
Funktionsfähigkeit* des gesamten Bewegungsapparates. Voraussetzung hierfür ist eine dosierte *Detonisierung* der spastisch-hypertonen Muskulatur. Nur auf diese Weise gelingt es, das gestörte dynamisch-funktio-
nelle Gleichgewicht innerhalb der antagonistisch wirkenden und häufig
in unterschiedlichem Maße betroffenen Muskelgruppen zu rekonstruieren.
Hierbei sind erfahrungsgemäß bestimmte Funktionseinheiten wie Flexo-
ren, Adduktoren, Innenrotatoren oder Pronatoren bevorzugt betroffen.

Die wesentlichen *Operationsziele* lassen sich folgendermaßen zusammen-
fassen:

- Korrektur von Kontrakturen und der hierdurch bedingten Deformitäten.

- Reduzierung der Spastik und abnormer, assoziierter Bewegungsabläufe.

- Größtmögliche Verbesserung der gesamten Motorik.

- Psychomotorische Stimulierung der gesamten Mobilität und Vermittlung
  "neuer" sensomotorischer Erfahrungen.

- Prävention von Sekundärschäden.

Die hierfür zur Verfügung stehenden Operationsverfahren gleichen bis
zu einem gewissen Grade denjenigen, die bei der chirurgischen Therapie
schlaffer Lähmungen, früher vornehmlich solchen im Gefolge einer Polio-

Das traumatische Mittelhirnsyndrom ...
Herausgegeben von Egon Müller
© Springer-Verlag Berlin · Heidelberg 1982

myelitis, angewendet wurden. Die operative Therapie spastischer Paresen erweist sich indes im allgemeinen als weitaus schwieriger.

Unabdingbare Voraussetzung für optimale Op.-Resultate sind gerade hier
wiederholte und zugleich unter ganz verschiedenen äußeren Bedingungen
vorgenommene, subtile *statische und dynamische Funktionsanalysen*.

In Anbetracht der uns zur Verfügung stehenden zahlreichen und zum Teil
sehr unterschiedlichen Operationsverfahren liegt das eigentliche Problem in der Wahl der jeweils geeignetsten Operationsmethode, d.h. in
der *exakten Indikationsstellung*. Hierzu gehört gegebenenfalls auch die
kombinierte Anwendung verschiedener Op.-Verfahren. Ein besonderes Problem stellt dabei die *optimale Dosierung* des Eingriffes dar. Dieser erfolgt, insbesondere bei der Behandlung spastischer Paresen, eher durch
die Wahl des jeweiligen Operationsverfahrens selber, als durch die Intensität ihrer Durchführung, d.h. beispielsweise des Ausmaßes der Ver-
längerung einer Sehne. Es handelt sich hierbei demnach mehr um ein
"qualitatives" als ein "quantitatives" Problem.

Operativ beeinflussen lassen sich im wesentlichen nur die spastischen
Komponenten, zusammen mit den daraus resultierenden späteren Kontrakturen. Ataxien lassen sich von peripher her nur schwer bzw. gar nicht
beeinflussen, Athetosen im allgemeinen nur insoweit, als sie mit einer
Spastik verbunden sind.

Im übrigen möchte ich bei dieser Gelegenheit ausdrücklich darauf hinweisen, daß derartige orthopädische Eingriffe nicht einfach als rein
"mechanischer Natur" einzustufen sind, sondern daß sie gleichzeitig
auch die Spastik selber günstig zu beeinflussen vermögen. Dies ge-
schieht durch eine Reduzierung der Afferenz bzw. des sensorischen Feed-
back, womit ihnen ein wesentliches "neuro-physiologisches" Attribut zukommt.

Grundsätzlich empfiehlt es sich, das gestörte Muskelgleichgewicht nicht
über eine Verstärkung der Spannung auf der schwächeren paretischen
Seite zu erreichen versuchen, sondern besser durch eine *dosierte
Entspannung auf der überwertigen Seite*. Ebenso dürfen einzelne Gelenke
nicht für sich allein gesehen werden, sondern nur im funktionellen Ge-
samtzusammenhang der gesamten Extremität bzw. sogar beider Extremitäten.

Der Erfolg einer Operation hängt nicht zuletzt auch von einer qualifi-
zierten und konsequent durchgeführten prä- und postoperativen krankengymnastischen und beschäftigungstherapeutischen Behandlung ab. Große
Bedeutung kommt auch der anschließenden Versorgung mit orthopädischen
Hilfsmitteln zu. Hierzu gehören zunächst individuell angepaßte und
meist nur vorübergehend gegebene Gehhilfen, verschiedene Gehwagen oder
Rollatoren sowie, vorzugsweise im Bereich der oberen Extremitäten,
passive Lagerungs- und aktive Funktionsschienen.

Nur durch eine ebenso sorgfältige wie konsequent überwachte und durchgeführte, integrierte postoperative Ganzheitsbehandlung lassen sich
bemerkenswerte und erfreuliche Operationsergebnisse erzielen. Das Ge-
heimnis des Erfolges liegt nicht nur in einer großrahmigen Gesamtpla-
nung, sondern häufig im mühsamen Detail.

Da die diesem Geschehen zugrunde liegende Hirnschädigung primär die
zugeordneten Muskeln und Sehnen hinsichtlich Tonus, Funktion und ggf.
auch Wachstum und Durchblutung beeinflußt und erst in zweiter Linie
Form und Funktion der Knochen und Gelenke, sollte konsequenterweise
auch das operative Vorgehen zunächst und überwiegend im Bereich der

befallenen Weichteile erfolgen. Von großer Bedeutung ist dabei die *Aufstellung eines Gesamtoperationsplanes*. Darüber hinaus müssen auch die mitunter nur sehr schwer exakt zu prognostizierenden Dauer- und Spätergebnisse der Operation mit ins Kalkül gezogen werden. Dies gilt ebenso für die Vermeidung von Überkorrekturen wie von Rezidiven. Schwierig zu beurteilen ist dabei bei Kindern und Jugendlichen der voraussichtliche Grad des späteren asymmetrischen Wachstums der unterschiedlich betroffenen, antagonistisch wirkenden Muskelgruppen. Daß diese Imponderabilien und Gefahren mit Hilfe entsprechender Operationsmethoden dennoch in vielen Fällen ausgeschaltet werden können, haben unsere Nachuntersuchungen von mehr als 470 Tripeltenotomien nach THOM im Bereich der Kniegelenke gezeigt. Aus rein anatomischen Gründen lassen sich derartige Verfahren jedoch nicht an allen Gelenken anwenden.

Der besondere Reiz der operativen Behandlung spastisch gelähmter Patienten liegt in der spezifischen Berücksichtigung und Ausnutzung der charakteristischen *Wirkungsweise zahlreicher zweigelenkiger Muskeln*. Diese werden in erster Linie im Bereich des Kniegelenkes (Ischiocrurale Muskulatur und M. gastrocnemius) und des Hüftgelenkes (M. rectus femoris), in Anlehnung an das von SILFVERSKIÖLD erstmals entwickelte Therapieprinzip der Verwandlung zweigelenkiger in eingelenkig wirkende Muskeln, in besonderer Weise angegangen.

Das gleiche gilt für die das Ellenbogen- und Handgelenk überziehenden Beuge- und Streckmuskeln.

Im Standardfall haben sich uns die *folgenden Operationsverfahren* bewährt.

Untere Extremität

Hüftanspreiz- und Innenrotationskontraktur: Tenotomie der Adduktoren.

Hüftbeugekontraktur: erweiterte Ablösung der gesamten Spinamuskulatur einschließlich einer Myotomie des Iliopsoas und der beugenden ventralen Anteile des Glutaeus medius und des Tensor fasciae latae.

Kniebeugekontraktur: Tripeltenotomie nach THOM (Abb. 1).

Spitzfuß: bei bevorzugter Verursachung durch den Gastrocnemius: Operation nach SILFVERSKIÖLD oder Operation nach STRAYER-THOM.
Bei bevorzugter Beteiligung des M. soleus: Achillotenotomie.

Supinationsfehlstellung des Fußes: Elongationstenotomie des Tibialis posterior und ggf. zusätzlich Transposition des Tibialis posterior bzw. des Tibialis anterior auf den Fußaußenrand.

Pronationsfehlstellung des Fußes: Elongationstenotomie der Peronaei bzw. Versetzung des Peronaeus brevis auf die Sehne des Tibialis anterior.

Zehenbeugekontraktur: Tenotomie der langen Zehenbeuger.

Hohlfuß: partielle Ektomie der Plantarfascie.

Krallen- bzw. Hammerzehe I: Operation nach BRANDES.

Krallen- bzw. Hammerzehen II-V: Operation nach HOHMANN.

Obere Extremität

Die gebräuchlichsten Operationsverfahren im Bereich der oberen Extremität sind in der folgenden Tabelle zusammengefaßt (s. Tabelle 1).

 Die gebräuchlichsten Operationsverfahren im Bereich der oberen Extremität

Deformität	Weichteileingriffe	Eingriffe an Knochen und Nerven
Schulteradduktions- u. Innenrotationskontraktur	Myotomie des Latissimus dorsi und Pectoralis major	Derotationsosteotomie Oberarm
Ellenbogenbeugekontraktur	Tenotomie des Bizeps, Myotomie des Brachialis und Brachioradialis. Ablösung der Muskelursprünge am Epicondylus ulnaris	Neurotomie des N. musculocutaneus
Unterarmpronationskontraktur	Durchtrennung des Pronator teres et quadratus sowie der Membrana interossea	Drehosteotomie Unterarm, Neurotomie Pronator teres Ast des N. medianus
Handgelenk-Beugekontraktur, ulnare Deviation des Handgelenkes	Elongationstenotomie des Flexor carpi radialis (et ulnaris), Transposition des Flexor carpi ulnaris	Arthrodese Handgelenk, Resektion proximale Handwurzelknochen, Verkürzungsosteotomie Unterarm
Beugekontraktur der Langfinger	Op. nach ERLACHER-SCAGLIETTI-STEINDLER, Elongationstenotomie des Flexor digitorum superficialis (und profundus)	Arthrodese MCP- oder PIP-Gelenke
Beugekontraktur des Daumens	Elong.-Tenotomie des Flexor pollicis longus, Myotomie des Flexor pollicis brevis, Transposition des Brachioradialis auf Abduktor pollicis longus oder brevis sowie auf Extensor poll. brevis, Transposition des Flexor carpi radialis (longus o. brevis) auf Extensor poll. longus	
Adduktionskontraktur im Daumen-Sattelgelenk	Op. nach MATEV, Myotomie des Adductor pollicis, Flexor pollicis brevis und Interosseus I dorsalis	Arthrodese Daumensattelgelenk
Überstreckfähigkeit im Daumengrundgelenk	Kapsulodese des Grundgelenkes	
Schwanenhalsdeformität	Op. nach SWANSON. Durchtrennung der Retinakula	Arthrodese PIP-Gelenk

Grundsätzlich bestehen bei den verschiedenen Operationsverfahren keine Unterschiede hinsichtlich des Alters. Erfahrungsgemäß weisen jedoch Kinder, die im Alter von 3 Jahren und darüber eine Hirnverletzung erlitten haben, eine bessere Regenerationsfähigkeit auf als Erwachsene. Aus diesem Grunde kann man vielfach bei Kindern und Jugendlichen etwas länger mit der Vornahme operativer Eingriffe warten, als beim Erwachsenen, bei dem sich im allgemeinen 1–2 Jahre nach dem erlittenen Unfall bereits ein weitgehend stationäres Vollbild der sekundären Folgen eingestellt hat.

Die Besonderheiten des Wachstums müssen berücksichtigt werden. Nur beim wachsenden Organismus beeinflußt das gestörte Gleichgewicht von A- und Antagonisten auch die Entwicklung und vor allem die Form verschiedener Knochen. Dies gilt besonders für den Schenkelhalswinkel und seine phy-

siologische leichte Antetorsionsstellung. Hier entwickelt sich beim
Kinde leicht eine Coxa valga antetorta spastica, die bei Nichtbehand-
lung leicht zu einer sekundären paralytischen Hüftluxation führen
kann. Beim Erwachsenen kommt es dagegen nicht mehr zu nennenswerten
pathologischen Verformungen der Knochenstruktur.

Beiden gemeinsam ist indes eine durch Atrophie und Parese bedingte
Osteoporose.

Ein besonderes Kapitel stellen die *periarticulären Ossifikationen* dar,
die gar nicht selten als Folge eines schweren Schädel-Hirn-Traumas,
einer Encephalitis oder auch einer Querschnittlähmung aufzutreten pfle-
gen. Eine sichere Prophylaxe ist hierfür bis heute nicht bekannt. Erst
seit kurzem wird die Gabe von Heparin-Präparaten erprobt. Die Para-
osteoarthropathien entwickeln sich im allgemeinen relativ früh. Sie
sind häufig schon 6-8 Wochen nach dem Unfallereignis (o.ä.) röntgenologisch deutlich nachweisbar und nehmen zumeist im Laufe der folgenden
Monate noch beträchtlich an Umfang zu. Sie treten bzw. traten sowohl
dann auf, wenn keinerlei aktive oder passive Bewegungsmaßnahmen erfolgten, wie auch dann, wenn sofort mit ihnen intensiv begonnen wurde. Am
häufigsten und zugleich am stärksten sind die Hüft- und Ellenbogengelenke betroffen (s. Abb. 2).

Zur Wiederherstellung oder zumindest einer Besserung der Funktionsfähigkeit sowie zur Beseitigung störender Deformitäten müssen diese
Ossifikationen ggf. operativ entfernt werden. Dies darf jedoch erst
nach ihrer ausreichenden "Konsolidierung", d.h. frühestens 1-2 Jahre
nach ihrer Entstehung erfolgen, um die ohnehin große Reizidivneigung
soweit als irgend möglich einzuschränken.

Im Bereich der Schulter- und Kniegelenke sind die Paraosteoarthro-
pathien in der Regel weniger stark ausgeprägt als an den Hüft- und
Ellenbogengelenken und bedürfen auch daher an diesen Lokalisationen nur
relativ selten einer operativen Intervention.

Literatur

Thom, H.: Operative Behandlung der unteren Extremität beim Spastiker. Orthopädische
    Praxis 13, 158-163 (1977)
Thom, H.: Erfahrungen mit einem komplexen Operationsprogramm an der oberen Extremi-
    tät. Orthopädische Praxis 16, 276-284 (1980)
Thom, H.: Die infantilen Zerebralparesen. 2. Aufl. Stuttgart: Thieme 1981
Thom, H.: Orthopädische Therapie nach apoplektischem Insult. Z. Krankengymnastik 33,
    214-222 (1981)

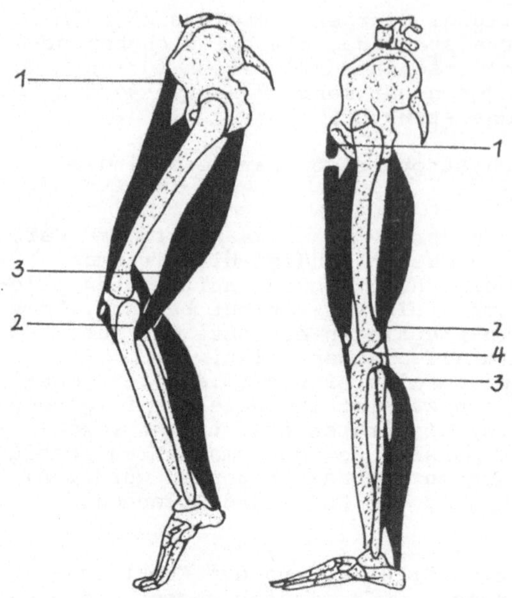

Abb. 1. Grobschematische Übersicht der typischen Kontrakturen im Bereich der unteren Extremität und die Prinzipien ihrer operativen Behandlung. *Links*: präoperativ besteht eine ausgeprägte Hüft- und Kniebeugekontraktur sowie ein Spitzfuß. Alle drei Kontrakturen werden (an beiden Extremitäten) in der Regel in einer Sitzung beseitigt. *Rechts*: postoperativer Zustand. *1* = M. rectus femoris, wichtigster Muskel im Rahmen der erweiterten Spinamuskelablösung, der an seinem Ursprung vollständig durchtrennt wird. *2* = Ansatz der Kniebeugesehnen, von denen die beiden wichtigsten, d.h. Semimembranosus und Bizeps femoris, vom Unterschenkel auf den Oberschenkel zurückverlagert werden. *3* = Rückverlagerung der muskulären Ursprünge des M. gastrocnemius. *4* = Lockere Tenodese des M. bizeps femoris und des M. semimembranosus zur Prophylaxe eines Genu recurvatum

Abb. 2. a Röntgenaufnahmen beider Ellenbogengelenke (6.12.1973) einer Patientin mit Contusio cerebri, apallischem Syndrom, schwerem Durchgangssyndrom und asymmetrischer, spastischer Tetraparese. *Links*: ausgedehnte Paraosteoarthropathie mit vollständiger Fixation des Ellenbogengelenkes in Streckstellung. *Rechts*: Ellenbogengelenk

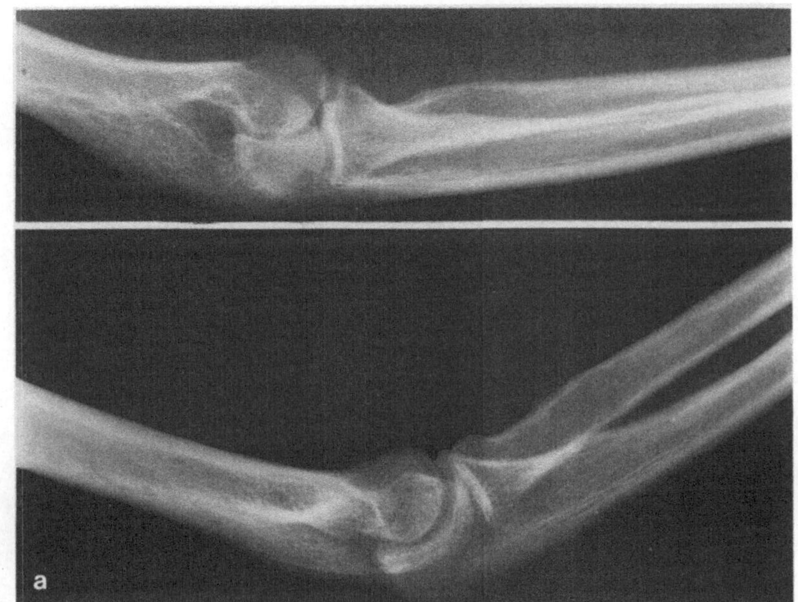

Abb. 2. a (rechts)

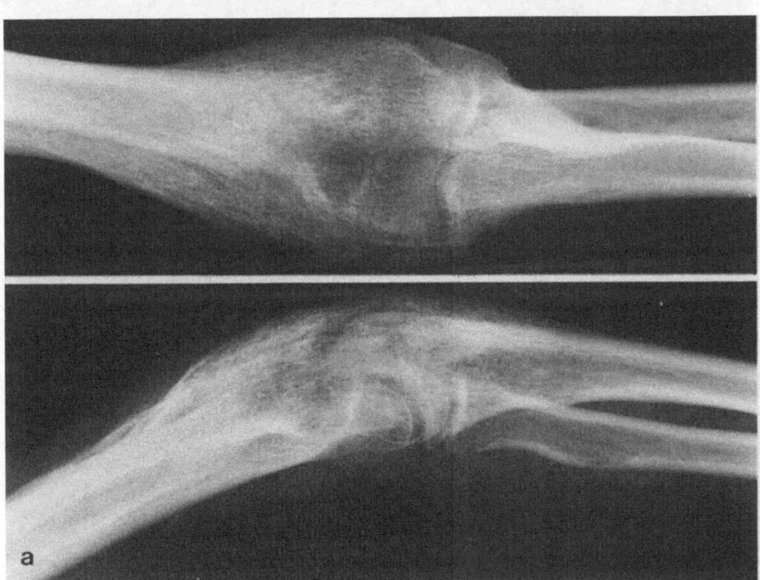

Abb. 2. a (links)

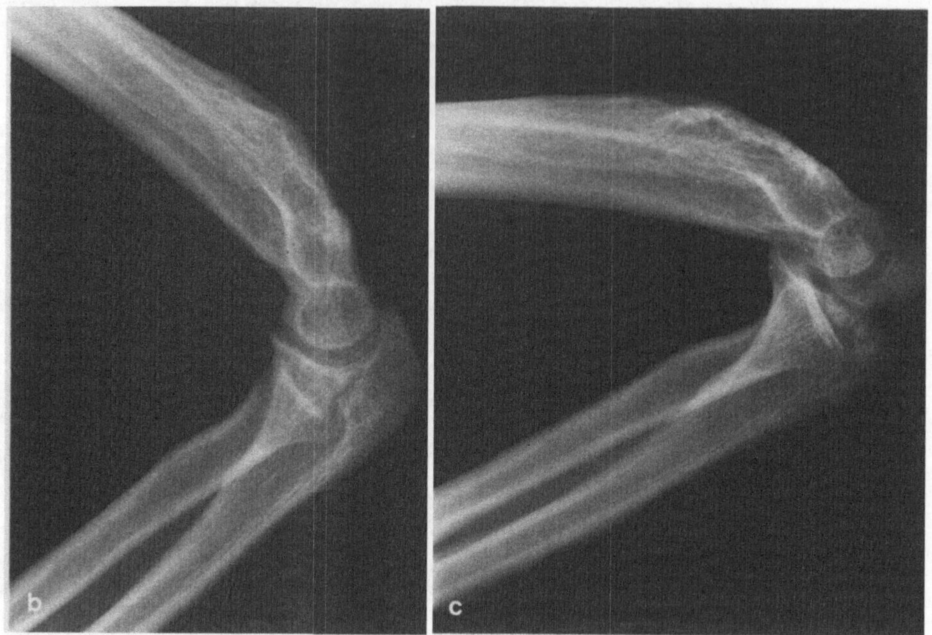

<u>Abb. 2.</u> <u>b</u> Röntgenaufnahme des linken Ellenbogengelenkes vom 22.1.1975: die Ossifikationen sind vollständig beseitigt. <u>c</u> Röntgenaufnahme des linken Ellenbogengelenkes vom 30.3.1981: kein Anhalt für (Spät-) Rezidiv

Grenzen der Rehabilitation bei schweren gedeckten Schädelhirntraumen in der Frühphase aus der Sicht des Neurochirurgen

W.J. Bock

Neurochirurgische Klinik, Universität Düsseldorf, Moorenstraße 5, D-4000 Düsseldorf 1

Ziel meiner Ausführungen soll es sein, den Grenzbereich der Rehabilitationsmöglichkeiten in der frühen Rehabilitationsphase nach schweren Schädelhirnverletzungen aufzuzeigen und die Möglichkeiten des ärztlichen Handelns in dieser Situation zu diskutieren.

Im Kommentar zu den Richtlinien der Schweizerischen Akademie der Medizinischen Wissenschaften unter dem Titel "Ärztliche Hilfe für den Sterbenden" finden sich folgende Überlegungen:

"Der von einer lebensgefährlichen äußeren Gewalteinwirkung betroffene Mensch ist nicht notwendigerweise ein Sterbender. Er ist ein in Todesgefahr Schwebender, und es versteht sich von selbst, daß stets die Lebenserhaltung und - wenn möglich - die Heilung anzustreben ist. In solchen Fällen hat der Arzt diejenigen Hilfsmittel einzusetzen, die ihm zur Verfügung stehen und geboten erscheinen."

Diese Situation werde ich immer dann antreffen, wenn ein Verletzter neu in eine Klinik eingeliefert wird und damit die Phase des ersten Rehabilitationsabschnittes beginnt.

Das primäre Bemühen muß also auf eine Lebenserhaltung gerichtet sein. Ich werde alle mir zur Verfügung stehenden Mittel einsetzen, um den Patienten aus dieser lebensbedrohlichen Situation herauszubringen. Hierzu gehören alle bekannten Maßnahmen der modernen Intensivtherapie. Neben EKG-Überwachung, Atmungsüberwachung, Temperaturmessung, Flüssigkeitsbilanzierung, Ausgleich der Elektrolyte, der Atmungshilfe - um nur einige Parameter zu nennen - wird man auch die Möglichkeiten der Hirndrucküberwachung und daraus folgende Behandlung sowie die Ableitung des EEG in kontinuierlicher oder diskontinuierlicher Form einsetzen.

In den letzten Jahren ist die Diskussion über die ethischen Maßstäbe bei derartigen Patienten und Verletzten sehr ausgedehnt geführt worden. Ein Ergebnis dieser sind die Richtlinien der Schweizerischen Akademie der Medizinischen Wissenschaften, die vorhin schon zitiert wurden. Anlaß für die Schweizer Diskussion war die Suspendierung eines Chefarztes wegen des Verdachts eines Tötungsdeliktes. Seine Patientin war irreversibel bewußtlos, die Spontanatmung war noch im Gange. Wegen der aussichtslosen Situation wurde lediglich Flüssigkeitszufuhr ohne Kalorien durchgeführt ohne sonstige Maßnahmen, eine sog. graue Zone, eine Grenzsituation, in die wir ständig gestellt werden, jeder Arzt für sich allein.

Die Richtlinien der Schweizerischen Akademie haben für diese Situation als Anhaltspunkt festgehalten, daß die Einstellung verlängernder Maßnahmen dann berechtigt ist, wenn das Grundleiden, in unserem Falle das schwere Schädelhirntrauma, einen irreversiblen Verlauf genommen hat und ein bewußtes oder umweltbezogenes Leben mit eigener Persönlichkeitsgestaltung nicht mehr hergestellt werden kann. Als medizinischer

Sonderfall wird dabei das apallische Syndrom genannt, wenn es nicht
mehr als Durchgangsstadium, sondern als Endstadium auftritt. Hierzu
wird wörtlich ausgeführt:

"Wenn der Patient dauernd schwer bewußtseinsgestört bleibt und keinerlei Kommunikation mit seiner Umwelt hat, so muß der Arzt nach längerer
Beobachtung beurteilen, ob der Prozeß irreversibel ist, so daß auf die
besonderen lebensverlängernden Maßnahmen verzichtet werden kann, auch,
wenn das Atmen und das Schlucken erhalten sind. Die Behandlung darf
sich in diesen Fällen auf pflegerische Hilfe beschränken."

Es wird weiter ausgeführt:

"Der Sterbeprozeß beginnt, wenn die elementaren körperlichen Lebens-
funktionen erheblich beeinträchtigt sind oder völlig ausfallen. Sind
diese Lebensgrundlagen derart betroffen, daß jegliche Fähigkeit entfällt, Subjekt oder Träger eigener Handlungen zu sein, d.h. sein Leben
selbst zu bestimmen, und steht der Tod wegen lebensgefährdender Komplikationen unmittelbar bevor, so ist dem Arzt ein breiter Ermessens-
spielraum für sein Handeln zuzugestehen."

Betrachtet man sich die phylogenetische Entwicklung des menschlichen
Gehirns, so fällt auf, daß der veränderte Teil in der Evolution des
Zentralnervensystems das Telencephalon - das Endhirn - ist, während am
stabilsten Hirnnerven und Stammhirn anzusehen sind.

Neurophysiologisch und damit vom funktionellen Standpunkt her befindet
sich der Mensch in der mißlichen Lage, wie sich ein amerikanischer
Neurophysiologe ausdrückte, daß die Natur ihm praktisch drei Hirne be-
schert hat, die aber miteinander funktionieren müssen. Das älteste, als
Stammhirn anzusprechen, ist reptilartiger Natur, das zweite von den
niederen Säugern ererbt und das dritte das Produkt der späten Säuge-
tierentwicklung mit Ausbildung des Frontalhirns in der dem Menschen
eigenen Form. Kommt es durch das Trauma zum Abkoppeln des Telencepha-
lons und ist dieses nicht mehr reversibel, so liegt eine Situation
vor, bei der der Patient ein bewußtes, umweltbezogenes Leben mit eigener Persönlichkeitsgestaltung nicht mehr führen kann. Der Züricher Arzt
WUNDERLI hat in seinem Buch "Euthanasie oder über die Würde des Sterbens" geschrieben: "Dank den medizinischen Fortschritten ist heute eine
Lebensverlängerung im Gegensatz zu der jüngsten Vergangenheit selbst in
fast aussichtslosen Fällen möglich. Wir sind selbstverständlich, wenn
auch nur kleine Aussichten bestehen, um diese Fortschritte sehr froh,
denken wir nur an die Rettung so mancher Schwerverletzter. Aber in
zahlreichen Fällen ist die "Helfersucht" so vieler Ärzte nur Ausdruck
einer maßlosen Vergötterung des nackten Lebens, einer Verdrängung und
Verteufelung des Todes. Dieser wird als dummes Mißgeschick betrachtet."
Er führt weiter aus: "Das ärztliche Grundgebot nämlich ist helfendes
Leben, und als solches schließt es zwar die Lebenserhaltungspflicht
mit ein, ist aber mit dieser nicht identisch."

Der Anaesthesist SCHARA führt in ähnlicher Weise aus: "Der Einsatz dieser therapeutischen Möglichkeiten hat es mit sich gebracht, daß viele
Patienten, die noch vor 10 Jahren aufgrund ihrer Erkrankung oder irhes
Unfalles infolge des Ausfalles lebensnotwendiger Körperfunktionen dem
sicheren Tod geweiht waren, heute überleben und neu weiterleben können. Er hat es aber auch mit sich gebracht, daß viele Patienten, deren
Lebensuhr nach alten Maßstäben abgelaufen war, am Weiterleben, besser
am Sterben gehindert werden können." Er führt weiter aus: "Dieses Aus-
wuchern der Technik, bei der der Patient, der Mensch, von Schläuchen,
Drähten, Überwachungs- und Beatmungsgeräten schier erdrückt wird, unter
denen er zum Teil gar nicht mehr zu sehen, im übertragenen Sinne evtl.
gar nicht mehr als Mensch wahrzunehmen ist, führt nur zu leicht dazu,

daß sich auch das Patient-Arzt-Verhältnis bei solcher Therapie spürbar
verändert, daß auch der Arzt immer mehr der Faszination des technisch
Machbaren verfällt und der Patient als ein "patiens", ein Leidender,
vor der Aufgabe, sein Leben mit allen Mitteln zu erhalten, nicht mehr
gesehen wird."

Die Juristen WEISSAUER wie auch BOCKELMANN weisen darauf hin, daß der
Arzt primär einer allgemeinen Hilfeleistungspflicht nachkommen muß,
die durch sein ärztliches Können mehr und intensiver auszusehen hat,
als bei einem Nichtarzt. Die schon vorhin erwähnte Situation, daß ein
Abbruch der Behandlung erfolgt, auch wenn der Sterbevorgang noch nicht
begonnen hat, entbindet den Arzt nicht von seiner Hilfeleistungspflicht. Es muß aber in dieser Grenzsituation die Frage gestellt werden, ob alle heutigen Möglichkeiten trotzdem angewendet werden müssen.
Im Grundgesetz findet man hierzu den Passus der Wahrung der Menschenwürde. Diese wäre verletzt, wenn eine Lebensverlängerung eines Patienten ohne Individualpersönlichkeit mit Mitteln der Intensivpflege durchgeführt wird. Bei schwer schädelhirnverletzten Patienten muß in der
Regel der Arzt nach dem vermutlichen Willen des Bewußtlosen handeln.
ESER führt hierzu aus, daß es nicht allein auf die Quantität, sondern
auf die Qualität und damit auf die späteren Entfaltungsmöglichkeiten
ankommt. Auch der Philosoph und Moraltheologe BÖCKLE hebt die Menschenwürde als Maß hervor. Er führt aus: "Menschenwürde besagt den inneren
und sogleich sozialen Wert und Achtungsanspruch, der dem Menschen um
seiner selbst willen zukommt. In formaler Hinsicht besteht weitgehende
Übereinstimmung, daß die Menschenwürde weder aufhebbar noch verzicht-
bar sei und daß sie auch nicht verwirkt werden könne." Er hebt als
Philosoph hervor, daß das ärztliche Tun an dem medizinisch Machbaren
gemessen werden muß und plädiert im Zweifelsfall primär für das Einsetzen der gesamten Möglichkeiten der Intensivtherapie und Rehabilitationsbehandlung. Ohne Wiedererlangung der körpereigenen Funktionen ist
eine Fortführung jedoch sinnlos. Damit wird der Einsatz der Intensivtherapie für Patienten im Grenzbereich der akuten Rehabilitation
Schlüssel ärztlichen Handelns.

BÖCKLE sieht in der ärztlichen Aufgabe eine Erhaltung und Förderung
des menschlichen Lebens. Er bezieht aber das Sterben selbst in die End-
phase des Lebens ein, so daß der Grenzfall, um den es uns hier geht, in
das ärztliche Handeln in der eben gebrachten Definition mit eingebunden
ist. Der Beistand des Arztes in dieser letzten Phase des Sterbens wird
von ihm damit als ein Stück Lebenshilfe definiert.

Faßt man diese Gedanken auf einen Nenner zusammen, so muß man feststellen, daß es eine generelle Entscheidung in dieser Grenzsituation
der akuten Rehabilitationsphase nicht geben kann. Die Überprüfung der
klinischen Daten, der Meßdaten wie Elektroencephalogramm, Computertomogramm usw., sowie des Verlaufs, sind die wichtigsten Parameter
einer Entscheidungshilfe. Es darf dabei auch nicht verschwiegen werden, daß insbesondere bei jüngeren Patienten immer wieder einmal Verläufe beobachtet werden, die auch nach 2 oder 3 Monaten noch eine Besserung aufzeigen. Ob sich dann mit Hilfe der Rehabilitation der zweiten und dritten Stufe ein wirklich lebenswertes, der Menschenwürde
entsprechendes Leben erreichen läßt, soll dahingestellt bleiben.

Der Marburger Psychiater ERHARDT führt zu diesem Grenzgebiet aus, daß
der Arzt nicht von der Rechtsordnung erwarten darf, daß sie im einzelnen Fall die entsprechende Grenze aufzeigt und ihm Verhaltensricht-
linien gibt. Jede dieser Konfliktsituationen ist einmalig und muß speziell für sich durchgedacht werden. Auch kann es sich nie um eine
Augenblicksentscheidung handeln. Jeder Arzt sollte in dieser Situation
den Mut haben, eine vor Tagen getroffene Entscheidung zu revidieren,

wenn er wider Erwarten einen anderen Verlauf beobachtet. Der Arzt sollte sich darüber hinaus hüten, nach Gesetzen zu rufen, die ihn in seiner
Bewegungsfreiheit und Entscheidungsmöglichkeit so einengen, daß er der
einzelnen Situation nicht mehr gerecht werden kann.

Literatur

Böckle, F.: Das Recht auf einen würdigen Tod. Rhein. Ärzteblatt 14, 513-519 (1978)
Richtlinien der Schweizerischen Akademie der Medizinischen Wissenschaften: "Ärztliche
    Hilfe für den Sterbenden". Dtsch. Ärzteblatt 31, 1933-1937 (1977)
Schara, J.: Die Grenzen der Behandlungspflicht in der Intensivmedizin. Dtsch. Ärzte-
    blatt 8, 507-515 (1976)
Weissauer, W., Opderbecke, H.W.: Tod, Todeszeitbestimmung und Grenzen der Behand-
    lungspflicht. Rhein. Ärzteblatt 9, 364-369 (1973)
Wunderli, J.: Euthanasie oder über die Würde des Sterbens. Stuttgart: Klett 1974

Probleme der Prognose und Langzeitrehabilitation nach schweren gedeckten Schädelhirntraumen

M. HÖRMANN

Neurologisches Krankenhaus, Tristanstraße 20, D-8000 München 40

Der in der Rehabilitation Hirngeschädigter Tätige befindet sich häufig in einem Dilemma: Einerseits sollen Patienten möglichst frühzeitig übernommen werden, was nach allgemeiner Kenntnis hinsichtlich der Verbesserung cerebraler Defizite optimale Ergebnisse verspricht, andererseits kann man wegen der immer noch schlechten Bettensituation auf dem Rehabilitationssektor prognostisch ungünstige Fälle nicht aufnehmen, was zunächst oft schwer zu entscheiden ist.

Verschiedene Autoren haben bereits versucht, *prognostische Kriterien* für eine Restitution Hirngeschädigter zu erstellen (s. Tabelle 1).

Das Hauptkriterium ist dabei die Dauer der initialen Bewußtlosigkeit. Die für die Diagnostik so wesentliche CCT scheint für die prognostische Beurteilung von Verletzungsfolgen keine entscheidenden Aussagen liefern zu können (OSTERTAG u.a., 1979). Wir selbst konnten dies im letzten Jahr anhand von Untersuchungen an 33 Patienten mit protrahierten, d.h. über ein halbes Jahr lang andauernden psychopathologischen Störungen (Verwirrtheit und Korsakow-artige Bilder) nach gedecktem Schädelhirntrauma bestätigen.

Anhand von 53 Fällen mit schweren gedeckten Schädelhirntraumen haben wir versucht, zusätzliche prognostische Kriterien zu finden bzw. bereits erkannte zu bestätigen. Untersucht wurden folgende Variablen:

- *Alter*. Dauer der Bewußtseinsstörung (initiale Bewußtlosigkeit in Tagen - Beatmung (TÜBHS) in Tagen - TMHS in Tagen - apallisches Syndrom in Wochen - Durchgangssyndrom in Wochen). Initiale Therapie mit Steroiden.

Tabelle 1. Der Erfolg der Restitution steht in Zusammenhang mit der Dauer der initialen Bewußtlosigkeit

Dauer der initialen Bewußtlosigkeit	ÅKERLUND, 1959; CARLSSON et al., 1968; ARNOLD et al., 1969; PHILIPPON et al., 1973; LEWIN u. ROBERTS, 1979; FROWEIN, 1979; PAAL u. HOLDERIED, 1979
Lokalisation der Schädigung Reaktion des Gesamthirns Reaktion der Gesamtpersönlichkeit Entstehung des TMHS (primär, sekundär) Okulovestibuläres Defizit Dauer mechanischer Beatmung Polytraumatisierung (Thorax, Abdomen)	GERSTENBRAND u. HOFF, 1963 GUTTERMANN u. SHERKIN, 1979 HARVEY et al., 1979 JENNETT et al., 1980 PAAL u. HOLDERIED, 1979; BOWERS et al., 1980

Tabelle 2. Dauer der initialen Bewußtlosigkeit

Tage	Patienten (n)	
4-10	10	18,9
11-20	21	39,6
21-30	8	15
31-40	6	11,3
41-50	3	5,7

Je 1 Patient mit 60, 63, 90, 100 und 150 Tagen Bewußtlosigkeit (= 1,9%).

- Zusätzliche Traumen (peripher - Abdomen/Thorax).

- Ataxie bei Übernahme zur Rehabilitation.

- Therapie im Neurologischen Krankenhaus (Intervall zwischen Trauma und beginnender Rehabilitationstherapie - Dauer der Therapie).

- Rehabilitationserfolg (im Bereich von Motorik, neuropsychologischen Ausfällen, Intelligenz und Persönlichkeit).

- Berufliche Rehabilitation.

- Entlassung (nach Hause - zur Familie - in ein Heim - Verlegung in andere Krankenhäuser).

Zunächst einige *Begriffsbestimmungen*:

Unter schwerem gedeckten Schädelhirntrauma wurden solche Fälle verstanden, die Grad C der von FROWEIN 1979 vorgeschlagenen Einteilungen der Schädelhirnverletzungen (zurückgehend auf frühere Vorschläge von TÖNNIS und LOEW) entsprechen.

Als Bewußtlosigkeit wurden die Zustände gewertet, in denen der Patient die Augen geschlossen hatte, auf Schmerzreize reflektorische, wenn auch teils gezielte Abwehrbewegungen durchführte (LINDGREN, 1960; FROWEIN et al., 1968; OVERGAARD, 1973; BRIHAYE et al., 1976; FROWEIN, 1976; JENNETT, 1976). Die Dauer der Bewußtlosigkeit betrug im Durchschnitt 27,2 (4-150) Tage (Tabelle 2).

Als traumatisches Mittelhirnsyndrom wurden Zustandsbilder eingestuft, die der Einteilung nach GERSTENBRAND und LÜCKING Grad 3-4 entsprechen; als Übergänge ins traumatische Bulbärhirnsyndrom Zustände, die vorübergehend mechanische Beatmung erforderten; als apallische Syndrome, wenn eindeutig beschrieben war, daß der Patient die Augen offen hatte, aber Objekte nicht fixierte, Primitivmotorik auf sensible Reize, erhöhten Muskeltonus, sakkadierte Bulbusbewegungen und gestörte vegetative Funktionen im Sinne des Sympathikotonus bot; als Durchgangssyndrom werteten wir Zustandsbilder, bei denen der Patient desorientiert, verwirrt und teilweise aggressiv bei völlig fehlender Krankheitseinsicht oder Ablehnung notwendiger Behandlungsmaßnahmen war.

Das Durchschnittsalter unserer Patienten betrug 23,3 Jahre (15-55); nur ein Patient war über 50, zwei über 40 (46 und 47) und vier über 30 Jahre alt (32, 38, 39, 39). Das Verhältnis Männer zu Frauen betrug 4,3 zu 1.

Zunächst wurden die *Rangkorrelationen* zwischen den einzelnen Variablen
errechnet[1]. Soweit Korrelationen hergestellt werden konnten, waren sie
mindestens im 5%-, meist jedoch im 1%-Niveau.

Es fanden sich erwartete Beziehungen zwischen Dauer der initialen Bewußtlosigkeit und der Rückbildung von Bewegungs-, neuropsychologischen,
Intelligenz- und Persönlichkeitsstörungen. Patienten, die einmal in
den Übergang zum traumatischen Bulbärhirnsyndrom gerieten, verblieben
um so länger danach im traumatischen Mittelhirnsyndrom, mit dessen
Dauer auch die der anschließenden apallischen Zustandsbilder in Zusammenhang steht.

Die Dauer der Rehabilitationsbehandlungen wurde im wesentlichen von
motorischen Defiziten, weniger von neuropsychologischen Störungen bestimmt. Motorische Defizite waren als Folgezustände besonders bei den
Patienten mit langdauernden traumatischen Mittelhirnsyndromen zu finden, wobei ganz im Vordergrund (cerebelläre) Ataxien standen.

Neuropsychologische, Intelligenz- und Persönlichkeitsstörungen zeigten
um so schlechtere Rückbildung, je länger ein vorangegangenes Durchgangssyndrom angedauert hatte.

Einflüsse durch zusätzliche Traumatisierungen, auch wenn man "einfache"
periphere Frakturen und schwerwiegendere Verletzungen im Bereich von
Thorax oder Abdomen abgrenzt, haben zumindest statistisch keinen Einfluß auf unsere Verläufe gehabt. Dies stimmt auch mit den Untersuchungen von PAAL und HOLDERIED (1979) überein und steht damit im Gegensatz
zu den Untersuchungen von BOWERS (1980), der deutlich schlechtere Re-
habilitationsergebnisse bei Polytraumatisierten sah.

In Übereinstimmung mit den Untersuchungen von JENNETT et al. (1980)
konnten wir auch keinen eindeutigen Einfluß auf den Verlauf durch die
initiale Behandlung mit Steroiden sehen.

Die Herstellung einer Vielzahl von Beziehungen zwischen einer Vielzahl
von Variablen führte zwangsläufig zu der Frage, ob nicht Gruppen von
Variablen auf gemeinsame Komponenten, in unserem Fall auf einen bestimmten klinischen Verlauf oder, statistisch gesehen, einen Faktor zurückzuführen sind. Das relevante Verfahren hierfür ist die Faktorenanalyse, mit der auf der Basis einer Korrelationsmatrix derartige Beziehungen hergestellt werden können (Tabelle 3).

Durch die *Faktorenanalyse* haben sich zwei Hauptverlaufstypen bei unseren Hirntraumatikern finden lassen:

Im *Verlaufstyp I* finden sich eher jüngere Patienten mit langdauernder
initialer Bewußtlosigkeit, die tief ins traumatische Mittelhirnsyndrom
bis zum Übergang ins traumatische Bulbärhirnsyndrom geraten, mit anschließenden langdauernden apallischen Syndromen. Sie haben lange In-
tervalle bis zum Beginn der Rehabilitationsbehandlung, verbleiben auch
lange in Therapie. Im Vordergrund stehen motorische Störungen, besonders schwere Ataxien, während neuropsychologische, Intelligenz- und
Persönlichkeitsstörungen keine Rolle spielen. Die berufliche Rehabilitation gelingt begrenzt.

---

[1] Die Berechnung der Korrelationen und die auf der Grundlage dieser Korrelationsmatrix gerechnete Faktorenanalyse wurde dankenswerterweise von Herrn Dr. Säring
vom Max-Planck-Institut für Psychiatrie in München durchgeführt

Tabelle 3. Verlaufstypen bei Hirn-Traumatikern. Faktorenanalyse von 53 Patienten

Variable	Typ I	Typ II
Alter	↓↓	
Dauer der Bewußtseinsstörung:		
– initiale Bewußtlosigkeit	↑↑	↑↑
– Beatmung (TÜBHS)	↑↑↑	
– TMHS	↑↑↑	
– apallisches Syndrom	↑↑↑	↑
– Durchgangssyndrom		↑↑
Ataxie bei Übernahme	↑↑↑	
Therapie im Neurologischen Krankenhaus T.:		
– Intervall bis Beginn	↑↑	↑↑
– Dauer	↑↑	
Restitution:		
– Motorik	↓↓↓	↓
– neuropsychologische Ausfälle		↓↓↓
– Intelligenz		↓↓↓
– Persönlichkeit		↓↓↓
Berufliche Rehabilitation	↓	↓↓↓
Anteil des Faktors an der Gesamtvarianz	26%	23%

Faktorladungen: ↑, ↓ = .2–.4; ↑↑, ↓↓ = .4–.6; ↑↑↑, ↓↓↓ > .6; positive Ladungen: ↑, ↑↑, ↑↑↑; negative Ladungen: ↓, ↓↓, ↓↓↓

Durch die Zahl der Pfeile ist dargestellt, wie stark die Einzel-Variablen mit unserem Verlaufstyp korrelieren oder faktorenanalytisch, welche Ladung diese Variablen für diesen Faktor haben.

Beim *Verlaufstyp II* spielt das Alter keine Rolle. Die Patienten sind ebenfalls lange bewußtlos, kommen nicht ins traumatische Mittelhirnsyndrom, zeigen kurzdauernde apallische Syndrome, jedoch sehr lang andauernde Durchgangssyndrome und kommen ebenfalls spät zur Rehabilitationstherapie. Motorische Störungen stehen hier im Hintergrund. Bei allen liegen schwerwiegende neuropsychologische, intellektuelle und Persönlichkeitsstörungen vor. Die berufliche Rehabilitation gelingt bei diesen Patienten äußerst schlecht.

Die Persönlichkeitsstörungen sind bei diesen Patienten in über zwei Drittel auf lokalisierte ausgedehnte Schäden im Bereich des Frontalhirns zurückzuführen. Rechnet man die diffusen cortikalen Atrophien hinzu, ist das Frontalhirn sogar in drei Viertel der Fälle beteiligt.

Als Beispiel für diese Verlaufstypen kurz 2 Kasuistiken:

1. 20jährige Frau. Initial traumatisches Mittelhirnsyndrom bis zum TÜBHS, 5 Monate bewußtlos, anschließend noch ca. 5wöchiges apallisches Durchgangssyndrom. Beginn der Reha-Therapie 1/2 Jahr nach dem Unfall, Dauer ca. 3/4 Jahr. Bei Entlassung im Intelligenz-, Persönlichkeits- und neuropsychologischen Bereich keine wesentlichen Ausfälle mehr, jedoch erhebliche Ataxie einschließlich Sprachataxie. Ansätze zur beruflichen Rehabilitation gelangen ebenso wie bei einer Patientin mit ähnlichem Verlauf und Symptomatik, die nahezu 2 Jahre bei uns war und danach eine Ausbildung für den mittleren Verwaltungsdienst mit "sehr gut" abschloß.

2. 48jähriger Mann, initial mehrere Wochen bewußtlos, kein traumatisches Mittelhirnsyndrom, kein apallisches Syndrom, jedoch über 1/2 Jahr andauerndes schweres
Durchgangssyndrom. Im Bereich der Motorik nur leichte Ausfälle, nach ca. 1/4 Jahr
beginnende Rehabilitationstherapie in unserem Hause, nach einem weiteren 1/4 Jahr
Entlassung in die Betreuung der Familie mit schwersten Defekten im neuropsychologischen, Intelligenz- und Persönlichkeitsbereich. Patient ist jetzt 2 Jahre
nach dem Unfall nicht mehr wesentlich gebessert, lebt arbeitsunfähig zuhause.

Im zweiten Teil meiner Ausführungen möchte ich noch kurz auf die Probleme der *Langzeitrehabilitation* eingehen. Zunächst ein typischer Fall:

G. S.-H. war als 15jähriger mit dem Fahrrad verunglückt. 2 Wochen TBHS, 2 Wochen
TMHS, weitere 2 Wochen bewußtlos, danach ca. 8 Wochen apallisches Syndrom, anschließend mehrmonatiges schweres Durchgangssyndrom wechselnder Ausprägung. Zu diesem
Zeitpunkt war S.H. im Heimatkrankenhaus untergebracht, sollte zunächst asyliert
werden, wurde versuchsweise zu uns überwiesen. Wir fanden linksbetonte Störungen der
Motorik mit Primitivschablonen, Ataxie, Schluckstörungen, Mutismus. Im CT mittel-
gradiger Hydrocephalus internus, cortikale Atrophie beidseits frontal, pflaumen-
großer Defekt im mittleren Schläfenlappen links. Im motorischen Bereich zunächst
nach ca. 1 Jahr Therapie selbständige Rollstuhlfähigkeit, nach Ablauf eines weiteren Jahres Gehfähigkeit mit 2 Krücken auch über Treppen. Während der ganzen Zeitspanne Abbau des aggressiv/regressiven Verhaltens durch entsprechende Therapiemaßnahmen. Psychisch im übrigen ca. 10 Monate nach dem Unfall zunehmende Kontaktauf-
nahme, erste Lautäußerungen, Versuche des Lesens und Schreibens; dabei aber keine
Möglichkeit der akustischen Kommunikation mit dem Patienten. Durch neuropsychologische Verfahren, AEHP und CT konnte neben einer peripheren Hörstörung eine auditive
Agnosie diagnostiziert werden. Durch langwierige Schulung des Ablesens vom Mund
gelang es schließlich wieder, bei dem Patienten eine verbale Kommunikationsfähigkeit
mit der Umwelt zu erzielen, so daß er nach Abbau des aggressiven Verhaltens
2 1/2 Jahre nach dem Unfall in die Landesschule für Körperbehinderte kam, wo er
seinen Schulabschluß machte (ausreichende Konzentration und Merkfähigkeit, gute
Leistungen z.B. im Rechnen) und jetzt in einer beschützenden Werkstätte tätig werden kann.

Es könnte noch eine Reihe weiterer Fälle aufgezählt werden, in denen
nach teilweise mehrjährigen Behandlungsverläufen bzw. nach schwerster
initialer Symptomatik in Anbetracht der Ausgangslage befriedigende Erfolge erzielt wurden. Unseres Erachtens muß man daher äußerst vorsichtig sein bei der Aufstellung von Zeitrastern für die Rückbildungsfähig-
keit von Ausfällen. Leistungszuwachs bei neurologischen Störungen ist
nach einem Jahr nicht nur noch Anpassungseffekt (STAMMLER und WEHR,
1979). Echte Verbesserungen durch Übungsbehandlungen sind gerade bei
jüngeren Patienten nach unseren Erfahrungen auch noch nach Ablauf eines
Jahres und mindestens bis zu 2 Jahren zu erzielen.

Daher darf auch bei zunächst desolat erscheinenden Verläufen und mona-
telangen apallischen Syndromen u.E. der Zeitpunkt der Wiederkehr erster
gezielter Kontaktaufnahmen mit der Umwelt dann nicht verpaßt werden,
wenn es schon vorübergehend zur Verlegung in Pflegeabteilungen oder
kleinere, nicht spezialisierte Häuser gekommen ist.

Von den von uns untersuchten 53 Fällen können immerhin 4 wieder selbständig leben, 41 sind in Betreuung ihrer Familienangehörigen, lediglich 2 mußten in einem Heim untergebracht werden, 6 Patienten wurden
in andere Spezialeinrichtungen verlegt.

Ein wichtiger Faktor bei der Behandlung ist die schon 1963 von GER-
STENBRAND und HOFF herausgestellte Reaktion der Gesamtpersönlichkeit,
vor allem bei zunehmender Regression, wie sie sich ja häufig durch die
Überfürsorglichkeit der Angehörigen in der Zeit der Sorge um das reine

Überleben entwickelt. Oft lassen sich derartige Interaktionen nur
durch intensive und regelmäßige Gespräche allmählich unter Einbeziehung der Angehörigen abbauen.

Wie anhand des zuletzt geschilderten Einzelfalles ebenfalls demonstriert werden sollte, ist von großer Wichtigkeit, daß bei der Rehabilitationsbehandlung über der Diagnostik neurologischer, neuropsychologischer und psychischer Funktionen nicht die genaue Abklärung ele-
mentarer Wahrnehmungsfunktionen, vor allem im akustischen und optischen Bereich übersehen wird, wie ja auch umgekehrt neuropsychologische Störungen, z.B. eine auditive Agnosie, die therapeutischen Bemühungen auf lange Zeit oder gänzlich durch Verkennung als elementare
Störung völlig fehlzuleiten vermögen.

Abschließend möchte ich noch auf einen in der Rehabilitation wichtigen
Bereich zu sprechen kommen, nämlich Kontrakturen und periartikuläre
Ossifikationen. Es sind dies Komplikationen im Bereich der großen Gelenke, die ein entscheidendes Hindernis bei der Mobilisierung vieler
Patienten darstellen können. Gerade bei der periartikulären Ossifika-
tion scheinen aber die vieldiskutierten Innervationsstörungen, veränderten elektrophysiologischen Verhältnisse und Verschiebungen im Säure-
basengleichgewicht zwar die Grundlage für die Entwicklung von PAO's zu
sein, aber nach den im Rehabilitationszentrum Bad Ragaz gewonnenen Erfahrungen ist die Art der angewandten passiven Bewegungsübungen entscheidend dafür, daß sich durch zusätzliche Mikrotraumen im Gewebe
überhaupt Ossifikationen entwickeln können. Bedingt werden sie durch
zu starke Überwindung des Tonus im Rahmen einer täglich nur kurzfristigen, dann aber den tonusbedingten Widerstand zu heftig überwindenden
Übungsbehandlung. Aus Sicht des rehabilitativ tätigen Neurologen muß
daher dringend empfohlen werden, bereits in der akuten Phase für eine
sachgemäße Therapie zu sorgen, da Kontrakturen und Ossifikationen nicht
nur den Heilverlauf verzögern, sondern ungünstigenfalls das Schicksal
des Patienten bis hin zur Dauerinvalidität entscheidend beeinflussen
können, falls keine operativen Korrekturen mehr gelingen.

Zusammenfassung

Die Dauer initialer Bewußtseinsstörungen (TBHS, TMHS, Bewußtlosigkeit,
apallisches Syndrom) steht in direktem Zusammenhang mit der Rückbil-
dungsfähigkeit von Bewegungs-, neuropsychologischen, Intelligenz- und
Persönlichkeitsstörungen.

Negativ beeinflußt wird die Rehabilitation insgesamt durch regressives
Verhalten, das durch die Überfürsorglichkeit Angehöriger gefördert werden kann.

Sich bei der Rehabilitationsbehandlung von Schädelhirngeschädigten an
ein Zeitraster zu halten, ist u.E. nicht angezeigt. Nicht nur Störungen im psychischen, sondern auch im motorischen Bereich können sich
auch nach Ablauf eines Jahres noch sehr gut beeinflussen lassen. Dies
gilt aber nur in begrenztem Ausmaße für ataktische Störungen. Die
Ataxie ist ein wichtiger negativ wirksamer Faktor für die Rückbildung
von Bewegungsstörungen.

Durch die Faktorenanalyse unserer Befunde haben sich 2 Verlaufsformen
darstellen lassen:

1. Jüngere Patienten mit schwerer initialer Symptomatik bis hin zum
   Übergang ins traumatische Bulbärhirnsyndrom mit langdauernden apallischen Syndromen, schweren motorischen Störungen, besonders Ata-

xien. Die Rückbildung der motorischen Störungen gelingt nur
schlecht, psychische Ausfälle haben keine Bedeutung bei diesen Patienten. Berufliche Rehabilitation ist mit Einschränkung möglich.

2. Patienten jeden Alters mit langer initialer Bewußtlosigkeit, ohne
   traumatische Mittelhirnsyndrome, aber mit langdauernden schweren
   Durchgangssyndromen und erheblichen neuropsychologischen, Intelli-
   genz- und Personlichkeitsdefekten. Diese Gruppe hat schlechte berufliche Rehabilitationschancen.

Literatur

Akerlund, E.: The late prognosis in severe head injuries. Acta chir. scandinav. 117,
275-277 (1959)

Arnold, K., Frits, E., Unger, R.R.: Bemerkungen zur Rehabilitation langzeitig be-
wußtloser Schädel-Hirn-Verletzter. Chirurg. 40, 263-268 (1969)

Bowers, S.A., Marschall, L.F.: Outcome in 200 consecutive cases of severe head injury
treated in San Diego Country: a prospective analysis. Neurosurg. 6, 237-242
(1980)

Brihaye, H., Frowein, R.A., Lindgren, S., Loew, F., Stroobandt, G.: Report on the
Meeting of the W.F.N.S.I Coma Scaling. Acta neurochir. 40, 181-186 (1976)

Carlsson, C.A., Essen, V., Löfgren, J.: Factors affecting the clinical course of
patients with severe head injuries. J. Neurosurg. 29, 242-251 (1968)

Frowein, R.A.: Classification of coma. Acta neurochir. 24, 5-10 (1976)

Frowein, R.A., auf der Haar, K., Teerhaag, K., Kinzel, W., Wieck, H.H.: Arbeitsfähigkeit und Abbau-Syndrome nach Hirntraumen mit langdauernder Bewußtlosigkeit. Mschr.
Unfallheilk. 71, 233-249 (1968)

Frowein, R.A.: Prognostische Beurteilung des posttraumatischen Komas. In: Neurotraumatologie, 8. Internationales Symposium 1979. Stuttgart: Thieme 1980

Gaensslen, H., Schubö, W.: Einfache und komplexe statistische Analyse. München,
Basel: Reinhard 1976

Gerstenbrand, F.: Das traumatische apallische Syndrom. Wien: Springer 1979

Gerstenbrand, F., Hoff, H.: Zur Problematik der Rehabilitation des schweren gedeckten Schädelhirntraumas. Wien. Klin. Wschr. 35, 622-626 (1963)

Gerstenbrand, F., Lücking, C.H.: Die akuten traumatischen Hirnstammschäden. Arch.
Psychiat. Nervenkr. 213, 264-281 (1970)

Harvey, S.L., Grossmann, R.G., Rose, J.E., Teasdale, G.: Long-term neuropsycho-
logical outcome of closed head injury. J. Neurosurg. 50, 412-422 (1979)

Hörmann, M.: Prolongierte hirnorganische Psychosyndrome. Eine vergleichende Studie
an jüngeren und älteren Patienten. Vortrag im Rahmen der Jahrestagung Bayeri-
scher Nervenärzte in München (November 1980)

Jennett, B.: Prognosis after head injury. In: Handbook of clinical neurology 24.
Injuries of the Brain and Skull, Part II. Bruyn, G.W. (ed.), pp. 669-681.
Amsterdam: North-Holland Publishing Company 1976

Jennett, B., Teasdale, G., Fry, J., Braakman, R., Minderhoud, J., Heiden, J., Kurze,
T.: Treatment for severe head injury. J. Neur., Neurosurg. and Psych. 43, 289-
295 (1980)

Lewin, W., Roberts, A.H.: Long-term prognosis after severe head injury. Acta neurochir. 28, 128-133 (1979)

Lindgren, S.: Acute severe head injuries. Acta chir. scand. Suppl. 254 (1960)

Ostertag, Ch., Weigel, K., Hagel, K.H.: Die Bedeutung der Computertomographie für die
prognostische Beurteilung von frischen und alten Verletzungsfolgen. In: Die Prognose und Rehabilitation des Schädel-Hirn-Traumas. Faust, C., Müller, E. (Hrsg.)

Overgaard, J., Hvid-Hansen, O., Lund, A.M., Pedersen, K.K., Christensen, S., Haase,
J., Hein, O., Tweed, W.A.: Prognosis after head injury based on early clinical
examination. Lancet 1973 II, 631-635

Paal, G., Holderied, J.: Polytrauma und Schädelhirnverletzung. In: Neurotraumatologie. 8. Internationales Symposium 1979. Stuttgart: Thieme 1980

Philippon, M.M.J., Melon, E., Frohanno, D., Asseo, H.: Les contusions du tronc céré-
bral de l'adulte jeune. Neurochir. 19, 581-585 (1973)

Stammler, A., Wehr, Ch.: Neurologische Frühsymptome in ihrer Bedeutung für die Spätfolgen des Hirntraumas. In: Die Prognose und Rehabilitation des Schädel-Hirn-
Traumas. Stuttgart: Thieme 1980

Aphasietherapie schwer Hirngeschädigter

A. Kotten

Abteilung für Sprachstörungen, Rheinische Landesklinik Bonn, D-5300 Bonn

Ist eine Aphasietherapie schwer Hirngeschädigter überhaupt sinnvoll?
Diese Frage wird immer wieder gestellt, nicht nur von Ärzten und Angehörigen, sondern auch von Kassen und Versicherungen, die die Kosten
einer Behandlung tragen sollen.

Im folgenden werde ich versuchen, die Erfahrungen unserer Klinik (die
Sprachklinik in Bonn) kurz darzustellen. In dieser Klinik wurden seit
1962 mehr als 1000 Aphasiker behandelt. Da unsere Klinik eine Rehabi-
litationseinrichtung mit einer Wartezeit von 1-2 Jahren ist, kann man
davon ausgehen, daß bei den von uns behandelten Fällen die Phase der
Spontanremission abgeschlossen ist. Es muß daher angenommen werden, daß
die beobachteten Besserungen durch gezielte Therapiemaßnahmen erreicht
worden sind. Dies entspricht auch den Ergebnissen von VIGNOLO, der 1964
durch einen Gruppenvergleich von behandelten und unbehandelten Aphasikern Therapieeffekte nachweisen konnte. In einer anderen Studie, die
1976 von GLONING und seinen Mitarbeitern veröffentlicht wurde, konnte
nicht nur der Effekt einer Sprachtherapie mit statistisch abgesicher-
ten Methoden gezeigt werden, sondern darüberhinaus ergab sich auch,
daß die Dauer der Aphasie vor Therapiebeginn keinen Einfluß auf den
Therapieerfolg hat, wenn andere relevante Faktoren günstig sind. Die
Untersuchung bestätigte auch die Auffassung, daß Aphasien, die eine
deutliche Spontanremission zeigen, eine gute Prognose haben. Prognostisch ungünstig sind dagegen bilaterale Läsionen, Alter über 51 Jahre,
eine schwere Dysarthrie, schwere Störungen des Nachsprechens sowie eine
schwere Aphasie, bei der keine verbale Kommunikation mehr möglich ist.
Diese schwere Aphasie wird im allgemeinen als globale oder totale Aphasie bezeichnet.

Eine amerikanische Untersuchung (TAYLOR-SARNO, 1970) beschäftigte sich
mit der Frage, ob die sprachtherapeutische Behandlung der Totalaphasie
effektiv genug ist, um den Aufwand zu rechtfertigen. Nach 80 Therapie-
sitzungen von je einer halben Stunde zeigten sich bei den behandelten
Patienten nur sehr geringfügige Besserungen. Dieses schlechte Ergebnis
spricht jedoch nicht generell gegen eine Behandlung schwerer Aphasien,
sondern dieses Ergebnis zeigt möglicherweise, daß die Behandlungs-
methoden verbessert werden müssen, um gezielter die jeweiligen Defekte
anzugehen. Ferner handelte es sich in dieser Studie um Schlaganfall-
patienten, die u.U. aufgrund ihrer Ätiologie prognostisch ungünstig
lagen. Denn im allgemeinen wird angenommen, daß eine traumatisch bedingte Aphasie, insbesondere dann, wenn es sich um ein gedecktes Schädelhirntrauma handelt, prognostisch günstiger ist als eine Aphasie vaskulärer Genese.

So ergab beispielsweise eine katamnestische Untersuchung, die LEISCH-
NER an 200 traumatischen Aphasien durchführte, daß ein Drittel dieser
Patientengruppe wieder berufstätig sein konnte. Dies kann, abgesehen
von dem z.T. sehr eng umschriebenen Defekt, auch mit der Altersstruk-

tur zusammenhängen, da Aphasien vaskulärer Genese meist in höherem
Alter auftreten, wogegen Unfälle altersunabhängig sind und zumeist
ein nicht vorgeschädigtes zerebrales System treffen.

Zusammenfassend läßt sich zur Prognose von Aphasien folgendes feststel-
len: Alle prognostisch relevanten Faktoren wurden an Aphasikern durch
Gruppenvergleiche statistisch ermittelt. Sie sind jedoch nicht zwingend
auf jeden individuellen Aphasiker übertragbar. Insbesondere ist das
Vorhandensein *eines* prognostisch ungünstigen Faktors kein Grund, eine
Therapie zu verweigern, da erst die Kombination mehrerer ungünstiger
Faktoren einen Therapieerfolg bezweifeln läßt.

Zu dieser Schlußfolgerung kommen auch GLONING und Mitarbeiter in der
erwähnten Studie. Ferner stellte LEISCHNER anhand des Krankengutes der
Bonner Sprachklinik fest, daß auch bei der schwersten Form der Aphasie,
nämlich der Totalaphasie, eine Besserung erreicht werden konnte. Es
gibt jedoch Bedingungen, die von vornherein eine Gegenindikation für
eine sinnvolle Sprachtherapie darstellen, z.B. eine Demenz, ferner
progrediente bösartige Prozesse, posttraumatische Psychosen, sowie
posttraumatische Epilepsien mit mehrmaligen Grand-Mal-Anfällen in
der Woche. Eine Grundbedingung für die Therapie ist neben der körperlichen Belastbarkeit auch die Motivation des Patienten.

Welchen Zeitraum muß man nun im allgemeinen für die Therapie ansetzen?

Für die Behandlungsdauer sollte folgende Regel gelten: Die Behandlung
sollte so lange fortgesetzt werden, wie noch Besserungen zu sehen sind.
Eine Untersuchung von BASSO und Mitarbeitern (1979) hat ergeben, daß
wenigstens 6 Monate lang behandelt werden sollte, wobei die optimale
Behandlungsfrequenz mindestens 3 Sitzungen pro Woche beträgt.

Aus technischen Gründen werden in der Bonner Sprachklinik alle Patienten jeweils für 3 Monate aufgenommen. Jeder Patient erhält täglich etwa
60 Minuten Einzeltherapie, zusätzlich werden Gruppenübungen angeboten.
Bei Bedarf kann die dreimonatige Behandlung mehrmals wiederholt werden.

Bei schweren Aphasien konnten wir feststellen, daß die deutlichen Erfolge oft erst bei der zweiten oder dritten Behandlungsphase sichtbar
wurden. Wir haben daraus die Konsequenz gezogen, daß eine Behandlung
erst dann aufgegeben werden sollte, wenn nach mindestens einem halben
Jahr intensiver Sprachtherapie keine Veränderung des bestehenden Zustandes erreicht werden konnte.

Die Kernfrage jeder Therapie ist: Welches Ziel kann durch die Behandlung erreicht werden? In den meisten Fällen ist es unrealistisch, eine
volle Wiederherstellung aller sprachlichen Fertigkeiten anzustreben.
Anhand des Krankengutes der Klinik für Sprachgestörte konnte LEISCHNER
zeigen, daß nur 0,4% der hier behandelten Patienten ihre Sprache wieder gänzlich zurückgewinnen konnten. Das Behandlungsziel wird daher
jeweils individuell festgesetzt. Es ist abhängig vom Schweregrad und
vom Störungsmuster der jeweiligen Aphasie. Durch eine gezielte Sprachtherapie sollen die vorhandenen Reste des Sprachverständnisses und
der Sprachproduktion so ausgebaut und erweitert werden, daß der Patient besser über diese Reste verfügen und sie gezielt in der alltäglichen Kommunikation einsetzen kann.

Sprachtherapie beinhaltet kein Neu-Lernen von Sprache, sondern durch
gezielte Übungen sollen sprachliche Elemente wie z.B. Wörter und
sprachliche Regeln wie beispielsweise grammatische Beziehungen oder
Satzformen wieder verfügbar gemacht werden.

Da verschiedene Methoden der Aphasiebehandlung möglich sind, wurde versucht, die Leistungsfähigkeit dieser einzelnen Methoden miteinander zu
vergleichen. Untersuchungen dieser Art finden sich u.a. in LEBRUN/HOOPS
(1976), in PEUSER (1978) und in SPRINGER/WENIGER (1980). Diese Untersuchungen stimmen im wesentlichen darin überein, daß eine Therapie, die
gezielt den jeweiligen sprachlichen Defekt behandelt, effektiver ist
als eine Therapie, die nur durch allgemeine und unspezifische Stimulierung versucht, sprachliche Prozesse wieder anzuregen. Diese unspezifische Stimulierung ist nur in der allerersten Phase nach Beginn der
Störung angezeigt, da der Patient in dieser Phase ganz allgemein zu
sprachlichen Reaktionen ermutigt werden soll. Sobald sich jedoch die
Aphasie stabilisiert hat, d.h. sobald sich relativ stabile Störungsmuster ausgebildet haben, sollen gezielte Übungen angesetzt werden
(vgl. SPRINGER u. WENIGER, 1980).

Jede gezielte Sprachtherapie hat zu berücksichtigen, daß durch eine
Aphasie alle sprachlichen Einheiten wie Laut, Wort, Satz und Text sowie alle sprachlichen Modalitäten wie Sprechen, Verstehen, Lesen und
Schreiben gestört sein können. Da die Ausfälle in den einzelnen Bereichen jedoch unterschiedlich stark sind, läßt sich folgende therapeutische Grundregel aufstellen:

Ausgangspunkt ist immer die am wenigsten gestörte Leistung oder Moda-
lität.

Ferner soll jeder Lernschritt an die Bedürfnisse und Fertigkeiten eines
Patienten angepaßt sein. D.h., der Therapeut hat bei der Auswahl der
Übungen darauf zu achten, welche sprachlichen Fertigkeiten in der betref-
fenden Übung vorausgesetzt werden und welche sprachlichen Elemente
oder Regeln durch die Übung exemplarisch erarbeitet werden sollen.

Besonders wichtig ist auch der folgende Gesichtspunkt, der sehr oft
übersehen wird: Da sprachliche Elemente oder Regeln nur in Zusammenhängen einen Sinn haben, soll kein Element und keine Regel isoliert
eingeübt werden. Wortschatzübungen, die das Auswendiglernen von Wörtern verlangen oder Grammatikübungen, in denen die Verbformen oder die
Fälle isoliert und ohne Zusammenhang erarbeitet werden sollen, versto-
ßen grundsätzlich gegen diese Regel.

Da bei den meisten Aphasikern das verbale Lernen sowie die Merkfähig-
keitsspanne für Sprachmaterial eingeschränkt sind, muß ein Weg gefunden werden, der ein indirektes Lernen ermöglicht, damit diejenigen
Elemente, die in den sprachlichen Übungen erarbeitet werden, sich im
Laufe der Therapie stabilisieren. Es ist bekannt, daß sogenannte Kurz-
zeitdeblockierungen möglich sind, d.h., daß durch gezielte Hilfstechni-
ken für einen Moment Wörter oder auch Sätze zugänglich werden, die der
Patient jedoch ohne diese Hilfe nicht von alleine reproduzieren kann.
Deshalb wird in der Therapie versucht, deblockierte sprachliche Elemente wie z.B. Wörter oder grammatische Formen oder das Schriftbild
von Wörtern usw. dadurch zu stabilisieren, daß diese Elemente immer
wieder in den verschiedenen Modalitäten wie z.B. Lesen, Schreiben, Verstehen oder Sprechen verwendet werden und auch in verschiedenen Auf-
gabentypen wie z.B. Wortfindung nach Bildern, Assoziieren, Ergänzen von
Lückensätzen, Satzbildung nach Bildern oder Satzbildung nach vorgegebe-
nen Wörtern oder Textkonstruktionen anhand von Bildern oder Nacherzäh-
lungen usw. Diese Methode, alle geübten sprachlichen Elemente anhand
sehr verschiedenartiger, sprachlicher, aber auch nicht-sprachlicher
Bezüge abzusichern, läßt sich als variierendes Wiederholen charakteri-
sieren. Es ist ein sehr zeitaufwendiges Verfahren, das jedoch für die
Aphasietherapie spezifisch ist.

Zum Schluß möchte ich noch einige Gesichtspunkte für die Auswahl des
sprachlichen Übungsmaterials erwähnen. Die gezielte Auswahl des sprachlichen Materials ist deshalb besonders wichtig, da in der Therapie
nicht jedes Wort oder jede grammatische Form oder Regel behandelt werden kann, sondern es soll durch exemplarisches Lernen trotz der er-
schwerten Lernbedingung ein gewisser Generalisierungseffekt erreicht
werden.

Bei der Auswahl des Sprachmaterials sind folgende Leitlinien zu beachten:

1. Häufigkeit von Wörtern, grammatischen Formen, Satzmustern und
   Sprechakten.

2. Anwendbarkeit des geübten Sprachmaterials in der alltäglichen Kommunikation.

3. Schwierigkeitshierarchien für lautliche Merkmale von Wörtern, für
   bedeutungsmäßige Aspekte von Wörtern wie z.B. Unterschied von "kon-
   kret/abstrakt". Ferner müssen Schwierigkeitsstufen im Aufbau der
   Grammatik beachtet werden.

Zum Abschluß möchte ich noch auf das wichtigste Grundprinzip der Aphasietherapie hinweisen:

Trotz mancher Ähnlichkeiten von Sprachaufbau bei Kindern und Sprach-
abbau infolge einer Aphasie ist dennoch ein grundsätzlicher Unterschied
von Spracherwerb und Sprachverlust festzuhalten. Dieser Unterschied besteht nicht nur darin, daß Erwachsene andere Erfahrungen, andere Bedürfnisse und andere Verhaltensweisen besitzen als Kinder, der Unterschied besteht auch darin, daß der Aphasiker vor seiner Erkrankung die
Sprache normal beherrschte und bei einer gezielt aufgebauten Therapie
auf sein sprachliches Wissen zurückgreifen kann.

Literatur

Basso, A., Capitani, E., Vignolo, L.A.: Influence of rehabilitation on language
   skills in aphasic patients. Arch. Neurol. 36, 190-196 (1979)
Engl, E.M., Kotten, A., Ohlendorf, J., Poser, E.: Sprachübungen zur Aphasiebehandlung. Berlin: Marhold (im Druck)
Gloning, K., Trappl, R., Heiss, W.-D., Quatember, R.: Prognosis and speech therapy
   in aphasia. In: Recovery in aphasics. Neurolinguistics. Lebrun, Y., Hoops, R.
   (eds.), Vol. 4, pp. 57-65. Amsterdam: Swets & Zeitlinger 1976
Kotten, A.: Aphasietherapie: Linguistisch gesteuerter Wiedererwerb der Mutterspra-
   che. In: Angewandte Sprachwissenschaft: Grundfragen - Bereiche - Methoden. Peu-
   ser, G., Winter, St. (Hrsg.). Bonn: Bouvier (im Druck)
Lebrun, Y., Hoops, R.: Recovery in aphasics. Neurolinguistics, Vol. 4. Amsterdam:
   Swets & Zeitlinger 1976
Leischner, A.: Aphasien und Sprachentwicklungsstörungen. Klinik und Behandlung.
   Stuttgart: Thieme 1979
Peuser, G.: Aphasie. Eine Einführung in die Patholinguistik. München: Fink 1978
Springer, L., Weniger, D.: Aphasietherapie aus logopädisch-linguistischer Sicht. In:
   Therapie der Sprach-, Sprech- und Stimmstörungen. Böhme, G. (Hrsg.). Berlin, Hei-
   delberg, New York: Springer 1980
Taylor-Sarno, M., Silverman, M., Sands, E.: Speech therapy and language recovery in
   severe aphasia. J. Speech Hear. Res. 13, 607-623 (1970)
Vignolo, L.: Evolution of aphasia and language rehabilitation: a retrospective ex-
   plorative study. Cortex 1, 344-367 (1964)

Die integrierte Behandlung und Nachsorge Unfallverletzter mit multiplen Verletzungen und gleichzeitigem Schädelhirntrauma

G. WOCHNIK

Neurologische Abteilung, Berufsgenossenschaftliche Klinik, D-2050 Hamburg-Boberg

Unfallverletzte mit multiplen Verletzungen und gleichzeitigem Schädel-Hirn-Trauma nehmen in der Unfallheilkunde einen hohen Stellenwert ein, nicht nur wegen der zahlenmäßigen Zunahme an Polytraumatisierten, sondern vor allem deswegen, weil sich gerade bei diesen Unfallverletzten die Notwendigkeit der einvernehmlichen Zusammenarbeit der verschiedenen Fachdisziplinen erweisen muß.

In der Phase der Akutbehandlung geht es beim Polytraumatisierten darum, festzustellen, in welcher Reihenfolge die Verletzungen zu versorgen sind, insbesondere, ob im Hinblick auf das gleichzeitig vorhandene Schädel-Hirn-Trauma die Operabilität für die Versorgung das Leben des Verletzten nicht akut bedrohenden extracraniellen Verletzungen vor allem an den Extremitäten gegeben ist.

Sofortoperationen aus vitaler Indikation wird man bei Polytraumatisierten auch bei gleichzeitiger schwerer Schädel-Hirn-Verletzung ohne Aufschub durchführen.

Hierbei kann es sich bei Verletzungen des Thorax und des Bauchraumes z.B. um eine pleuropulmonale Komplikation, eine Milzruptur oder Leberverletzung handeln. Die Sofortoperation kann wegen einer offenen Schädel-Hirn-Verletzung, einer extracraniellen arteriellen Blutung bei Gesichtsschädelverletzung oder einer perakuten intracraniellen raumfordernden Blutung erforderlich werden.

Im Berufsgenossenschaftlichen Unfallkrankenhaus in Hamburg wird der polytraumatisierte Schädel-Hirn-Verletzte mit gleichzeitigen Extremitätenverletzungen möglichst sofort operativ versorgt.

Dadurch läßt sich eine frühzeitige Übungsstabilität erreichen, so daß dann gerade für die schwerer Hirngeschädigten die günstigsten Voraussetzungen für die weitere Behandlung geschaffen sind. Dies gilt sowohl für die Erleichterung seiner Pflege, wie für den Hirnverletzten, der eine posttraumatische Funktionspsychose oder ein posttraumatisches prolongiertes hirnorganisches Durchgangssyndrom durchmacht.

Im allgemeinen wird man nach einer solchen frühen operativen Versorgung bald mit der für den Hirngeschädigten wichtigen und oft umfangreichen Behandlung beginnen können.

Bei der Beantwortung der vom Chirurgen gestellten Frage nach der Operabilität eines Polytraumatisierten mit gleichzeitigem Schädel-Hirn-Trauma wird sich der Neurotraumatologe zunächst auf die klinischen Merkmale der vorliegenden Schädel-Hirn-Verletzung stützen müssen, da gerade bei den Unfallverletzten mit multiplen extracraniellen Verletzungen wie z.B. Mehrfachbrüchen die apparative Diagnostik nicht möglich, in der Akutphase zumindest erheblich erschwert und mit zusätzlichen Belastungen für den meist im Schock befindlichen Verletzten verbunden ist.

Gestützt auf die anamnestischen Angaben von Unfallzeugen, Polizei und Rettungsdienst sowie unter Beachtung der äußeren Verletzungszeichen erfordert das diagnostische Vorgehen beim bewußtlosen Patienten zunächst die abklärende Ursache der Bewußtlosigkeit. Von Bedeutung ist zu erfahren, ob die Bewußtlosigkeit von Anfang an fortbesteht oder ob diese erst nach einem luciden Intervall sich eingestellt hat.

Wichtige Hinweise auf das Ausmaß der vorliegenden Hirnverletzung geben die allgemeinen vitalen Funktionen wie Atmung, Blutdruck, Pulsfrequenz und Pulsqualität und die zentralen Vegetativsymptome.

Auch die Art des Schockzustandes des Verletzten ist zu beachten, und die klinisch-neurologisch faßbaren Herdsymptome sind in ihrer oft raschen Wechselhaftigkeit zu interpretieren. Daraus kann hirnlokalisatorisch auf den Schadensort, den Schadensumfang und auf die Art der vorhandenen Verletzung geschlossen werden.

Damit wird eine erste Einordnung der vorliegenden Hirnverletzung ermöglicht und zwischen einfacher rückbildungsfähiger Gehirnerschütterung, bleibender contusioneller Hirnverletzung und einer Compressio cerebri durch raumfordernde intracranielle Blutung, einem perakuten posttraumatischen Hirnödem und zwischen einem sich ausbildenden Einklemmungssyndrom oder einem primären Mittelhirnsyndrom zu differenzieren sein.

Eine Bestätigung dieser ersten Beurteilung ist erst möglich, wenn in der Akutphase kurzfristig Kontrolluntersuchungen durchgeführt werden und eine kontinuierliche Beobachtung des Polytraumatisierten erfolgt, wobei die Auswirkungen der extracraniellen Verletzungen auf die Hirnverletzung zu beachten sind. Eine Sauerstoffmangelsituation bei pleuropulmonaler Mitverletzung, beim Blutungsschock oder beim Fettemboliesyndrom begünstigen das Hirnödem und können bei zunehmender Somnolenz in ein tiefes Coma einmünden und ein sekundäres Mittelhirnsyndrom zur Folge haben.

Die Beurteilung der Schädel-Hirn-Verletzung beim Polytraumatisierten stützt sich zunächst im wesentlichen auf die klinische Diagnose. Im Zweifelsfall muß sie durch die apparative Diagnostik ergänzt werden. Die craniale Computertomographie ist besonders wichtig. Daraus resultiert die für die Akutphase wichtige erste prognostische Beurteilung der vorliegenden Hirnverletzung. Sie muß im voraus ihre Schwere, Ausdehnung und weitere Entwicklung abwägen.

Aufgrund dieser Frühprognose kann erst die Reihenfolge des Vorgehens bei der Primärversorgung eines Polytraumatisierten entschieden, bei Extremitätenverletzungen die Frage der Operabilität bei gleichzeitiger Hirnverletzung beantwortet werden.

Der Vorteil der operativen Primärversorgung eines Polytraumatisierten mit gleichzeitiger schwerer Hirnverletzung wirkt sich besonders günstig in der Phase der frühen funktionellen Behandlung aus, da dadurch das Ausmaß der Polytraumatisierung allein auf die noch wesentlichen Folgen der Hirnverletzung reduziert ist.

Gerade bei tiefergreifender Hirnschädigung steht das Gebot der möglichst frühzeitig einsetzenden funktionellen Behandlung an erster Stelle. Ein Aufschub dieser Maßnahmen zugunsten der Behandlung der extracraniellen Verletzungsfolgen ist für den gleichzeitig Hirnverletzten ausschließlich von Nachteil.

Ziel der frühfunktionellen Behandlung ist, mit allen fördernden Mitteln
und bestmöglichen Verfahrensweisen sofort und fortlaufend Wiederher-
stellungschancen zu nutzen, um den Verletzten zu befähigen, die ihm
verloren gegangenen Fähigkeiten soweit wie möglich wieder zu erlangen
oder zumindest unter Berücksichtigung seiner individuellen Gegebenheiten seine familiäre, soziale und wirtschaftliche Situation weitgehend zu bessern. Diese Behandlung erfolgt unmittelbar im Anschluß
an die Akutphase und ist integriert in enger Zusammenarbeit mit allen
Fachrichtungen im Gesamtrehabilitationsplan.

Gleichwertig und gleichzeitig mit unterschiedlicher Gewichtung sind:
- koordinativ-kooperativ interdisziplinäre ärztliche Maßnahmen,
- intensive Überwachung und pflegerische Betreuung,
- eine *oft mehrfach am Tag notwendig werdende krankengymnastische Behandlung*, die durch die operativ erreichte Übungsstabilität bei Ex-
  tremitätenverletzten durchführbar geworden ist.

Neben wiederholter ergotherapeutischer und pädagogischer Einzelbetreu-
ung wird später die übende Behandlung unter neurophysiologischen Gesichtspunkten erweitert und der Verletzte in eine Lerngruppe eingegliedert und gegen Ende der Behandlung auch Belastungserprobungen unterzogen. Bestimmte Verletzungsarten können die logopädische Betreuung
oder bei Ertaubung einen Ableseunterricht erforderlich machen. Wieder
andere müssen einem speziellen Selbsthilfetraining unterzogen werden
oder mit orthopädischen und anderen Hilfen versorgt werden.

Bei diesem großen Angebot von Einzelmaßnahmen wird die therapeutische
Effizienz garantiert durch die Intensität und das Zusammenspiel der
einzelnen Fachkräfte im funktionellen Behandlungsablauf. Bewährt hat
sich außerdem die Unterbringung der polytraumatisierten Hirnverletzten
und auch der nur Hirnverletzten - wenn nicht von vornherein eine
schwerste Hirnschädigung vorlag - auf den allgemeinen Stationen, da
sich dadurch von vornherein Voraussetzungen eines Kommunikationstrai-
nings für den Hirnverletzten ergeben und er die Möglichkeit hat, sich
psychodynamisch an Nichthirnverletzten zu orientieren und sich in seinen Reaktions- und Verhaltensweisen ggf. zu korrigieren. Die Vorteile
dieser Behandlung des polytraumatisierten Hirnverletzten sind über-
raschend. Sie sind nur zu erreichen in einer Klinik, die von vornherein auf die Weiterbehandlung Unfallverletzter ausgerichtet ist.

Im Hinblick auf die steigende Zahl der Polytraumatisierten erweist sich
so diese integrierte Behandlung einerseits als notwendig, andererseits
als für den Hirnverletzten vorteilhaft, weil so von vornherein die Voraussetzungen für eine frühzeitig einsetzende funktionelle Behandlung
und damit auch die unabdingbaren Faktoren gegeben sind, welche die
bestmöglichen Heilungschancen in einem Durchzug beim Polytraumatisierten mit gleichzeitiger Schädel-Hirn-Verletzung garantieren.

Die interdisziplinäre Nachsorge sog. verspäteter Fälle von schwer Hirnverletzten und Polytraumatisierten mit gleichzeitiger schwerer Schädelhirnverletzung

G. WOCHNIK

Neurologische Abteilung, Berufsgenossenschaftliche Klinik, D-2050 Hamburg-Boberg

Die interdisziplinäre Behandlung wird bei den Polytraumatisierten erforderlich, bei denen die Schwere der Hirnverletzung von vornherein im Vordergrund gestanden hat oder bei denen aus irgendwelchen Gründen eine Frühversorgung namentlich von Extremitätenverletzungen nicht gegeben war.

Diese Verletzten stellen ein besonderes Problem der Nachsorge dar, das in der integrierten Behandlung Unfallverletzter wenn nicht immer lösbar, so wenigstens abzuschwächen ist.

Zu unterscheiden sind 2 Gruppen:

Bei der *1. Gruppe* konnten die Extremitätenverletzungen wegen der Schwere der Hirnschädigung oder auch aus anderen Gründen nicht sofort versorgt werden, so daß die Frakturen in ungünstigen Stellungen oder unter Pseudoarthrosenbildung heilten, sich Kontrakturen einstellten oder Druckgeschwüre mit nachteiligen Auswirkungen den Allgemeinzustand des Verletzten und die Behandlung beeinträchtigen.

Bei der *2. Gruppe* haben Folgen der schweren Hirnverletzung von Anfang an im Vordergrund gestanden: Neben Decubitalgeschwüren bildeten sich Gelenkversteifungen und Muskelkontrakturen sowie im Zusammenhang mit neurotrophischen Vorgängen periarticuläre Ossifikationen aus. Nicht selten werden dann oft groteske Fehlstellungen der Extremitäten in allen Gelenken beobachtet.

Es sollte daher angestrebt werden, Polytraumatisierte dieser Gruppen zur Vermeidung solcher Sekundärfolgen möglichst kurzfristig nach der Akutversorgung in eine entsprechende Spezialklinik zu verlegen.

Zu vermeiden gilt es Decubitalgeschwüre, bindegewebige und knöcherne Kontrakturen.

Die Behandlung dieser verspäteten Fälle ist von Anfang an erschwert, problemreich, umständlich und nur durchführbar in einer integrierten interdisziplinären Zusammenarbeit der in der Rehabilitation Tätigen. Von Anfang an werden an das Pflegepersonal erhebliche Anforderungen gestellt. Im allgemeinen ist das Vorgehen so, daß mit der Behandlung der Decubitalulcera begonnen und dadurch das Allgemeinbefinden des Verletzten angehoben wird und so die ersten Voraussetzungen für eine Besserung der Hirnschädigungsfolgen geschaffen werden.

Größere Decubitaldefekte werden operativ mittels Verschiebelappen gedeckt.

Fehlstellungen und Gelenkkontrakturen der Extremitäten werden operativ korrigiert, wobei bisweilen wiederholte Eingriffe notwendig werden.

Das traumatische Mittelhirnsyndrom...
Herausgegeben von Egon Müller

Durch Entfernen der periarticulären Ossifikationen lassen sich Gelenk-
steifen wieder mobilisieren. Um erneute Versteifungen durch Kalkein-
lagerungen zu verhindern, kommt es auf den richtigen Zeitpunkt des
Eingreifens an. Ein brauchbarer Paremeter ist die möglichst im Normbereich liegende alkalische Phosphatase im Serum.

Übermäßig lange bestehende Verkalkungen können auch zu sekundären
trophisch-degenerativen Veränderungen des physiologischen gelenknahen
Knochens führen, so daß dann bei der Mobilisation Spontanfrakturen besonders leicht auftreten. Immer bleibt der Erfolg dieser mühevollen
Arbeit versagt, wenn nicht sofort mit der funktionellen Behandlung begonnen wurde.

Deswegen gilt auch für diese Patientengruppe das Konzept der interdisziplinären koordinierten und gezielten Nachsorge mit krankengymnastischer und erweiterter physiotherapeutischer funktioneller Behandlung
mit Ergotherapie und pädagogischem Training, Gehschulung sowie Versorgung mit orthopädischen und anderen Hilfen. Durch ein solches Zusammenwirken sind bisweilen auch bei verspäteten Fällen von schwer Hirnverletzten und Polytraumatisierten mit gleichzeitiger Hirnschädigung
oft noch erfreulich gute Resultate zu erreichen, besonders dann, wenn
es gelingt, auch das psychopathologische posttraumatische Zustandsbild
zu bessern. Andererseits sind schwere Antriebsstörungen und andere De-
fektzustände große Hemmnisse für alle Beteiligten.

Ein wesentliches Therapieziel ist auch dann schon erreicht, wenn alle
Bemühungen allein zur Erleichterung der Pflege dieser oft Schwerverletzten geführt haben.

Gerade an verspätet in die integrierte Behandlung zur Nachsorge gekom-
menen Unfallverletzten mit multiplen Verletzungen einschließlich schwerer Hirnschädigungen und kompliziert durch oft ausgeprägte Sekundärfolgen bewährt sich die interdisziplinäre Kooperation. Je besser diese
in der Nachsorge durch Krankengymnastik, physiotherapeutische Anwendungen, Ergotherapie und pädagogisches Training, nicht zuletzt auch unter
Einbeziehung der Angehörigen und der Berufshelfer zum Tragen kommt,
um so zufriedenstellender sind die Ergebnisse.

Auswahlkriterien der stationären medizinischen Rehabilitation schwer Schädelhirnverletzter

G. Busch und F.G. Schmieder

Kliniken Schmieder, Gailingen und Allensbach, Neurologisches Rehabilitations-
krankenhaus, D-7704 Gailingen

Die Einweisung schwergeschädigter Hirntraumatiker aus den Krankenhäusern der Akutversorgung in die Rehabilitationseinrichtungen könnte
heute fast problemlos vonstatten gehen, wenn die Bettenkapazität auf
dem Rehabilitationssektor hierfür ausreichen würde. Trotz Errichtung
einiger weiterer Häuser verfügen wir derzeitig in der Bundesrepublik
aber immer noch über höchstens 2000 bis 3000 Rehabilitationsbetten für
Hirntraumatiker, während der Bedarf von uns vorsichtig auf die drei-
fache Zahl geschätzt wird. Und da es so schwer ist, Patienten in der
Postakutphase in Rehabilitationseinrichtungen unterzubringen, beginnt
sich bei den Kollegen in den Akutkrankenhäusern schon wieder eine Re-
signationshaltung zu entwickeln, so daß in vielen Fällen die Bemühungen um Verlegung wegen ständiger Frustrationen nachlassen und keine An-
träge mehr gestellt werden. So haben wir bei dem eigentlichen Bedarf
an Rehabilitationsbetten sicher noch mit einer beträchtlichen Dunkel-
ziffer zu rechnen. Es kommt aber noch ein weiteres Problem hinzu: Alle
Häuser, die sich mit der Rehabilitation organischer Hirnschädigungen
befassen, nehmen gleichzeitig auch Hirngefäßkranke und Hirntumorope-
rierte, letztere im Sinne der sogenannten Krebsnachsorge auf, weil in
allen diesen Fällen das Behandlungsprinzip im Grundsatz gleich ist.
Durch diese beiden ebenso wichtigen und bedeutungsvollen Gruppen gehen
den Hirntraumatikern ca. die Hälfte der zur Verfügung stehenden Rehabilitationsbetten wieder verloren. Von unserem eigenen Krankengut mit
ca. 4.500 Aufnahmen pro Jahr sind 30% Traumatiker, 30% Gefäßkranke und
10% Tumornachsorgefälle. Und am Rande sei noch erwähnt, daß wir seit
mehreren Jahren stets zwischen 1.500 und 2.000 fest angemeldete und
von den Kostenträgern zugewiesene Rehabilitationspatienten auf unserer
Warteliste haben. Durch diese Zahlen wird deutlich, in welch außer-
ordentlich schwieriger Situation wir uns befinden, eine Auswahl der für
Rehabilitationsmaßnahmen am ehesten geeigneten Patienten zu treffen.
Den anderen Häusern geht es, wie wir wissen, ähnlich.

Wir möchten an dieser Stelle die Kollegen der Akutmedizin um Geduld
und Verständnis für unsere Situation bitten, die man sich als Arzt in
einem Akutkrankenhaus überhaupt nicht vorstellen kann. Die Auswahl der
für stationäre Rehabilitationsmaßnahmen geeigneten Patienten und die
möglichst optimale und auf die medizinischen und sozialen Bedürfnisse
des Einzelfalles zugeschnittene Terminierung macht uns beinahe mehr
Mühe und Kopfzerbrechen als die Planung der Rehabilitation selbst.
Leider können wir kein Patentrezept dafür geben, welche Patienten man
einweisen sollte und welche eher nicht. Die Auswahlkriterien sind derartig komplexer Art und hängen vom jeweiligen Einzelfall ab, daß lediglich versucht werden kann, aus der Erfahrung einige Hinweise zu geben.
Der Akutmediziner ist oft der Meinung, daß ein Patient, der schwer oder
schwerst geschädigt auf seiner Abteilung liegt und mit dem auf der
Chirurgie nichts mehr oder nicht viel mehr geschehen kann, gleich -
möglichst in einigen Tagen - zur Rehabilitation verlegt werden sollte.
Wegen der erwähnten Bettenknappheit müssen wir aber rationieren, und

Das traumatische Mittelhirnsyndrom...
Herausgegeben von Egon Müller
© Springer-Verlag Berlin · Heidelberg 1982

die Auswahl kann nur der Rehabilitationsmediziner treffen, da bei der
Betrachtung des Rehabilitationszieles zwei Gesichtspunkte herangezogen
und gegeneinander abgewogen werden müssen. Einmal benötigen wir bei
der Anmeldung vom Akutmediziner außer der Diagnose eine Funktionsbe-
schreibung über den derzeitigen Zustand des Patienten: Wir wollen es
"Funktionsbild" nennen. Ein langer medizinischer Bericht mit allen
klinischen, Röntgen- und Laborbefunden nützt uns wenig, und oft kann
man aus einem mehrseitigen ausgezeichneten Befund- und Verlaufsbericht
des Akutmediziners über das gegenwärtige Funktionsbild überhaupt nichts
herauslesen und muß zum Erstaunen des Akutkollegen ganz primitive Rück-
fragen stellen: "Ist der Patient bei Bewußtsein und orientiert, kann
er allein essen, kann er das Bett allein verlassen, kann er sich
waschen und die Toilette aufsuchen, wie stark ist die körperliche Behinderung, wie verhält er sich psychisch, ist er motiviert, kann er
Aufforderungen folgen, bestehen Sprach- oder Sprachverständnisstörun-
gen?" Die Funktionszustände kann man eben oft den Überweisungsberich-
ten nicht entnehmen. Der Rehabilitationsmediziner braucht aber für die
Auswahl die Kenntnis dieses Funktionsbildes, um zur Aufnahme an sich
Stellung nehmen zu können. Das ist die eine Seite. Auf der anderen
Seite muß er die gesamte Palette der Therapiemöglichkeiten des Rehabilitationszentrums kennen und sich die Frage stellen: "Wo können wir
ansetzen, was können wir derzeitig für den Patienten mit dieser oder
jener Schädigung tun, oder können wir überhaupt nichts tun?" Für diese
Auswahl, die große Erfahrung erfordert, muß man beide Seiten kennen -
das Funktionsbild des Geschädigten und die Therapiemöglichkeiten der
Rehabilitationsklinik - und diese beiden Komponenten müssen zur Dek-
kung gebracht werden. Dabei sind auch Prioritäten, Aufnahmetermine und
Aufnahmestationen festzulegen. Wenn die Entscheidung besonders schwer
fällt, gibt es bei uns Teamberatungen, bevor eine Absage erteilt wird
oder - wenn es sich um ein Akutkrankenhaus in der Umgebung handelt -
es fährt ein erfahrener Kollege von uns hin, schaut sich den Patienten
an und diskutiert an Ort und Stelle die Rehabilitationsmöglichkeiten
mit dem Kollegen des Akutkrankenhauses. Gerade dieses Verfahren hat
sich bewährt und wird empfohlen. So wie man auch sonst vom Konsilium
Gebrauch macht, sollte man im Krankenhaus der Akutversorgung auch daran
denken, einen speziell in der Rehabilitation erfahrenen Kollegen schon
frühzeitig konsiliarisch zuzuziehen, um sich bei der Aufstellung des
Rehabilitationsplanes helfen zu lassen.

Welche speziellen Auswahlkriterien für die Aufnahme schwer Hirnverletzter in das Rehabilitationskrankenhaus kennen wir nun und zu welchem Zeitpunkt sollte die Verlegung erfolgen? Sehr schwierig ist es,
wenn noch Orientierungsstörungen vorliegen oder ein Durchgangssyndrom
besteht, bei dem der Patient nicht motivierbar und lernfähig ist. In
diesem Stadium ist möglicherweise die Zwischenverlegung auf eine psych-
iatrische Abteilung nicht zu umgehen. Wenn ein Patient starke neurologische Ausfälle hat, die ihn ans Bett oder an den Rollstuhl fesseln,
können wir dise körperlichen Symptome, zugleich aber auch die beglei-
tenden Hirnwerkzeugstörungen rehabilitativ angehen. Wenn jedoch der
Patient körperlich fit ist, aber erhebliche psychopathologische Auffälligkeiten aufweist, haben wir es viel schwerer mit ihm, ihn in einem
völlig offenen Haus zu halten. Es bleibt in solchen Fällen mitunter
nichts anderes übrig, als derartige Patienten in halbgeschlossene Abteilungen zu überführen. Man sollte die Überlegung anstellen, ob es
nicht sinnvoll wäre, für solche Fälle in den Rehabilitationskliniken
Spezialabteilungen einzurichten, die natürlich sehr personalaufwendig
sind, da die Patienten rund um die Uhr überwacht werden müssen. Vereinzelt gliedern wir auch orientierungsgestörte Patienten in das
Übungsprogramm ein und entwickeln einen individuellen Stundenplan, der
allerdings von einer Bezugsperson ständig überwacht werden muß. Es ist
dies erfahrungsgemäß nur in solchen Fällen angezeigt, bei denen das

Alter des Patienten und die Art der Schädigung ein rasches Abklingen
des Durchgangssyndroms erwarten lassen. Eine nicht unbedeutende Rolle
für die Rehabilitationsprognose spielt überhaupt das Lebensalter, so
daß man verallgemeinernd sagen könnte, je jünger ein Patient ist, desto
früher kann und sollte er in eine Rehabilitationsklinik verlegt werden.
Ältere Patienten und solche mit protrahierten und langwierigeren Verläufen haben aber dann noch eine durchaus gute Rehabilitationschance,
wenn sie ausreichend motiviert sind. Wie überhaupt der Aus- und Aufbau
einer ausreichenden Motivation zur aktiven Mitarbeit unser erstes An-
liegen nach Übernahme eines Patienten in ein Rehabilitationskrankenhaus
sein muß.

Patienten, die noch künstlich ernährt werden müssen, die Schluck- und
Atemstörungen haben, die inkontinent sind und die einer ständigen
chirurgischen Betreuung oder gar anästhesiologischen Überwachung bedürfen, sollten im Großklinikum, möglichst auf noch zu schaffenden Re-
habilitationsstationen verbleiben, mit der Möglichkeit, sofort interdisziplinäre Hilfe bei auftretenden Komplikationen zu erhalten. Die
Ansatzpunkte für ein gestuftes Hirntraining sind bei diesem Patienten-
kreis noch gering; diese Patienten müssen warten, bis der Zustand soweit fortgeschritten ist, daß sie zu aktiven Therapiemaßnahmen motivierbar und in der Lage sind, wenn auch nur ganz geringfügig mitzu-
arbeiten, was schon eine Aufnahmefähigkeit für Außenreize, ein Konzentrationsvermögen und eine aktive Zuwendung zum Therapeuten von
einigen Minuten Dauer voraussetzt. Natürlich kann man, wie GERSTEN-
BRAND gezeigt hat, mit sehr langen Zeiträumen und viel Aufwand auch
Apalliker bis zu einem gewissen Grad rehabilitativ fördern, doch ist
hierfür der pflegerische Aufwand so groß, daß die Frühverlegung in eine
auf aktives Hirntraining eingestellte Rehabilitationsklinik mangels
geeigneter Stationen mit ausreichendem Personalbestand in der Regel
nicht möglich ist.

Man kann den Einweisungszeitpunkt schwergeschädigter Hirntraumatiker
in das Rehabilitationszentrum aber auch unter chronopathologischen Gesichtspunkten betrachten. Die Behandlung der mehr körperlichen Folgezustände, wie Hemiplegien, Anfallsleiden, Aphasien usw., sollte möglichst rasch einsetzen und kann auch schon im Akutkrankenhaus beginnen. Das volle Ausmaß der psychischen Folgezustände nach schweren
Hirnschädigungen entwickelt sich aber meist erst im zweiten und dritten Halbjahr nach dem Schädigungsereignis, so daß der günstigste Zeitpunkt zur Behandlung der hirnorganischen Kernsyndrome, nämlich der sogenannten Hirnleistungsschwäche und der verschiedenen Psychosyndrome,
in diesem relativ späten Zeitraum liegt. Man ist immer wieder erstaunt,
welche Fortschritte sich nach ein oder zwei Jahren intensivster Behandlung plötzlich und relativ unerwartet einstellen, nachdem das Zustandsbild im ersten Jahr nahezu unbeeinflußt geblieben war und man im
Rehabilitationsteam schon erwogen hatte, ob man nicht weitere Bemühungen einstellen soll. Das Rehabilitationspotential der Verletzten ist
oft unerwartet groß, und man kann auch die vorbehandelnden Kollegen damit trösten, wenn die Wartefristen aus den aufgezeigten Gründen unge-
bührlich lang sind: der rehabilitative Optimalbereich liegt ohnehin
nicht in den ersten Wochen nach der Schädigung, sondern sehr viel später. Voraussetzung ist allerdings, daß die körperlichen Ausfallserscheinungen schon in der Phase der Akutversorgung angegangen wurden, daß Gelenkversteifungen entgegengearbeitet wird und daß wenigstens ein Minimalprogramm krankengymnastischer und aphasietherapeuti-
scher Behandlung abläuft. Wenn bei schwerverletzten Hirntraumatikern
die Symptomatik nicht rückläufig, sondern weiter leicht progredient
ist - erinnert sei an die Trias Tetraspastik, Somnolenz und Inkontinenz -, sollte vor der Verlegung zur Rehabilitation nochmals computer-
tomographiert werden zum Ausschluß eines Hydrocephalus aresorptivus.

Immer wieder mußten wir in den letzten Jahren Patienten zum Shunteinbau
verlegen, bei denen wir nach der Aufnahme im CT einen riesigen Hydrocephalus nachweisen konnten. Übrigens kamen alle diese Patienten nach
erfolgter Shunt-OP wieder zu uns zurück und konnten erfolgreich rehabilitiert werden, während sie vorher wie Dauerpflegefälle imponierten.

Inwieweit hilft uns sonst die Computertomographie bei der Aufstellung
der Rehabilitationsprognose Schwerhirngeschädigter? Nach nunmehr vier-
jähriger Erfahrung mit ca. 10.000 einschlägigen Fällen müssen wir leider summarisch sagen: Für diese Fragestellung bringt uns die CT nicht
viel weiter. Andererseits ist es trostreich festzustellen, daß es Bereiche in der Medizin gibt, in denen Fingerspitzengefühl und Erfahrung
des Arztes noch nicht durch Maschinen ersetzt sind.

Fassen wir zusammen: Eine allgemeingültige Regel dafür, in welchem Zustand und zu welchem Zeitpunkt ein schwer Hirnverletzter unter Berücksichtigung der z.Zt. noch herrschenden Bettennot vom Akutkrankenhaus
in das Rehabilitationszentrum verlegt werden sollte, können wir Ihnen
nicht geben. Für den praktischen Gebrauch und gewissermaßen als "Faust-
regel" empfehlen wir jedoch, in der Postakutphase schwer Hirnverletzter
drei Stadien zu unterscheiden:

1. das Pflegestadium,
2. das Überwachungsstadium und
3. das Rehabilitationsstadium.

Im *Pflegestadium* sollte der Apalliker, der Polytraumatisierte, vielleicht mit multiplen Frakturen, völliger Hilflosigkeit und ohne Motivierbarkeit, im Akutkrankenhaus verbleiben und dort wenigstens eine
Minimalrehabilitation erfahren im Sinne passiver Krankengymnastik, Versuch der Aphasietherapie, evtl. mit Hilfe der Angehörigen mit zahlreichen, über den Tag verteilten Kontaktanregungen.

Im *Überwachungsstadium* könnte bei Desorientiertheit, Erregungs- bzw.
Verwirrtheitszuständen etc. auf geschlossenen Abteilungen mit einer gezielten Rehabilitation begonnen werden. Es wäre wünschenswert, wenn die
neurologischen Rehabilitationskliniken in den Stand gesetzt würden,
solche Abteilungen einzurichten.

Im eigentlichen *Rehabilitationsstadium* muß die Motivierbarkeit des Patienten, die Möglichkeit des Trainings mit heilpädagogischen, bewe-
gungs- und ergotherapeutischen Maßnahmen vorausgesetzt werden.

Wirklich brauchbare Abgrenzungskriterien, die wiederum je nach Ausstattung der verschiedenen Rehabilitationszentren etwas variieren, sind
aber eigentlich nur im direkten, vielleicht telefonischen, Kontakt zwischen dem Akutarzt und dem Rehabilitationsarzt möglich, wobei wir uns
eine etwas größere Bereitschaft zu "ehrlichen" Angaben wünschen möchten. Vielleicht konnten wir mit diesen Ausführungen bei den Kollegen
der Akutmedizin etwas Verständnis dafür finden, wenn wir ihnen heute
noch nicht jeden rehabilitationsbedürftigen Hirnverletzten rasch genug
abnehmen. Rehabilitationsmaßnahmen erfordern sowohl vom Patienten als
auch vom Arzt sehr viel Geduld, und das fängt schon bei der Verlegung
an!

Der Wiederaufbau der Sprechfunktion nach traumatisch bedingtem Mutismus

D. VON CRAMON

Neuropsychologische Abteilung, Max-Planck-Institut für Psychiatrie,
Kraepelinstraße 10, D-8000 München 40

Mutismus bedeutet im engeren Wortsinn die Unfähigkeit eines Menschen
zur *Laut*äußerung (Laut-Mutismus). Häufig wird dieser Begriff jedoch
weiter gefaßt und meint dann die Unfähigkeit zu *sprachlicher* Lautäußerung (Wort-Mutismus).

Es ist wohl bekannt, daß Patienten, die ein schweres gedecktes Schädel-
Hirn-Trauma erlitten haben, nicht selten stumm sind, obwohl sie das Be-
wußtsein wiedererlangt haben, also in reproduzierbarer Weise mit ihrer
Umwelt in Beziehung zu treten vermögen, sei es dadurch, daß sie verbale
Aufforderungen beachten oder daß sie sich durch Gesten, Schreiben und
Zeichnen mitteilen (1, 2, 3, 4).

Hier soll über 11 Patienten berichtet werden, die, bedingt durch ein
Schädel-Hirn-Trauma, in dessen Gefolge sie ein Mittelhirnsyndrom (Stadium 3 und 4 [5]) erlitten, für unterschiedlich lange Zeit nach Wiedererlangung des Bewußtseins stumm waren.

Zur Reorganisation der sprachlichen Lautäußerung

Beim Wiederaufbau der sprachlichen Lautäußerung werden verschiedene
Etappen durchlaufen: Zunächst werden von den Patienten gar keine Lautäußerungen produziert, auch nicht auf nociceptive Reize (Stadium des
"Laut"-Mutismus). Danach reagieren sie mit Lautäußerungen, und zwar
spontan und auf nociceptive Reize. Die Lautäußerungen in dieser Phase
sind jedoch nichtsprachlich (Stadium des "Wort"-Mutismus). Die Zeitspanne bis zum Wiedereinsetzen sprachlicher Lautäußerungen dauerte in
der Regel weniger als 1 Monat (Mdn 21 Tage), bei 1 Patienten jedoch
4 Monate. Es bestand kein enger zeitlicher Zusammenhang zwischen der
Dauer der Bewußtlosigkeit und der Zeitspanne bis zum Auftreten sprachlicher Lautäußerungen.

Im Stadium der sprachlichen Lautäußerung erfolgen zunächst *nur* Äußerungen auf Ansprache. In der Regel werden Einsilbler wie "ja", "schon",
"gut" verwendet. In der Folge wächst die Länge der auf Ansprache pro-
duzierten Äußerungen allmählich, wobei längere Zeit zwei- und dreisil-
bige Äußerungen bevorzugt werden. Vereinzelt werden jetzt auch Spontan-
äußerungen beobachtet. Schließlich treten einfache, syntaktisch korrekte Satzstrukturen hervor. Nebensätze werden nur selten verwendet.
Dieses Niveau der sprachlichen Äußerungen bleibt über viele Monate
unverändert. Die Patienten wirken infolgedessen schlicht und ungewandt
in ihrer Ausdrucksweise und wegen des dauerhaft verminderten Sprach-
antriebs sehr wortkarg.

Das traumatische Mittelhirnsyndrom...
Herausgegeben von Egon Müller

Zur Reorganisation der Phonation

Während des Stadiums des Laut-Mutismus findet definitionsgemäß keine
Phonation statt. Im Stadium der nichtsprachlichen Lautäußerung stellten wir in der Regel rein stimmhafte Phonation von hoher Intensität
fest. Mit Beginn des Stadiums der sprachlichen Lautäußerung änderte
sich die Qualität der Phonation häufig dramatisch: Anfangs wird selten
stimmhafte Phonation beobachtet, die Patienten vermögen nur zu flüstern. Flüstern und verhaucht-stimmhafte Phonation bestehen dann für
einige Zeit nebeneinander: Wenn der Patient sich "bemüht", lauter und
verständlicher zu sprechen, findet in der Regel ein kurzdauernder Wechsel vom Flüstern zur verhaucht-stimmhaften Phonation statt. Schließlich
beobachtet man durchgängig eine verhaucht-stimmhafte, stets sehr leise
Phonation.

In der Folge wird das geäußerte Sprachsignal zunehmend lauter und der
Grad der Verhauchtheit nimmt ab. Ein weiterer Parameter der Phonation,
der im Verlauf der Reorganisation Veränderungen unterworfen ist, ist
die Tonhöhe. Wir konnten für die gesamte Stichprobe die folgende Ge-
setzmäßigkeit formulieren: Bald nach Wiedereinsetzen der sprachlichen
Lautäußerungen pegelt sich die Sprechstimmlage auf einem relativ hohen
Niveau ein. Im weiteren Verlauf sinkt die Tonhöhe dann ab und erreicht
einen sehr tiefen Bereich, der sich unterhalb der physiologischen
Sprechstimmlage befindet. In diesem Zeitraum treten häufig unregel-
mäßige Stimmlippenschwingungen (Laryngalisationen) auf. Wir konnten
beobachten, daß nach dem Stadium der relativ tieffrequenten Phonation
die Tonhöhe wieder ansteigt und die unregelmäßigen Stimmlippenschwingungen zurückgehen. Das Stadium der rein stimmhaften Phonation in der
Spontansprache scheint von Patienten mit traumatisch bedingter zentraler Stimmstörung nur ausnahmsweise wiederreicht werden zu können.

Zur Reorganisation der Prosodie

Auch bei der Reorganisation der Prosodie können Gesetzmäßigkeiten aufgezeigt werden. Im Stadium II werden die Lautäußerungen entweder in unveränderter Tonhöhe und Intensität produziert oder es finden - insbesondere bei affektiv besetzten Lautäußerungen - teilweise beträchtliche
Variationen der Tonhöhe statt. Im Stadium der sprachlichen Lautäußerungen werden die ersten stimmhaften Silben mit einfachem Abfall bzw.
Anstieg der Tonhöhe produziert. Paradoxe prosodische Muster entstehen
dadurch, daß die Betonung konstant entweder auf der ersten oder der
letzten Silbe liegt. Bei zweisilbigen Wörtern wird sehr häufig die
zweite betont. Die Akzentsetzung beim Sprechen scheint abhängig von
den physiologischen Gegebenheiten, nicht jedoch von sprachlichen Erfordernissen zu erfolgen. Im weiteren Verlauf werden zwar korrekte In-
tonationsmuster erkennbar, jedoch sind die Intonationskonturen eingeschränkt. Äußerungen, die hinsichtlich der prosodischen Muster als unauffällig zu bezeichnen sind, konnten innerhalb des Beobachtungszeit-
raums von keinem der Patienten aufgezeichnet werden. Ein weiteres
Charakteristikum der Sprechweise der Patienten, das hier unter den
Eigenschaften der Prosodie zu erwähnen ist, ist die im Verlauf des
sprechsprachlichen Wiederaufbaus zunehmende *Verlangsamung* der Sprech-
geschwindigkeit.

Zur Reorganisation der Artikulation

Zum Zeitpunkt der nichtsprachlichen Lautäußerung und zu Beginn des
Stadiums der sprachlichen Lautäußerungen werden noch keine Konsonanten
gebildet, sondern nur Vokale und Glides. Die Vokale gehören der zentra-

len Reihe an und werden nicht gerundet. Die mangelnde Ausprägung der
Lippenbewegungen bleibt auch dann noch bestehen, wenn allmählich Vokale der vorderen und hinteren Reihe, wie (i) und (ü), erkennbar werden.

Wenn dann Konsonanten gebildet werden, besteht die Tendenz zur allgemeinen Zurückverlagerung der Artikulationsstellen. Konsonantenverbin-
dungen werden vereinfacht in dem Sinne, daß weniger Konsonanten reali-
siert werden oder daß die Artikulationsstellen eng zusammenrücken. Bei
der Bildung von Konsonanten besteht eine Tendenz zum nächsten Öffnungs-
grad, d.h. Verschlußlaute werden beispielsweise als Frikative reali-
siert. Sehr charakteristisch ist auch die gestörte Konfiguration der
Zungenspitze. Damit ist gemeint, daß die muskuläre Feinregulation,
durch die der vordere Teil der Zunge vor allem für die Produktion von
alveo-palatalen Lauten geformt wird, gestört ist. Dies betrifft die
für s-Laute wichtige Ausprägung einer zentralen Furche und die ge-
spreizte oder zugespitzte Formung der Zungenspitze, die für die Bildung von alveolaren Verschlußlauten bzw. Lateralen notwendig ist. Die
mangelnde Differenzierung von Formen der Zungenspitze führt z.B. dazu,
daß die Opposition zwischen (s) und (ʃ) häufig nicht mehr wahrnehmbar
ist. Die gestörte Konfiguration der Zungenspitze und die Lenisierung
sind artikulatorische Auffälligkeiten, die bei den Patienten noch sehr
lange nach dem Schädel-Hirn-Trauma beobachtet werden können.

Morphologisches Korrelat der traumatisch bedingten Sprechstörung

Was läßt sich nun über das gewebliche Korrelat der traumatisch bedingten Sprechstörung aussagen? Bei allen 11 Patienten wurde in den ersten
Tagen nach dem Schädel-Hirn-Trauma eine allgemeine Zunahme des Hirnvolumens beobachtet, erkennbar im kranialen Computertomogramm an den
eingeengten oder vollständig verstrichenen Ventrikeln und Cisternen.
Diese supratentorielle Volumenvermehrung hat eine Massenverschiebung
mediobasaler Schläfenlappenanteile durch den Tentoriumschlitz (transtentorielle Herniation) in die hintere Schädelgrube mit Kompression
des Mittelhirns zur Folge. Bedeutsamer noch als die unmittelbare mechanische Kompression des Mittelhirns ist die Kompression von Venen und
Arterien, die in der Cisterna ambiens verlaufen. Diese Gefäßkompres-
sion führt zu mannigfaltigen sekundären Gewebsalterationen im Mittelhirn, in der Brücke, aber auch in der Hippokampusformation, in der
kaudalen Etage der Stammganglien der inneren Kapsel und des Thalamus
sowie in mediobasalen Teilen des Okzipitallappens. Das funktionelle
Korrelat der sekundären Alterationen im Hirnstamm ist das sogenannte
traumatische Mittelhirn- bzw. Bulbärhirnsyndrom, das alle 12 Patienten
ohne Ausnahme durchgemacht haben.

Es stellt sich die Frage, welche Hirnstammläsionen für den Mutismus
verantwortlich sein könnten. Läsionsexperimente beim Totenkopfäffchen
haben - gestützt auf zahlreiche Befunde bei anderen Säugetieren - die
Rolle des periaquäduktalen Grau und des angrenzenden lateralen Hauben-
feldes für die Lautproduktion bekräftigt (6). Ferner wurde nachgewiesen, daß das periaquäduktale Grau direkte und bilaterale Verbindung
mit den laryngealen Motoneuronen im Nc. ambiguus besitzt. Andererseits
konnte gezeigt werden, daß artspezifische Vokalisationen, die durch
elektrische Stimulation des periaquäduktalen Grau ausgelöst wurden,
durch bilaterale Läsionen in kranial vom Höhlengrau gelegenen vokali-
sationsauslösenden Arealen nicht unterbrochen werden (6). Diese Beobachtungen legen den Schluß nahe, daß das Stadium des Laut-Mutismus,
in dem selbst nociceptive Reize keine Vokalisation auszulösen vermögen, durch eine Schädigung des periaquäduktalen Grau oder seiner Pro-
jektionen zum Nc. ambiguus bedingt ist. Die Erholung dieser Strukturen

zeigt sich im Stadium des Wort-Mutismus, wenn spontane und reizabhän-
gige Lautäußerungen erfolgen, die bereits auch eine affektive Färbung
annehmen können. In diesem Stadium kann der Patient jedoch noch keine
lautsprachliche Äußerung vollbringen, ist also anarthrisch. Dies hat
seinen Grund wohl darin, daß die Neurone des motorischen Gesichtscor-
tex, die für die Artikulation erforderlich sind, auf ihrem Weg abwärts
zu den motorischen und den sensorischen Relaisstationen der oro-pharyn-
go-laryngealen Region des kaudalen Hirnstamms *beidseits* unterbrochen
sind. Auch hierfür können die zuvor erwähnten sekundären Gewebsschäden
in Mittelhirn und Brücke verantwortlich sein. Allerdings kommen dabei
auch die verschiedenartigen supratentoriellen Läsionen in Betracht,
die primär durch das Schädel-Hirn-Trauma entstanden sind (z.B. Kontu-
sionsherde, Sub- und Epiduralhämatome). Eine besondere Rolle scheint
allerdings den bilateralen strichförmigen Nekrosen in der kaudalen
Etage der inneren Kapsel zuzukommen, die im Computertomogramm nicht
selten zu beobachten waren. Die Axone der Neurone des motorischen Ge-
sichtscortex ziehen durch diesen Abschnitt der inneren Kapsel. Auch
bilaterale Pallidumläsionen dürften für die traumatische Dysarthrie
bedeutsam sein. Alle diese Nekrosen liegen im Versorgungsgebiet von Arterien und vor allem Venen, die von Gefäßen entspringen oder in Gefäße
einmünden, die in der Cisterna ambiens verlaufen und bei der trans-
tentoriellen Herniation komprimiert werden können. Das Ausmaß der traumatisch bedingten Dysarthrie hängt nach eigener Einschätzung ganz
wesentlich von diesen sekundären Gewebsschäden ab. Eine konsequente
Therapie der initialen Hirnvolumenvermehrung trägt somit auch dazu bei,
die Sprechstörung des Schädel-Hirn-Verletzten auf das durch die primär-
traumatischen Gewebsläsionen verursachte Maß zu beschränken.

Literatur

1. De Morsier, G.: Quelques symptomes rares consecutifs aux traumatismes craniens:
   hyperesthésie cervicale, aphasie, mutisme, hallucination olfactive. Rev. oto-
   neuro-ophthal. 682-683 (1932)
2. Arsal, G., Campiche, R.: Aphasie et trouble du language chez l'enfant après contusion cérébrale. Neurochirurgie 19, 399-406 (1973)
3. Gouaze, V., Lebatard, M., Rolland, J.: Le mutisme akinétique et le mutisme post-
   contusionnel. Rev. Laryng. (Bordeaux) 98, 123-128 (1977)
4. De Mol, J., Deleval, J.: Le mutisme post-traumatique. Acta neurol. belg. 79, 369-
   383 (1979)
5. Gerstenbrand, F., Lücking, C.H.: Die akuten traumatischen Hirnstammschäden. Arch.
   Psychiat. Nervenkr. 213, 264-281 (1970)
6. Jürgens, U., Pratt, R.: Role of the periaqueductal grey in vocal expression of
   emotion. Brain Research 167, 367-378 (1979)

Sachverzeichnis

G. Merrem, W.-E. Goldhahn

Neurochirurgische Operationen

2. völlig neubearbeitete und erweiterte Auflage 1981.
253 ganzseitige und zweifarbige Tafeln. 560 Seiten
DM 268,–. ISBN 3-540-10523-9
Vertriebsrechte für die sozialistischen Länder:
Barth-Verlag, Leipzig

Inhaltsübersicht: Vorwort. – Neurochirurgische
Anatomie. – Grundlagen neurochirurgischer Opera-
tionen. – Diagnostische Eingriffe in der Neurochi-
rurgie. – Operationen im Großhirnbereich. – Opera-
tionen in der Sella-Chiasma-Region. – Operationen
bei zerebralen Gefäßprozessen. – Operationen im
Kleinhirnbereich. – Operationen beim Schädel-Hirn-
Trauma und seinen Folgen. – Operationen beim
Hydrozephalus. – Operationen an den Hirnnerven. –
Operationen an Wirbelsäule und Rückenmark. –
Operationen am peripheren Nervensystem. –
Schmerzoperationen. – Sympathikusoperationen. –
Stereotaktische Operationen. – Epilepsieoperationen.
– Literaturverzeichnis. – Sachverzeichnis.

Diese 2., völlig neu bearbeitete und stark erweiterte
Auflage der neurochirurgischen Operationslehre
dient der Ausbildung von Neurochirurgen und der
notwendigen Verständigung zwischen den Nachbardisziplinen, die in diesem Bereich operativ tätig
werden – also speziell Unfallchirurgie, HNO-
Chirurgie, Kiefer- und Gesichtschirurgie, Orthopädie
und Ophthalmologie.

Der Darstellung der chirurgischen Anatomie
schließen sich Kapitel über Patientenlagerung,
Schnittführungen und operative Grundprinzipien an.
Nach Regionen geordnet erfolgt die Schilderung
spezieller Operationen. Dabei steht der Textseite
jeweils die vom Autor gestaltete farbige Tafelseite
mit anschaulichen Illustrationen gegenüber.

Die Makroneurochirurgie wird in ihrer Anwendung
und in ihrer weitreichenden Auswirkung auf Indikation, Patientenauswahl, Morbidität und Letalität voll
berücksichtigt.

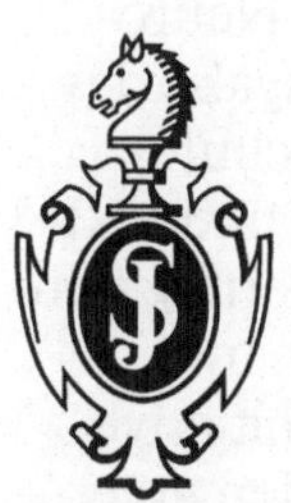

Springer-Verlag
Berlin
Heidelberg
NewYork

M. Mummenthaler

Didaktischer Atlas der klinischen Neurologie

1982. 365 Abbildungen. 139 Seiten
Gebunden DM 118,–
ISBN 3-540-11279-0

Die diagnostische Beurteilung eines Patienten stützt sich einerseits auf die Anamnese, andererseits aber auf die Befunde. Der erste Befund ist immer der einfache Aspekt, der bei ruhiger und sorgfältiger Beobachtung des Patienten auffällt. Dieser wird dem Erfahrenen oft wichtige Hinweise geben oder gar schon eine Diagnose erlauben.

Deartige typische oder gar pathognomonische Aspekte sind in der medizinischen Literatur reichlich dargestellt, meist jedoch verstreut in verschiedensten Publikationen. Der vorliegende, nach didaktischen Gesichtspunkten aufgebaute Atlas bietet eine umfassende Sammlung der wichtigsten Befunde in der klinischen Neurologie. Sorgsam wird die Beobachtungsgabe des Lesers an einprägsam Kasuistiken geschult. Durch eine Wechselwirkung von Bild und textlicher Information, durch die Formulierung von Fragen, wird ein Maximum an optischen Eindrücken vermittelt und die Eigeninitiative des Beobachters gefördert. Zwar werden gute Kenntnisse der klinischen Neurologie das Deuten der Befunde erleichtern, aber durch erklärende und hinweisende Kommentare wird auch der klinische Anfänger einen Zugang zur Diagnose erhalten.

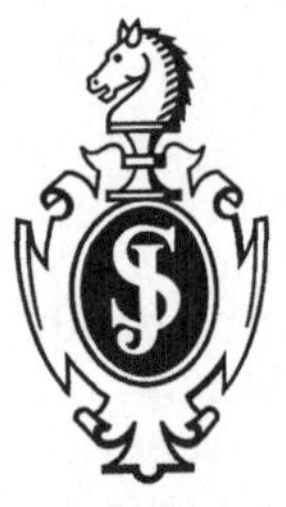

Springer-Verlag
Berlin
Heidelberg
New York